U0924813

赣南医科大学教材建设基金资助出版

医学科研实验技术与应用

主　编　黄俊云　盛瑶环

副主编　黄志勤　钟田雨　陆辉强

编　委　林东红　余方友　邓春艳
焦志刚　方先松　张文娟
王晓玲　廖淑琴　李伟松
何天生　李富祥

上海科学技术出版社

图书在版编目（CIP）数据

医学科研实验技术与应用 / 黄俊云，盛瑶环主编. 上海 ： 上海科学技术出版社， 2025. 7. -- ISBN 978-7-5478-7120-1

Ⅰ. R-3

中国国家版本馆CIP数据核字第2025BW6266号

医学科研实验技术与应用

主编　黄俊云　盛瑶环

上海世纪出版(集团)有限公司
上海科学技术出版社 出版、发行
(上海市闵行区号景路159弄A座9F-10F)
邮政编码 201101　www.sstp.cn
上海颛辉印刷厂有限公司印刷
开本 787×1092　1/16　印张 18
字数 282千字
2025年7月第1版　2025年7月第1次印刷
ISBN 978-7-5478-7120-1/R·3249
定价：100.00元

本书如有缺页、错装或坏损等严重质量问题，请向印刷厂联系调换

内容提要

ABSTRACT

本书旨在为医学科研人员提供全面、实用的实验技术指导和理论支持，共 19 章。全书在介绍医学科研诚信与学术规范、实验室生物安全内容的基础上，重点介绍细胞培养技术、实验动物学、细胞生物行为学检测、PCR 技术等 15 种医学科研实验技术和相关原理，以及生物信息学软件、数据库应用等内容，并为医学科研人员提供系统、全面且实用的科研论文写作指导。本书内容全面，权威实用，可供广大医学科研人员、医学院校相关专业师生阅读参考。

前言

FOREWORD

在当代医学研究领域，培养兼具创新思维、实践能力与系统科研素养的复合型人才已成为各学科发展的迫切需求。当前国内高校普遍受限于师资力量、课程设置、硬件设施以及资源分配不均等条件，导致医学生从本科阶段的理论学习到研究生阶段的课题实验之间常出现衔接断层。在实验技术训练层面，普遍存在课程系统性不足、多学科技术整合薄弱等问题，导致科研新生代往往需耗费大量时间摸索基础实验技能，甚至因技术储备不足而错失科研良机。基于此，我们系统梳理了现代医学科研的核心技术体系，编写了这本跨学科、综合性的实验技术读物。

本书立足医学科研实践需求，构建了覆盖分子生物学、细胞生物学、生物化学、基因组学、蛋白质组学及生物信息学等多领域的技术体系。内容编排遵循"理论基础—技术要点—应用实践"的逻辑脉络，涵盖从细胞培养、分子克隆等基础技术，到单核苷酸多态性检测、蛋白质互作研究等进阶方法，延伸至生物信息学分析、多组学数据整合等前沿领域。重点章节设有"技术原理""标准化操作流程""常见问题解析"及"临床应用场景"模块，帮助读者建立系统的技术认知框架，力求实现"知其然更知其所以然"的教学目标。

在编纂过程中，我们始终秉持三个核心原则：一是技术规范性，所有实验方案均参照国际通用标准进行流程优化；二是学科交叉性，注重传统实验方法与前沿技术的衔接；三是应用导向性，通过典型科研案例解析技术选择的科学逻辑。针对不同学习阶段读者，基础章节配备图示化操作说明与关键步骤解析，进阶章节侧重技术联用策略与创新方法学探讨。

需要特别说明的是，本书首章系统探讨了科研诚信问题产生的因素、危害与表现形式，着重强调实验设计规范与数据记录标准。在技术章节中同步融入生物安全操作规范、实验动物福利准则等必要内容，强化科研人员的伦理意识。

本书的成稿得益于由临床科研专家与实验技术骨干组成的编写团队，所有技术细节均经过多轮实践验证。我们诚挚期待使用者通过实践反馈提出改进建议，使这本书可以在持续完善中更好地服务于医学科研工作者。医学研究是永无止境的探索，愿这本凝聚实践智慧的技术指南，能为您的科研工作提供切实的方法支持。

黄俊云

2025 年 5 月

目录

CONTENTS

第一章　医学科研诚信与学术规范

第一节　科研诚信问题

在科学研究领域，诚信是一项不容置疑的核心价值观。科研诚信，又称为科学诚信或学术诚信，是指科研工作者应当实事求是、不弄虚作假、不欺骗，并严格遵守科学价值准则、科学精神以及科学活动的行为规范。科研诚信是科学研究人员最基本的道德要求，也是贯穿科学研究全程的道德准绳。

如果在科学研究及相关活动中(如基金项目申请、立项评审、研究实施、项目结题、成果发表及成果鉴定与应用等)，科研工作者发生失信行为，偏离科学共同体行为规范，违反科学研究行为准则，就会引发科研不端或学术不端问题。

一、产生原因

近年来，国内外科研学术不端、失信事件频发，生物医学领域也不例外。科研诚信问题产生的原因复杂多样，既有学术共同体的影响，也有社会环境的原因；既有管理部门的失职，也有考核评价机制的缺陷。引发科研不端行为的因素可归结为个人自身因素、组织管理因素和社会环境因素。其中，个人自身因素是主体因素，组织管理和社会环境因素是重要影响因素。

1. 个人自身因素

(1) 科研人员追逐名利：科学研究具有一定的系统性和复杂性，研究过程具有长期性，需要耗费大量的时间和精力。这与科研人员期望在短期内获得职务晋升、职称评聘、增加工资薪酬、提高社会声望，以及获取科研经费资助等需求相冲突。大部分医学院校及医疗机构的科研人员承担“医、教、研”三重角色，面对越来越大的竞争压力，为了追求科研产出，在有限的时间和精力下容易产生急功近利、投机取巧的学术心态，忽视求真务实的科学精神，违背科研诚信的道德准则。

(2) 科研人员诚信教育缺失：在青年学生的世界观、人生观、价值观养成时期，科研道德素养教育不到位是诱发学术不端行为的重要原因。学术教育偏重科学知识教育，一定程度上忽视了科研道德、科学态度等方面的培养。个别科研人员表现出文化水平高但学术道德和行为规范意识较差的特点，容易引发科研诚信问题。

2. 组织管理因素

(1) 科研管理体制行政化：目前，我国科研学术共同体的自我发展和约束机制尚不够完善，仍存在行政权力对学术事务包括科研立项、学术资源配置、学术考核评价等环节干预的现象。这一定程度上破坏了科研学术生态，损害了科研学术共同体的自我约束和演进机制，从而滋生学术腐败现象。

(2) 科研评价量化的弊端：某些科研机构以“唯论文、唯学历、唯职称、唯奖项”为准则，以发表论文数量作为科研人员科研水平认定标准；以发表文章和取得科研成果作为科研工作者获得职务晋升、增加薪酬、获取科研经费和社会声望的基础，使一些科研工作者急功近利、投机取巧，助推了科研失信行为的发生，给学术界乃至整个社会发展带来不良影响。

(3) 同行评议制度缺陷：同行评议已成为学术界广泛认同的重要学术评价方法，但在执行过程中还存在一些问题。如评议人囿于权威而作出不公正的评议，或者滥用评议职权为与自己利益相关的人谋利等，导致科研评估活动出现同行评议不实的情况。

(4) 科研管理人员失职：科研类机构的管理人员失职失责、管理不善。如不按机构内部制定的科研管理规范、指南开展工作，无法清晰地辨识科研不端行为；给予一些科研不端行为宽松的认定标准，导致科研诚信问题蔓延；甚至是基于维护各自机构或与相关人之间的利益，故意忽视科研不端行为，即使发现了也不及时制止，导致某些科研不端行为很难在管理环节被有效遏止。

3. 社会环境因素

(1) 不良的社会风气：当某些行业弄虚作假、形式主义成为一种社会现象，它会形成责任分担、法不责众、逆淘汰等效应。部分科研工作者不同程度地进行或习惯于弄虚作假而无需承受内心或外界的道德谴责，这表现在科学界，就是科研诚信的滑坡。

(2) 社会监督的局限：现阶段，对科研不端行为的监督、惩戒机制尚未健全，相关法律法规还不完善，而道德的力量和相关的规范制度又不能对这些行为产生有效的约束力。

(3) 社会发展对科技创新的依赖：科研发展逐步从“小科学”向“大科学”演变，科研活动逐渐发展为由政府投入、多部门协调参与的全社会行为。由于过分强调短时间内科学研究的市场贡献、经济效益，加剧了科研人员急功近利、心浮气躁的科研风气，无法形成自由、宽松、民主的学术氛围。因此，甘心坐冷板凳、苦心钻研的科研人员越来越少，取而代之是追求“短平快”的学术回报。

二、表现形式

科学研究过程所涉及的每一阶段、每个相关人员，包括项目承担单位与合作单位管理人员、项目负责人和项目组成员、咨询评审专家、第三方科学技术服务机构等工作人员，都有可能发生违背科研诚信行为准则的科研不端行为，其表现日趋多样化，主要涉及以下方面。

1. 在项目的申报、评审、实施、验收、监督检查和评估评价等活动中，采取造假、串通、行贿、利益交换等行为。

2. 组织、实施、接受“打招呼”及“走关系”等请托行为。

3. 抄袭、剽窃、侵占、篡改他人科学技术成果，编造科学技术成果，侵犯他人知识产权的行为。

4. 买卖、代写、代投论文或项目申报验收材料，虚构同行评议专家及意见。

5. 编造研究过程，伪造、篡改、抄袭实验研究数据、图表、结论、检测报告或用户使用报告。

6. 无正当理由拒不履行项目任务书约定的义务，以项目实施周期外或不相关成果充抵交差。

7. 无实质学术贡献署名等违反论文、奖励、专利等署名规范的行为。

8. 重复发表，引用与论文内容无关的文献，要求作者非必要地引用特定文献等违反学术出版规范的行为。

9. 套取、虚报、冒领、挪用、私分财政资金。

10. 不配合监督检查或考核评估工作，提供虚假材料，对相关处理意见拒不整改或虚假整改。

11. 开展危害国家安全、损害社会公共利益、危害人体健康的科学技术活动。

12. 违反国家科学技术活动保密相关规定。

13. 虚假获得科技伦理审查批准或伪造、篡改科技伦理审查批文等违反科技伦理规范的行为。

14. 法律法规、规章规定的其他相关违规行为。

三、造成的危害

科研不端行为违背了科学求真精神，导致出现短期行为和片面追求数量而忽略质量等现象，造成本已稀缺的研究资源浪费和科技整体创新能力的下降，影响了科技进步。其危害具体体现在以下五个方面。

1. 违背科学精神　科研不端行为违背了科学的求真精神。科学是求真之学，追求真理、为真理而献身的精神是科学精神的核心内涵和根本要义。抄袭和剽窃是把他人的研究成果窃为己有，是对他人研究成果的扭曲性重复，丝毫未有原创性和独创性可言，背离了科学活动追求创新的最高价值取向。

2. 浪费社会资源和学术生命　科研不端行为造成社会资源配置的失衡和低效。为争夺国家有限的学术资源，某些人受利益驱动，弄虚作假，骗取国家科研经费。有的学者利用自己的身份和地位，优先为自己安排科研经费和科研项目。一些早已定论并已有成果的科研问题，还在反复立项研究、发表论文、申报成果。科研不端行为使人把时间和精力浪费在歪门邪道上，投机取巧、剽窃抄袭、弄虚作假，放弃学术追求，丧失科学探究的动力和热情，过早地结束了自己的学术生涯。

3. 有损正常的学术秩序　伪造和篡改是最恶劣的科研不端行为，它们都属于学术造假，研究中的伪成果在材料、方法、数据、推理等方面不符合实际，无法通过重复试验再次取得。有些甚至连原始数据都被删除或丢弃，无法查证。这不仅破坏正常的学术秩序，还扼杀创新活力。

4. 贻误人才的培养　“学高为师，身正为范。”教师学术道德素质高低，学术行为是否规范，是影响学生学术道德素质高低的一个重要因素。尤其是在研究生教育阶段，导师对学生

的指导交流较为频繁，对学生的影响更大。研究生原本是怀着憧憬进入学术殿堂接受深造的，当他们发现导师有科研不端行为，看到身边的一些硕士生、博士生弄虚作假骗取学位，他们将失去对学术研究的热情，人生观和价值观会受到巨大的冲击，在今后的人生道路上留下难以抹去的阴影，甚至也步入科研失信的歧途。

5. 贬低学术界和知识分子的社会公信力 学术是社会文化的精华，是衡量一个社会文明水准的重要尺度。社会不同阶层的民众对于学术界与知识分子怀有信任与好感，寄予很高的期望。科研不端行为贬低了学术的公信力，损害了知识分子在人们心目中的良好形象，挑战社会的道德良知，造成对学术界和知识分子的信任危机，动摇了人们对真善美的追求和对科学研究的信仰。

第二节 医学科研诚信与学术规范

医学是一项严谨的科学，直接关系到人类的健康、生存与繁衍，关乎人类的生命安全。医学研究意义重大，是为了推动医学的进步与发展，造福广大患者，维护人类健康。医学科研不端行为可能会导致患者治疗和预防方案的错误，直接危害患者健康，后果更为严重。因此，为进一步加强生物医学科研诚信体系建设，规范医学科研诚信行为，并强化医学科研机构科研诚信监管责任，国家卫生健康委、科技部和国家中医药管理局结合相关法律法规修订了《医学科研诚信和相关行为规范》(国卫科教发〔2021〕7 号)，该规范适用于所有从事医学科研的人员。以下为医学科研人员应遵循的诚信行为规范内容。

1. 医学科研人员在科研活动中应遵循伦理准则，主动申请伦理审查并接受监督，切实保障受试者的合法权益。

2. 医学科研人员在进行项目申请及其他科研与学术活动时，必须保证所提供的学历、工作经历、发表论文、出版专著、获奖证明、引用论文、专利证明等相关信息真实、准确。

3. 医学科研人员在采集科研样本、数据和资料时，应该客观、全面、准确；树立国家安全和保密意识，严格遵守涉及生物安全、国家秘密、工作秘密以及个人隐私的相关法律法规。

4. 医学科研人员应诚实记录研究过程和结果，规范书写病历，包括不良反应和不良事件，并依照相关规定及时报告严重的不良反应和事件。

5. 医学科研人员在涉及传染病、新发传染病、不明原因疾病和已知病原改造等研究时，应树立公共卫生和实验室生物安全意识，在相应等级的生物安全实验室开展研究。严格遵守病原采集、运输和处理等方面的法律法规要求，并按规定报告传染病、新发或疑似新发的病例，留存相关凭证，接受相关部门的监督管理。

6. 医学科研人员在研究结束后，须按照生物安全和科研管理规定妥善储存、分享和销毁人体或动物样本、有毒有害物质、数据或资料。论文相关资料和数据应当确保齐全、完整、真实和准确，相关科研成果发表后 1 个月内，应将所涉及的原始图片、实验记录、实验数据、生物信息等资料交由所在机构统一管理，留存备查。

7. 医学科研人员在动物实验中，应自觉遵守《实验动物管理条例》，严格选用合格动物进行实验，科学合理地使用、保护和善待动物。

8. 医学科研人员在开展学术交流、审阅他人学术论文或项目申报书时，应尊重和保护他人知识产权，遵守科技保密规定。

9. 医学科研人员在引用他人已发表的研究观点、数据、图像、结果或其他资料时，应保证真实准确，并诚实注明出处，确保引文注释和参考文献符合学术规范。在使用他人未公开发表的设计思路、学术观点、实验数据、生物信息、图表、研究结果和结论时，需获得其本人的书面知情同意，并公开致谢或说明。

10. 医学科研人员在发表论文或出版学术著作时，应遵守《发表学术论文“五不准”》和学术论文投稿、著作出版的有关规定。论文、著作、专利等成果署名应依据对科研成果的实际贡献大小落实署名和排序，无实质学术贡献者不得“挂名”。

11. 医学科研人员作为导师或科研项目负责人，应充分发挥言传身教作用，在指导学生或带领课题组成员开展科研活动时，要高度负责，严格把关，加强对项目(课题)成员、学生的科研诚信管理。

导师、科研项目负责人须对使用自己邮箱投递的稿件、需要署名的科研成果进行审核，对科研成果署名、研究数据真实性、实验可重复性等负责，并不得侵占学生、团队成员的合法权益。

学生、团队成员在科研活动中发生不端行为的，同意参与署名的导师、科研项目负责人除承担相应的领导、指导责任外，还要与科研不端行为直接责任人承担同等责任。

12. 医学科研人员应认真审核拟公开发表成果，避免出现错误和失误。如已发表研究成果中出现错误和失误，应当以适当方式公开承认并予以更正或撤回。

13. 医学科研人员在项目验收、成果登记及申报奖励时，须提供真实、完整的材料，包括发表论文、文献引用、第三方评价等证明材料。

14. 医学科研人员作为评审专家、咨询专家、评估人员或经费审计人员参加科技评审等活动时，应忠于职守，严格遵守科研诚信要求、保密及回避规定和职业道德。并按照有关规定、程序和办法，实事求是，独立、客观、公正开展工作，提供负责任、高质量的咨询评审意见。不得违规谋取私利，不参加不熟悉领域的咨询评审活动，不在情况不掌握、内容不了解的意见建议上署名签字。

15. 医学科研人员与他人进行科研合作时，应认真履行诚信义务和合同约定；发表论文、出版著作、申报专利和奖项时，应根据合作各方贡献合理署名。

16. 医学科研人员应严格遵守科研经费管理规定，不得虚报、冒领、挪用科研资金。

17. 医学科研人员在成果推广和科普宣传中，应秉持科学精神、坚守社会责任，避免不实表述和新闻炒作，不夸大研究基础和学术价值，不得向公众传播未经科学验证的现象和观点。

医学科研人员公布突破性科技成果和重大科研进展时，应经所在机构同意；推广转化科技成果时，不得故意夸大技术价值和社会经济效益，不得隐瞒技术风险，要经得起同行评、用户用、市场认可。

医学科研人员发布与疫情相关的研究结果时，应牢固树立公共卫生科研诚信和伦理意识，严格遵守相关法律法规和有关疫情防控管理要求。

18. 医学科研人员学术兼职应与本人研究专业相关，杜绝无实质性工作内容的兼职和挂名。

第三节 科研实验记录书写要求与规范

科研实验记录是指在科学研究过程中，通过实验、观察、调查或资料分析等方法，基于实际情况直接记录或统计形成的各种数据、文字、图表、照片、声像等原始资料的载体，是科学实验过程中对获得的原始资料的直接记录，可以作为不同时期开展课题研究的基础资料。每个研究者均应了解和掌握有关实验记录的书写要求与规范，做好科研过程中的实验记录。

一、重要性

科研实验记录是一项必须进行的重要日常性科研工作，也是一个容易被忽视的环节，其重要性主要包括以下方面。

1. *便于准确分析科研过程中的成败得失* 科研实验过程中常常会出现与预期不符的结果，通过对实验记录进行客观分析和重复实验验证，分析并找出原因，以求突破。

2. *便于进行科研工作的归纳和总结* 规范的科研实验记录要求对所做的各部分研究及时、准确收集实验证据和图片资料，及时进行实验结果和工作的阶段性分析与总结。这些记录是进行科研工作总结和论文撰写的准确的基础资料。

3. *可以为科研重复提供依据和参考* 规范的科研实验记录可为进行本项研究及类似研究工作中所需的必要重复实验提供依据；当研究被质疑而需要进行补充或重复相同实验时，可以提供准确的参考。

4. *有利于培养认真严谨的科研思维* 一本合格的科研实验记录承载着研究者思考和解决问题的轨迹。在记录过程中不断提出技术的、学术的问题和假设，并不断通过实验证明或推翻假设，这个过程可以培养认真严谨的科研思维。

5. *合格的科研实验记录是研究生毕业答辩的前提条件* 科研实验记录是证明研究生开展科研工作的真实性、实验设计的科学性、实验结果可靠性以及发表论文的唯一依据。

二、基本要求

科研实验记录的基本原则是客观、及时、完整、实事求是。实验记录应具备真实性、客观性、完整性、系统性和时效性。因此，实验记录书写的基本要求是客观、准确、完整、及时、规范，具体如下。

1. 实验原始记录须记载于正式实验记录本上，勿随意写在零碎的纸片上。实验记录本须有连续页码编号，不得缺页、撕毁或挖补。

2. 实验记录本首页通常作为目录页，须在实验开始后陆续填写，或在实验结束时统一填写。

3. 每次实验须按年、月、日顺序在实验记录本相关页码右上角或左上角记录实验日期和时间，也可按需记录如天气、温度、湿度等实验条件。

4. 实验记录应详细清楚、字迹工整，使他人能够看懂。使用规范的专业术语、计量单位及外文符号，英文缩写第一次出现时须注明全称及中文译名。使用蓝色或黑色钢笔、碳素笔进行记录，不得使用铅笔或易褪色的笔(如圆珠笔等)记录。

5. 实验记录需修改时，应采用划线方式去掉原书写内容，但须保证仍可辨认然后在修改处签字，避免随意涂抹或完全涂黑。空白处可标记“废”“以下空白”或画叉号占据相应位置。

6. 实验结果、表格、图表和照片均应直接记录或订在实验记录本中，成为永久记录。

7. 实验记录本将作为研究生中期考核、申请论文答辩、发表论文和科技档案管理的依据和必备文件。研究生毕业应在离校前将全部实验记录和其他科研资料经导师审核签字后上交存档，不得随意处置或丢弃。

三、内容

科研实验记录应该将每一项实验的原始设想、实验设计和实验方法、溶液配制、实验结果及其实验体会等内容如实记录清楚，尤其在实验过程中观察到的各种现象(包括正常与异常)应仔细描述。实验数据不仅要如实记录，还要进行计算、处理和分析；每项实验完成后应进行实验小结与讨论。实验记录中应包括的主要内容见表1-3-1。

表1-3-1　实验记录的主要内容

实验记录的条目	实验记录的主要内容
目录	包含每个实验的实验编号、简短题目、页码、日期和实验时间
实验日期	包含时间(年、月、日)和环境条件(如温度、湿度等)
实验名称	实验具体名称
实验目的	简述实验目的
实验材料	详细记录受试对象和对照标本、样品来源、取材时间、处理和制备过程等。如：① 实验细胞株/菌株：名称、来源、复苏、冻存等；② 实验动物：品系、来源、年龄、性别、数量、微生物控制级别等；③ 临床标本：姓名、性别、年龄、诊断及其他临床资料
试剂和仪器	试剂名称、批号、厂家、浓度、溶剂、保存条件、配制方法过程，仪器名称、型号、供货厂商等
实验方法	详细描述实验方法和步骤
实验结果	包括所收集的原始数据、可视图及实验结果的整理
问题讨论	应分析其可能的原因及解决方法，并详细记录于实验记录本上
实验小结	简短的实验结果总结和解释，将有助于指导后续的研究，其内容包括主要结论、存在问题、改进方法和实验体会等，实验小结应及时给指导教师审阅并签字

四、常见问题

科研实验数据的收集和记录应贯穿科研活动全过程，是科学研究的原始资料，并为科学研究提供重要信息。某些不良习惯对客观、及时和准确收集实验数据非常有害。在实验记录中存在的常见问题往往具有共性,主要表现为以下几方面。

1. 记录可读性差　实验记录没有条理,不仅自己弄不清自己所做的记录,他人也很难理解甚至无法看懂。

2. 记录保存不当　实验记录本缺页漏页,甚至丢失。

3. 随意记录于纸片　实验操作时,将实验原始记录随意写在零散的纸上。由于随手记录的内容一般欠详细,待正式记录时遗忘了细节内容甚至小纸片遗失。

4. 未及时记录　实验过程记录不及时,凭记忆力记录,事后遗忘或记错,造成实验的关键数据丢失或错误。尤其对于某些实验操作过程中临时改动的条件,若未及时记录,即使此次实验成功,日后也难以重复。

5. 记录条目不详尽　实验的具体时间、实验试剂、实验材料等,临床实验样本相关资料描述等记录内容不详尽,将导致在发表论文时无法提供原始信息,甚至直接影响实验结果的可靠性。

6. 仅记录符合主观预期的内容　实验记录应如实记录实验过程中所有实际发生的客观事件和现象。整个过程中的任何变化、所获得的任何正常或不正常的观察结果等,均须如实记录。

（吴玮　林东红）

第二章　实验室生物安全

1930—1999 年全球共记录了 5 346 例实验室相关感染事故，造成 200 人死亡。世界卫生组织在《实验室生物安全手册(第四版)》(2020 年)中回顾了近期实验室相关感染情况，指出大多数感染是由人为因素引起。暴露于生物制剂的风险因素，包括个人防护设备的缺乏或不当使用、风险评估不充分或被忽视、缺乏标准操作程序(SOP)、针刺伤以及实验室人员培训不足等。当前，国际生物安全形势跌宕起伏，实验室生物安全不容忽视。为了维护国家安全，防范和应对生物安全风险，保障人类生命健康，保护生物资源和生态环境，促进生物技术健康发展，推动构建人类命运共同体，实现人与自然和谐共生，《中华人民共和国生物安全法》由十三届人大常委会于 2020 年 10 月 17 日通过并予公布，自 2021 年 4 月 15 日起施行。

第一节　实验室生物安全概述

一、概念

实验室生物安全是指实验室的生物安全条件和状态达到或不低于标准要求，可避免实验室人员、来访人员、社区及环境受到不可接受的危害，符合相关法规、标准等对实验室生物安全责任的要求。实验室生物安全防护措施是指规范的实验室设计建造、安全设备和个体防护装备配备、严格的实验室管理等，可以确保实验室工作人员不受实验对象感染，确保周围环境不受污染，所有操作必须严格遵循标准化的操作规程。

二、风险评估依据与要求

风险评估是实验室生物安全工作的前提和核心，指评估风险的大小以及确定风险是否可接受的全过程。风险评估包括风险识别、风险分析和风险评价三个过程。风险评估报告应作为实验室采取风险控制措施、建立安全管理体系和制定安全操作规程的依据。

临床实验室的特殊环境，不可避免地会造成不同程度的生物污染，实验室应制定生物安全风险管理程序，以持续进行风险评估，实施必要的风险应对措施。风险评估应由熟悉所涉及的病原微生物、设施设备、临床检验全流程和生物安全管理等内容的专业人员(不限于本单位内)进行。风险评估所依据的资料及拟采取的风险应对措施、安全操作规程等应以国家法律法规及主管部门、世界卫生组织、国际标准化组织等机构或行业权威机构发布的指南或标准等为依据。实验室应以生物安全风险评估报告为重要依据,制定并采取风险应对措施,建立并完善生物安全管理体系和安全操作规程及相关记录,并落实到实验室运行和管理的各个环节,保障整个实验室生物安全和社会公共卫生安全。

风险评估应考虑(但不限于)下列内容:

1. 病原微生物已知或未知的特性,包括种类、来源、传染性、传播途径、易感性、潜伏期、剂量-效应(反应)关系、致病性(包括急性与远期效应)、变异性、在环境中的稳定性、与其他生物和环境的交互作用、相关实验数据、流行病学资料、预防和治疗方案等。

2. 实验室本身或相关实验室已发生的事故分析。

3. 实验室常规活动和非常规活动过程中的风险(不限于生物因素),包括所有进入工作场所的人员和可能涉及的人员(如合同方人员)的活动。

4. 设施、设备等相关的风险。

5. 实验动物相关的风险。

6. 人员相关的风险,如身体状况、能力、可能影响工作的压力等。

7. 意外事件、事故带来的风险。

8. 被误用和恶意使用的风险。

9. 风险的范围、性质和时限性。

10. 危险发生的概率评估。

11. 可能产生的危害及后果分析。

12. 确定可接受的风险。

13. 消除、减少或控制风险的管理措施和技术措施,及采取措施后残余风险或新带来风险的评估。

14. 运行经验和所采取的风险控制措施的适应程度评估。

15. 应急措施及预期效果评估。

16. 为确定设施设备要求、识别培训需求、开展运行控制提供的输入信息。

17. 降低风险和控制危害所需资料、资源(包括外部资源)的评估。

18. 对风险、需求、资源、可行性、适用性等的综合评估。

实验室应定期进行风险评估,并对已有的风险评估报告进行复审。当开展新的实验室活动或欲改变经评估过的实验室活动(包括相关的设施、设备、人员、活动范围、管理等)或相关法律法规、标准等发生改变时,应事先或重新进行风险评估。当发生事件、事故时,实验室也应进行风险评估。

三、病原微生物分类管理

世界卫生组织(WHO)在《实验室生物安全手册(第三版)》中,将病原微生物的危险度划分为四个等级(表 2-1-1)。

根据《病原微生物实验室生物安全管理条例》,病原微生物依据其传染性及感染后对个体或者群体的危害程度被分为四类(表 2-1-2),这与 WHO 的微生物危险度等级表呈相反关系。

表 2-1-1 病原微生物的危险度等级分类(WHO 第三版)

危险度等级	危 害 程 度	特 征
Ⅰ级	无或极低的个体和群体危险	通常不引起人或动物致病的微生物
Ⅱ级	个体危险中等,群体危险低	能够对人或动物致病,但对实验室工作人员、社区、牲畜或环境不易导致严重危害。实验室暴露也许会引起严重感染,但对感染有有效的预防和治疗措施,并且疾病传播的危险有限
Ⅲ级	个体危险高,群体危险低	通常能引起人或动物的严重疾病,但一般不会发生感染或个体向其他个体传播,对感染有有效的预防和治疗措施
Ⅳ级	个体和群体的危险均高	通常能引起人或动物的严重疾病,并且很容易发生个体之间的直接或间接传播,对感染一般没有有效的预防和治疗措施

注意:《实验室生物安全手册(第四版)》中取消生物安全水平分级,强调风险评估的重要性,对生物安全进行彻底、透明、以询证为基础的风险评估。其目的是使安全措施和不同个案的生物安全风险平衡,使国际上不同国家实施的生物安全政策和措施符合其经济发展状况。

表 2-1-2 《病原微生物实验室生物安全管理条例》中病原微生物分类

类 别	特 征
第一类[a]	能引起人类或者动物非常严重疾病的微生物,以及我国尚未发现或者已经宣布消灭的微生物
第二类[a]	能够引起人类或者动物严重疾病,比较容易直接或者间接在人与人、动物与人、动物与动物间传播的微生物
第三类	能够引起人类或者动物疾病,但一般情况下对人、动物或者环境不构成严重危害,传播风险有限,实验室感染后很少引起严重疾病,并且具备有效治疗和预防措施的微生物
第四类	在通常情况下不会引起人类或者动物疾病的微生物

a:第一类、第二类病原微生物统称为高致病性病原微生物。

为加强与人体健康相关的病原微生物实验室生物安全管理,规范病原微生物实验活动、菌(毒)种和样本的运输行为,国家卫生健康委制定并发布了《人间传染的病原微生物目录》。该目录由病毒、细菌类、真菌三部分组成,主要内容包括病原微生物名称、分类学地位、危害程度分类、不同实验活动所需实验室等级、运输包装分类及备注等。如要进行病原微生物实验活动,应先查阅《人间传染的病原微生物目录》,明确实验活动所需要的实验室级别和运输包装分类要求。

第二节 实验室生物安全防护水平与设备要求

一、实验室生物安全防护水平

《实验室生物安全通用要求》(GB19489—2008)中,根据操作病原微生物的危害程度及其所需的防护措施，将实验室生物安全防护水平(bio-safety level，BSL)分为四级。一级防护水平最低，四级防护水平最高。生物安全实验室(biosafety laboratory)是指通过防护屏障和管理措施，满足生物安全要求的微生物和动物实验室。分别以 BSL－1、BSL－2、BSL－3 和 BSL－4 表示实验室的生物安全防护水平。动物实验室的生物安全防护水平以 ABSL－1、ABSL－2、ABSL－3、ABSL－4(animal bio-safety level，ABSL)表示。一级(BSL－1)、二级(BSL－2)实验室不得从事高致病性病原微生物实验活动(表 2－2－1)。

表 2－2－1 实验室生物安全防护水平分级

分级	可处理的微生物危害等级	对应实验室类型	处理对象	实验室操作	安全设施
BSL－1	Ⅰ级	基础实验室 基础教学、科研	操作在通常情况下不会引起人类或者动物疾病的微生物	GMT	不需要，开放实验台
BSL－2	Ⅱ级	基础实验室 初级卫生服务、诊断、研究	适用于操作能够引起人类或者动物疾病，但一般情况下对人、动物或者环境不构成严重危害，传播风险有限，实验室感染后很少引起严重疾病，并且具备有效治疗和预防措施的微生物	GMT 加防护服、生物危害标志	开放实验台，此外需 BSC 用于可能生成的气溶胶洗眼装置、消毒灭菌设备
BSL－3	Ⅲ级	屏障实验室 特殊的诊断、研究	适用于操作能够引起人类或者动物严重疾病，比较容易直接或者间接在人与人、动物与人、动物与动物间传播的微生物	在二级生物安全防护水平上增加特殊防护服、准入制度、定向气流等	BSC 和/或其他所有实验室工作所需要的基本设备
BSL－4	Ⅳ级	高度屏障实验室 危险病原微生物研究	操作能够引起人类或者动物非常严重疾病的微生物，以及我国尚未发现或者已经宣布消灭的微生物	在三级生物安全防护水平上增加气锁入口、出口淋浴、污染物品的特殊处理	Ⅲ级 BSC 或Ⅱ级 BSC 并穿着正压服、双开门高压灭菌器(穿过墙体)、经过滤的空气

BSC：生物安全柜；GMT：微生物学操作技术规范

二、安全设备和个体防护

BSL－2 实验室需配备生物安全柜、高压蒸汽灭菌器、洗眼/喷淋装置、离心机安全杯罩等。

(一) 生物安全柜

生物安全柜(biological safety cabinet，BSC)是在处理已知或有潜在感染性的实验材料时，防止操作者和环境暴露于实验过程中产生的生物气溶胶而设计的负压过滤排风柜。

1. 分类　根据气流及隔离屏障设计结构，生物安全柜分为三级(表 2-2-2)。

表 2-2-2　生物安全柜分类

<table>
<tr><th>级别</th><th>类型</th><th>排风</th><th>循环空气比例(%)</th><th>柜内气流</th><th>流入气流的最低平均流速(m/s)</th><th>操作对象</th><th>保护对象</th></tr>
<tr><td>Ⅰ</td><td>—</td><td>室内排气</td><td>0</td><td>向内、乱流</td><td>0.7～1.0</td><td>—</td><td>人员和环境</td></tr>
<tr><td rowspan="4">Ⅱ</td><td>A1</td><td>室内排气</td><td>70</td><td rowspan="4">单向向下，不产生涡旋和向上气流且无死点</td><td>0.40</td><td>不能用于有挥发性化学品和挥发性放射性核素的实验</td><td rowspan="4">人员、产品和环境</td></tr>
<tr><td>A2</td><td>室内排气</td><td>70</td><td>0.50</td><td>进行以微量挥发性有毒化学品和痕量放射性核素为辅助剂的微生物试验时，应连接功能合适的排气罩</td></tr>
<tr><td>B1</td><td>不可向室内排风</td><td>30</td><td>0.50</td><td>如果挥发性有毒化学品或放射性核素随空气循环不影响试验操作或实验在生物安全柜的直接排气区域进行，Ⅱ级 B1 型生物安全柜可以用于以微量挥发性有毒化学品和痕量放射性核素为辅助剂的微生物实验</td></tr>
<tr><td>B2</td><td>不可向室内排风</td><td>0</td><td>0.50</td><td>可以用于以挥发性有毒化学品和放射性核素为辅助剂的微生物实验</td></tr>
<tr><td>Ⅲ</td><td>—</td><td>不可向室内排风</td><td>0</td><td>乱流</td><td>每立方米容积的供气流量应不低于 0.05 m^3/s</td><td>4 级危险程度病原体</td><td>人员、产品和环境</td></tr>
</table>

2. 生物安全柜的使用规范　依据《生物安全柜使用和管理规范》(SN/T 3901—2014)，应在生物安全柜内进行的操作包括：处理感染性物质；处理潜在空气传播的物质；离心前后，密封离心杯的装样、取样；可能产生气溶胶的操作。

(1) 操作人员应经培训合格后使用生物安全柜，培训内容至少应包含：生物安全柜的防护级别、适用范围、操作步骤、使用方法及出现溅洒、溢出等紧急情况时的应急处置程序等。

(2) 操作人员应使用恰当的无菌技术和操作方法，如尽可能减少液体飞溅、气溶胶产生和双臂进出安全柜的次数，以减少潜在可能接触传染性物质的机会。

(3) 只放入实验必需的实验材料和物品，并使用70%的酒精或其他适宜的中性消毒剂擦拭表面，以清除污染。

(4) 实验完毕后，具有潜在生物危害的实验材料和物品应消除表面污染，使用可灭菌的废弃物处理袋封装后移出生物安全柜，放入高压灭菌锅或其他适宜的灭菌装置灭菌处理。

(5) 检测过程中，应避免手臂、纸张、实验材料和物品遮挡进气格栅，以防止实验室的空气未通过进气格栅过滤直接进入生物安全柜的工作区域。

(6) 进行实验操作时，应尽量减少背后人员走动和快速开关实验室门。

(7) 实验结束后，需移出生物安全柜内具有潜在生物危害的实验材料和物品，并擦拭生物安全柜的工作台面、内壁、玻璃悬窗内外侧、紫外灯和电源输出口，以及包括实验设备在内的生物安全柜内的所有物品。

(8) 实验结束后，生物安全柜维持运行状态，并继续运转5～15 min，以净化生物安全柜内空气。随后关闭玻璃悬窗，并使用紫外灯照射30 min。

(二) 个人防护装备

在生物安全实验室中，个人防护用品是防止实验人员暴露于生物危害物质(气溶胶、喷溅物以及意外接种等)危险的物理屏障，包括防护服、面部防护用具、手套、鞋、呼吸防护用具等，根据需要选择使用。

1. 在BSL-1实验室中，工作人员应穿工作服；当手上有皮肤破损或皮疹时，应戴手套；在执行可能有微生物或其他危险材料溅出的程序时，应戴防护眼镜。

2. 在实验室工作时，必须穿着合适的工作服或罩衫等防护服；离开实验室时，防护服必须脱下并留在实验室内，不得穿着外出，更不能携带回家；用过的工作服应在实验室内先消毒，然后统一洗涤处理；鞋子应覆盖脚面。

3. 戴手套　当手可能接触感染材料、污染的表面或设备时应戴上合适的手套。如可能发生感染性材料的溢出或溅出，宜戴两副手套。不得佩戴着手套离开实验室。手套用完后，应先消毒后摘除，随后必须洗手。

(1) 手套的使用：① 一般情况下，在BSL-1实验室佩戴一副手套即可。② 若在生物安全柜中操作感染性物质时(BSL-2实验室)，应该佩戴两副手套。③ 在操作过程中，若外层手套被污染，应立即用消毒剂喷洒手套，并将其脱下后丢弃在生物安全柜中的高压灭菌袋中，然后戴上新手套继续实验。④ 戴好手套后，应完全遮住手及腕部，如必要可覆盖实验服袖口。⑤ 手套的清洗和更换：一次性手套不可再次使用。用后立即经高压灭菌消毒然后丢弃。⑥ 戴手套的手应避免触摸鼻子、面部，并避免触摸或调整其他个人防护装备(如眼镜等)。如果手套撕破应立即脱去，并在更换新手套前清洗手部。⑦ 遮盖或移除任何可能破坏手套、被污染或成为污染源的珠宝。如珠宝或眼镜经常佩戴，应考虑对其进行清洁和消毒。

(2) 脱一次性手套：见图2-2-1。

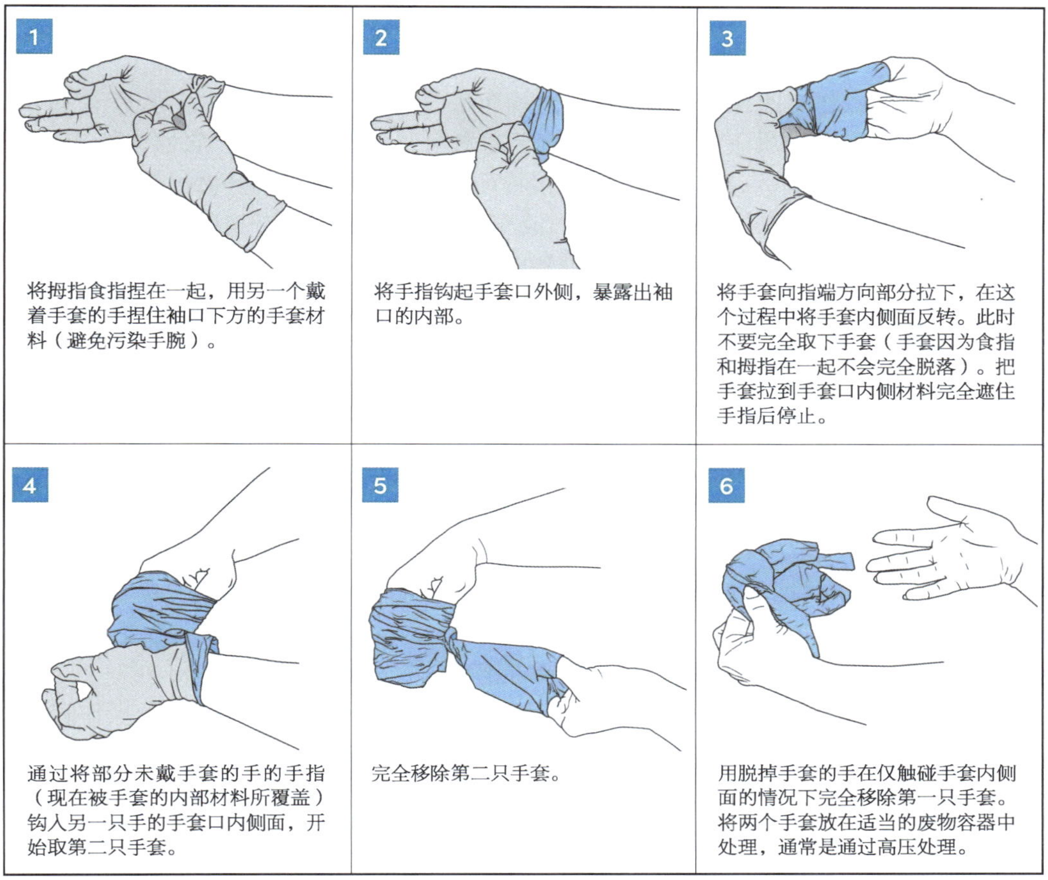

1
将拇指食指捏在一起，用另一个戴着手套的手捏住袖口下方的手套材料（避免污染手腕）。
2
将手指钩起手套口外侧，暴露出袖口的内部。
3
将手套向指端方向部分拉下，在这个过程中将手套内侧面反转。此时不要完全取下手套（手套因为食指和拇指在一起不会完全脱落）。把手套拉到手套口内侧材料完全遮住手指后停止。
4
通过将部分未戴手套的手的手指（现在被手套的内部材料所覆盖）钩入另一只手的手套口内侧面，开始取第二只手套。
5
完全移除第二只手套。
6
用脱掉手套的手在仅触碰手套内侧面的情况下完全移除第一只手套。将两个手套放在适当的废物容器中处理，通常是通过高压处理。

图 2-2-1 脱一次性手套[引自 WHO《实验室生物安全手册(第四版)》中“个人防护设备”部分及相关著作]

第三节 生物安全实验室操作技术规范

一、实验室准入要求

1. 在处理危险度Ⅱ级或更高级别的微生物时，生物安全实验室门上入口处应标有国际通用的生物危害警告标志(图2-3-1)。

生 物 危 害
授权人员可进入
BSL-2
实验室名称：
病原体名称：
责 任 人：
紧急联系电话：

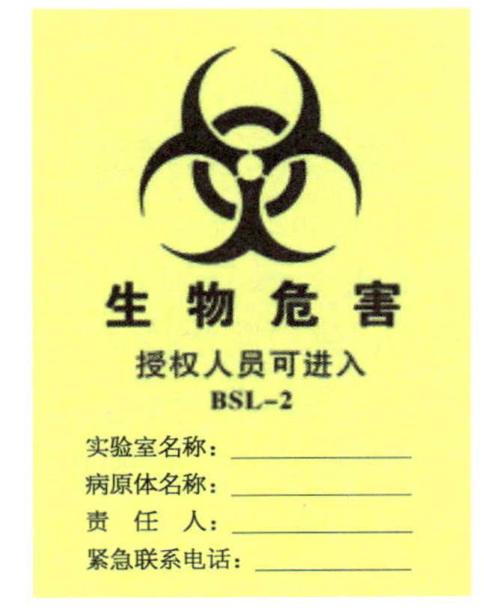

图 2-3-1 生物危害标识

2. 只有经批准的人员才能进入实验室工作区域。

3. 实验室的门应始终保持关闭。

4. 与实验室工作无关的物品不得带入实验室工作区域。

5. 实验室人员必须严格按照清洁区、半污染区、污染区的顺序进入，并按照污染区、半污染区、清洁区的顺序退出，不得逆向而行。

二、实验室操作要求

1. 各类穿刺操作时的视野环境应保持光线充足、明亮、舒适。

2. 为避免传染性物质飞溅，应避免将有菌接种环(针)直接放入开放性火焰中。如可能，尽量使用一次性接种环(针)或用红外线接种环(针)灭菌器对接种环(针)进行灭菌。

3. 在操作样品时，应尽量减少气溶胶和液滴的形成。这包括应避免强行将移液管尖端液体排出，避免过度的混匀等。当使用移液器枪头混匀时，必须缓慢且小心。在打开混匀后的管子前，应进行短暂的离心处理，使液体离开盖口。

三、感染性物质的操作与处理

(一) 感染性物质的操作

1. 样本采集　样本采集前，需明确采集的时间、地点和样本种类，并准备好标准操作规程(SOP)。

2. 样本接收

(1) 接收大量标本的实验室应考虑设立专门接收标本的房间或区域。接收后，标本的内层容器应在生物安全柜内打开，并备好消毒剂。

(2) 接收时，需检查样本是否按照运输要求正确包装，并确保完好无损。

(3) 拆卸和接收标本的人员须了解样本所涉及的危险因素，样本的标准化操作程序，如何处理破损或渗漏的容器，以及如何处理溢出物并使用消毒剂来清理污染物。

3. 样本储存

(1) 装标本的容器应坚固、无泄漏，并确保容器上标识明确。应正确加贴标签、标记和记录，以便识别。

(2) 在液氮中储存样品时，必须小心。只有制造商明确指出适用于液氮低温储存的管子才可使用。必须注意，取出氮气罐中的样本时，密封不当或破裂的管子可能因液体和蒸气的进入迅速膨胀，导致破裂和/或爆炸。

(二) 暴露的处理

1. 锐器损伤　发生针刺或扎伤时，应使用消毒灭菌剂和水清洗受伤区域，挤压伤处周围以促使血液外流；如发生黏膜暴露，应至少用水冲洗暴露区域 15 min，并立即向主管人员报告。

2. 喷溅　如腐蚀性液体或生物危害液体喷溅至工作人员的眼睛，或当大量化学品溅洒到身上时，若穿了两件衣服，应迅速脱掉外层衣物以减少化学品接触时间，并立即借助洗眼装置、淋浴装置用大量水快速喷淋、冲洗，淋洗时间至少 20 min，达到应急处理效果。必要时需尽快到医院治疗。

3. 气溶胶　若有潜在危害性气溶胶释放，应立刻撤离现场，待气溶胶排出、粒子沉降后方可重新进入。清除污染时应穿戴适当的防护装备。暴露者应接受医学咨询。

4. 溢出物　以下为实验室生物危险物质溢洒的常规处理方法，实验室应根据所操作的病原微生物，制定相应的专用程序。如果溢洒物中含有放射性物质或危险性化学物质，则应使用特殊的处理程序。

（1）实验室应准备溢洒处理工具包，并明确标示其存放地点。

基础工具包通常包括：① 对病原微生物有效的消毒液，消毒液应按使用要求配制；② 镊子或钳子、一次性刷子、硬纸板、一次性塑料铲、可高压清洗的扫帚和簸箕，以及其他处理锐器的装置；③ 足够的纱布、纸巾或其他适宜的吸收材料；④ 用于盛放生物危险物质溢洒物以及清理物品的医用垃圾袋或容器；⑤ 防护用品：包括防护服/隔离衣、一次性乳胶手套、帽子、面屏/护目镜、医用外科口罩/医用防护口罩、防水鞋套等；⑥ 溢洒处理警示标识，如“生物危害”，以及禁止标识，如“禁止入内”等；⑦ 其他专用的工具等。

（2）撤离房间

1）如不含有高致病性病原微生物菌（毒）株及标本发生溢洒，实验人员应立即进行溢洒处理，无需撤离房间。

2）发生生物危险物质溢洒时，立即通知房间内的无关人员迅速离开。关门并张贴“禁止进入”“溢洒处理”的警告标识，至少 30 min 后方可进入现场处理溢洒物。撤离人员按照程序脱去个体防护装备，用适当的消毒灭菌剂和水清洗所暴露皮肤。

3）立即通知实验室主管人员。必要时，由主管人员安排专人清除溢洒物。

（3）台面及地面溢洒物的处理

1）准备清理工具和物品，穿着适当的个体防护装备（如鞋、防护服、口罩、双层手套、护目镜、呼吸保护装置等）后进入实验室。需要两人共同处理溢洒物，必要时，还需配备一名现场指导人员。

2）判断污染程度，用消毒灭菌剂浸湿的纸巾（或其他吸收材料）覆盖溢洒物，小心从外围向中心倾倒适量的消毒灭菌剂，使其与溢洒物混合并作用一定的时间。应注意按消毒灭菌剂的说明确定使用浓度和作用时间。

3）到作用时间后，小心将吸收了溢洒物的纸巾（或其他吸收材料）连同溢洒物一同收集到医用垃圾袋或容器中，并用新的纸巾（或其他吸收材料）擦拭干净，置于医用垃圾袋中封好。

4）如果溢洒物中含破碎的玻璃或其他锐器，不得直接用手接触，应用处理锐器的硬纸板、簸箕或一次性塑料铲进行收集，或用镊子或钳子将破碎的锐器夹出，再用镊子或钳子夹新的纸巾（或其他吸收材料）擦拭干净。所有一次性用具应与所处理物一并置于适当大小的锐器盒中，非一次性用品如镊子等，应置于消毒液中浸泡。用消毒剂擦拭可能被污染的区域。

（4）离心机内溢洒、泄漏的处理

1）如果离心结束后开启离心机盖时发现离心管破碎或出现溢洒、泄漏，应立即小心关上离心机盖；如果离心期间发生离心管破碎，应立即按下停止键，且不要开启离心机盖。切断离心机的电源，至少 30 min 后再开始清理工作。

2）清理人员应穿戴适当的个体防护装备，并准备好清理工具。必要时，应佩戴呼吸保护装置。

3）开启离心机盖时，如果生物安全密封盖未破裂，应将吊篮或转头小心取出并转移到生物安全柜内，用消毒液喷洒其外壁，小心打开生物安全密封盖，用镊子取出完好的离心管，再用消毒液喷洒离心管外壁，作用 30 min 后，用纱布或纸巾擦拭干净。用镊子取出离心杯中损坏的离心管并放入锐器盒中。

4）开启离心机盖时，如生物安全密封盖破裂，应向离心机内喷洒无腐蚀性的消毒液，关闭离心机盖。30 min 后，小心用镊子取出破裂的生物安全密封盖、离心管及可拆卸的部件，用镊子夹纱布或纸巾将离心机中的碎片和消毒液擦拭干净。

5）如果离心机没有配备生物安全密封盖，开启离心机盖后，应向离心机内喷洒无腐蚀性的消毒液，关闭离心机盖。30 min 后，小心取出吊篮或转头并转移到生物安全柜内，用镊子夹取破损的离心管，放入锐器盒中。

6）用纱布或纸巾将离心机内壁及其他无法拆卸的部件擦拭干净，再用清水擦拭，完全晾干后，待专业工程师确认正常后方可使用。

7）将破损且带有锐利端的部件及离心管放入锐器盒中，其他医疗废物置入医用垃圾袋中封好。吊篮、转头及其他可拆卸的部件应浸泡在消毒液中 2 h 后清洗干净备用，必要且适用时，可进行高压灭菌处理。

（5）溢洒处理后程序

1）按程序脱去个体防护装备，将暴露部位向内折，放入医用垃圾袋中封好。

2）按七步洗手法洗手。

3）上述所有医疗废物应按国家和地方的医疗废物处理相关规定进行处理。

（三）感染性物质运输

应制定危险材料运输的规章制度，涵盖实验室内、实验室所在机构的相同和不同执业地点内，以及机构外部的运输，且应符合国家和国际相关要求。

1. 运输包装分类　就运输而言，传染性物质（如培养物、人类或动物样本、生物制品如减毒活疫苗、传染性基因改造生物或医疗/临床废物）可根据其所含（或怀疑含）生物制剂的致病性进一步细分为下列类别：A 类、B 类及豁免人类/动物样本。

可感染人类的高致病性病原微生物菌（毒）种或样本是指在《人间传染的病原微生物目录》（国卫科教发〔2023〕24 号）中规定的第一类、第二类病原微生物菌（毒）种或样本。按国际民航组织文件《危险品航空安全运输技术细则》（Doc9284）的分类包装要求，将可感染人类的高致病性病原微生物和标本分为 A、B 两类，分别对应的联合国编号为 UN2814（动物病毒为 UN2900）和 UN3373。A 类感染性物质按 UN2814 包装，其他相关样本和 B 类样本均按 UN3373 的要求包装和空运（图 2-3-2）。通过其他交通工具运输时，可参照上述标准进行包装。

2. 运输原则

（1）应建立危险材料接收和运出清单：清单至少应包括危险材料的性质、数量、交接时的包装状态、交接人、收发交接时间和地点等信息，确保危险材料出入的可追溯性。应向运输部门提供适当的指南或说明，并遵循国家有关道路、铁路、水路和航空运输的法规和标准，确保不对人员或环境造成污染和损害。

（2）感染性物质运输通常需要三层包装：要求防渗漏、防溢洒、防水、防破损、防外泄、耐高温和耐高压。装载标本的内层容器应密闭、防水、防渗漏，并贴上标示内容物的标签；第二层包装为吸水性材料，当内层容器泄漏时，吸收溢出的液体；第三层包装保护第二层包装免受物理性损坏，并应标有规范的生物危害标识、警告和提示用语等。

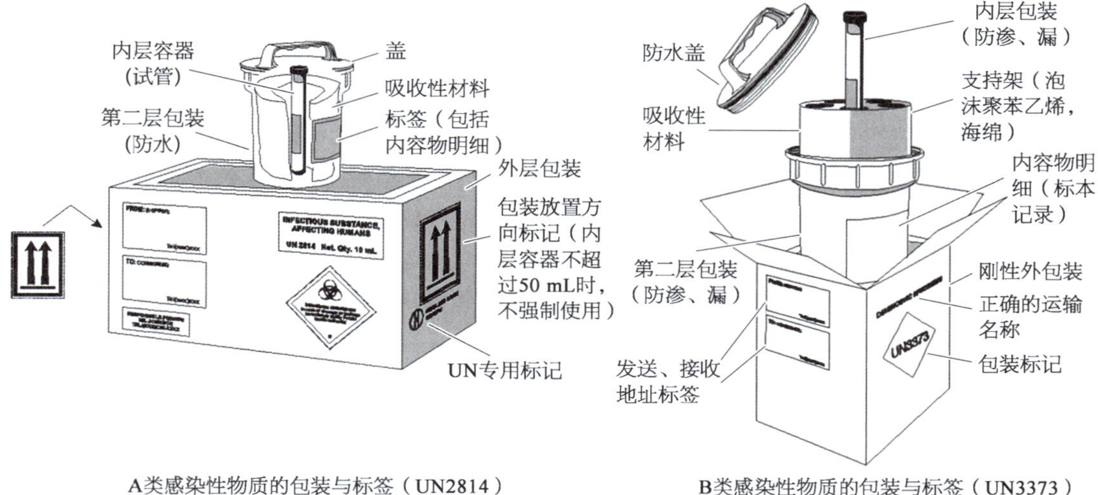

图 2－3－2　感染性物质的包装与标签［引自 WHO《实验室生物安全手册（第三版）》］

（3）高度危险性物质的运输要求更为严格，具体要求可查阅相关规定。

（四）废弃物处理

1. *应遵循以下原则管理和处理医疗废物*　① 根据《医疗废物分类目录》，对实验室医疗废物实施分类管理；② 将医疗废物产生量降至最少；③ 将操作、收集、运输、处理医疗废物的危险减至最低；④ 将医疗废物对环境的有害作用降至最低；⑤ 只可使用被承认的技术和方法处置危险医疗废物；⑥ 废水和废气排放应符合国家和地方的规定和标准。

2. 应将感染性、损伤性、病理性、药物性、化学性医疗废物分别放置于符合《医疗废物专用包装袋、容器和警示标志标准》（HJ421）的包装物或容器内，不可混合收集。在盛装医疗废物前，应检查包装物或容器，确保无破损、渗漏和其他缺陷。

3. 应由经过培训的人员处理危险废物，并穿戴适当的个体防护装备。

4. 病原微生物培养基、病原微生物标本和菌（毒）株保存液等感染性或有潜在感染性医疗废物，应在产生地点通过高压灭菌或其他被批准的技术消毒后，按医疗废物收集处理。病原微生物核酸和检测前已灭活标本，应直接按医疗废物收集处理。

（五）感染性物质的消毒

1. *化学消毒*　化学消毒剂种类繁多，常用的化学消毒剂包括乙醇、含氯类、碘类等。在使用时要注意以下几点：① 用于物体表面消毒的消毒剂大多具有不同程度的腐蚀性，当使用浓度对拟消毒对象的相应材质具有中度及以上腐蚀性时，应慎用。消毒作用时间完成后，应用清水对消毒对象进行擦拭或冲洗，以去除残留的消毒剂。② 使用喷洒/喷雾或气化方式对物体表面进行消毒时，应密封门窗。消毒完毕后，应通风 30 min 以上，环境空气中的消毒剂残留应低于相应的国家标准要求，人员方可进入。同时，消毒过程中应注意个人防护。③ 需稀释使用的消毒剂和活化后使用的消毒剂，应现配现用。④ 如人体不慎接触，应立即用清水连续冲洗，如伤及眼睛应及早就医。

2. *高压灭菌*　高压蒸汽灭菌法是对实验室材料进行消毒和处理感染性废弃物最有效、

可靠的方法。具有潜在危险性的废弃物必须高压灭菌，并通过指示胶带、化学指示卡等评估消毒灭菌的效果。

四、动物实验生物安全

实验动物分为四个等级：一级为普通动物；二级为清洁动物；三级为无特定病原体动物；四级为无菌动物。对不同等级的实验动物，应按照相应的微生物控制标准进行管理。《实验动物　动物实验生物安全通用要求》规定动物实验超过 3 个月时，实验动物使用单位应定期进行微生物和寄生虫检测。尤其注意人兽共患病的监测，并进行动态记录。动物实验生物安全防护措施如下。

1. 动物实验从业人员应自觉遵守实验室的管理规定和要求，接受相应的生物安全及其他技术培训。并按规定正确使用动物实验室设施、设备和个体防护装备，动物实验人员有责任和义务避免因个人原因造成动物生物安全事件或事故。如果怀疑个人受到动物来源的损伤和感染，应立即报告。

2. 严格选择实验动物。实验用动物应来源于有动物生产、繁育许可的单位或供应商，附有相关资质证明(应具备健康检测检疫合格证明及人兽共患病检疫合格证明)。

3. 所有进行过高级别致病病原微生物操作的动物组织、尸体以及相关材料应先进行消毒灭菌，再由废物处理单位进行无害化处理。进行低级别致病病原微生物操作后的动物组织、尸体及相关材料需用医疗废物垃圾袋包装，暂存后送至有资质的无害化处理单位进行处置。所有处置需符合环保要求。

4. 应正确抓取、固定动物，按照实验类型佩戴相应的个人防护用品。正确掌握抓取方法是避免被咬、抓伤的一个重要环节。抓取小型动物时应佩戴防护手套，或用镊子等抓取工具，不能直接用手抓取。对于大型动物，还应手持一定的工具去触摸动物。捕捉大动物可用一定的笼具或用麻醉枪注射后再操作。

5. 实验动物中心应配备急救卫生箱，箱内应配备紧急护理所需要的基本物品。并根据动物实验的风险因素，制定动物实验职业健康指南和安全风险防范预案。动物实验从业人员被动物咬伤时应注意以下几点。

(1) 被动物咬伤后，应第一时间联系实验动物中心兽医。兽医根据伤口程度和咬伤动物的种类，给出处理建议。

(2) 被 SPF 级(无特定病原体)以上实验动物咬伤，如伤口较小，可进行简单消毒处理：先用清水冲洗伤口，边清洗边挤出污血，然后用碘伏或酒精擦拭消毒伤口；视实际情况可用纱布或创可贴进行包扎止血。

(3) 发生清洁级以下动物咬伤或被来源、背景、微生物质量不明确的动物、感染性实验动物等咬伤或伤势较严重时，应立即报告中心主任，在接受适当清洗及消毒止血后，需立即送往医院进行诊治。并告知医生咬伤人的实验动物信息，如进行的实验、动物的种类和使用的试剂等。

(黄俊云　薛俊霞)

第三章　细胞培养技术

第一节　原代细胞与传代细胞

一、原代细胞、细胞株与细胞系

原代细胞(primary cell)是指从机体的组织(如人体组织、小鼠组织、大鼠组织和兔组织等)经蛋白酶或其他方法获得单个细胞,并在体外模拟人体环境进行培养的细胞,称为原代细胞。一般认为,培养的第1代原代细胞和传代到第10代以内的细胞统称为原代细胞培养。在人工条件下使原代细胞生存、生长、繁殖和传代,以进行细胞生命过程、细胞癌变、细胞工程等问题的研究。

细胞株(cell strain)是通过选择法或克隆形成法从原代培养细胞中获得的,具有特殊性质或标志物的细胞,称为细胞株。一般认为,细胞株是通过单细胞分离培养或筛选的方法,由单细胞增殖形成的细胞群。细胞株的特殊性质或标志必须在整个培养过程中始终存在。

细胞系(cell line)是原代细胞经首次传代成功后繁殖的细胞群体。泛指一般可以传代的细胞。如果不能继续传代,或传代次数有限,则称为有限细胞系(finite cell line)。大多数二倍体细胞为有限细胞系。由原先存在于原代培养物中的细胞世系所组成。如能够连续传代的细胞,则称为连续细胞系(continuous cell line)或无限细胞系,培养50代以上并无限培养下去。人类肿瘤细胞在体外培养半年以上,生长稳定并连续传代的,可称为连续性株或系。

二、原代细胞与传代细胞的区别

详见表3-1-1。

表3-1-1　原代细胞与传代细胞的区别与特点

	原　代　细　胞	传　代　细　胞
定义	从机体取出后立即培养的细胞	适应在体外培养条件下持续传代培养的细胞
来源	直接从机体取下细胞、组织和器官后立即进行培养	幼年动物的肾、肺、肝、卵巢、上皮、肌肉与肿瘤等组织的细胞

（续　表）

	原　代　细　胞	传　代　细　胞
培养步骤	将动物组织从机体中取出离散成单个细胞，置合适的培养基中培养，使细胞得以生存、生长和繁殖	细胞经原代培养后使之永生化不断传代而来，与原代细胞具有相同核型
培养要求	过程复杂，培养要求较高	易存活与增殖，普通培养条件即可
增殖能力	3～5 次有限的细胞分裂，短暂的生长期	无限次细胞分裂，生长速度快
细胞形态	特定的形态与功能	可能会出现异质性，形态与功能出现差异
生长特性	稳定	不稳定，可能会发生变化
基因表达	稳定	更高的基因突变率和不稳定性
生物学研究	研究细胞的基本生物学特性，如生长特性、细胞周期等	疾病模型的构建、基因表达分析、药物筛选等

第二节　细 胞 培 养

细胞培养（cell culture）是指在体外环境下模拟体内环境（如无菌、适宜温度、酸碱度和一定营养条件等），使细胞生存、生长、繁殖，并维持主要结构和功能的一种方法。细胞培养技术通过对一个细胞进行大量培养，可以得到简单的单细胞或极少分化的多细胞，这是克隆技术中必不可少的环节，而且细胞培养本身就是细胞克隆的一种形式。细胞培养技术是细胞生物学研究中重要和常用技术，既可以通过细胞培养获得大量细胞，又能研究细胞的信号转导、合成代谢、生长增殖等过程。

一、五大基本条件

1. 合适的细胞培养基　培养基是维持体外细胞生存和生长的溶液，分为天然培养基和合成培养基。目前，大多数实验室使用的是合成培养基如 DMEM、1640、IMDM 等。不同类型的细胞应使用相应种类的培养基，如贴壁细胞通常使用 DMEM，而悬浮细胞则多用 1640 培养基。

2. 充足的血清　人工合成的培养基只能维持细胞生存，若要促进细胞生长和繁殖，还需补充优质血清以来提供养分。血清是培养基里最重要的成分之一，含有细胞生长所需的多种生长因子和营养成分。

3. 无菌无毒的细胞培养环境　无菌无毒是保证培养细胞生存的首要条件。人体内有强大的免疫系统和解毒器官，所以当有毒物质侵入体内时，免疫系统和肝脏等器官可抵抗并清除这些物质。然而，细胞在体外培养就失去了抵抗能力，一旦被污染，细胞就会死亡。因

此，保持无菌无毒的环境是体外培养细胞最基本的条件。

4. 恒定的细胞生长温度　要维持细胞增殖和生长，必须保持适宜的温度。目前，大多数实验室培养的细胞主要来自人类、大鼠、小鼠、猪等哺乳动物，常用的培养温度为 37℃，在这种温度下细胞才能正常生长和代谢。温度过高时（超过 39℃）会对细胞造成损伤甚至是死亡；温度偏低时（不低于 0℃）虽然会影响细胞代谢和生长，但是不会导致细胞死亡，大多数细胞在恢复适宜温度后可恢复生长特性。

5. 合适的气体环境　这是细胞生存的另一个重要条件，所需要气体包括 O_2 和 CO_2。O_2 提供能量，使细胞生长、增殖并合成各种所需成分，CO_2 是细胞代谢物，且有助于维持培养基 pH。大部分培养基要求将细胞置于 95％的空气和 5％的 CO_2 的混合气体中，但 L15 培养基具有单独设计的培养体系，需在 100％空气条件下培养细胞，若通入 5％ CO_2 则会导致培养基 pH 偏酸性，从而影响细胞状态甚至导致死亡。

二、细胞培养基

细胞培养基（cell culture medium）是用于培养细胞的溶液，不仅为细胞提供营养，促进细胞增殖，也是支持培养细胞生长和繁殖的生存环境，通常由盐、碳水化合物、维生素、氨基酸、代谢前体、生长因子、激素和微量元素等复杂混合物组成。

细胞培养基种类众多，不同细胞对营养成分的需求各不相同，因此也产生了许多不同类型的培养基。目前实验室常用的细胞培养基主要有以下几种。

1. MEM 培养基　是一种添加了最低必需营养物的培养基，也是一种最基础、最常用的细胞培养基。仅含有 12 种必需氨基酸、L－谷氨酰胺和 8 种维生素。主要适用于贴壁细胞的培养，在添加血清后可用于培养多种单层生长的细胞。

2. DMEM 培养基　具有更多的营养成分，氨基酸含量和维生素含量分别是 MEM 的 2 倍和 4 倍，并补充了硝酸铁、丙酮酸钠及其他一些氨基酸。DMEM 分为低糖型和高糖型两种，葡萄糖含量分别为 1 g/L 和 4.5 g/L。低糖型主要适用于依赖性贴壁细胞培养，特别适用于生长速度快、附着性较差的肿瘤细胞；高糖型则更适合高密度悬浮细胞的培养，可用于杂交瘤细胞、骨髓瘤细胞和 DNA 转染的转化细胞培养。

3. IMDM 培养基　与 DMEM 相比，IMDM 添加了 HEPES 和硒，硝酸钾取代了硝酸铁，并含有更多的氨基酸、维生素和无机盐。主要用于淋巴细胞和杂交瘤细胞的培养。

4. DMEM/F12 培养基　适用于克隆密度的培养，是 DMEM 和 F12 的 1∶1 混合物，能在低血清条件下支持多种哺乳动物细胞的培养。为了增强该培养基的缓冲能力，改良之一是在 DMEM/F12（1∶1）的基础上加入 15 mM HEPES 缓冲液。

5. Ham's F－12K 培养基　F－12K 增加了氨基酸、丙酮酸、生物素、钙、镁和酚红的含量，支持原代细胞的生长和分化。

6. McCoy's 5A 培养基　主要为肉瘤细胞的培养所设计，亦广泛用于组织活检、多种原代细胞及细胞系的培养。

7. RPMI－1640 培养基　是在 McCoy's 5A 培养基基础上进行的改良。与其他培养基的主要区别在于其含有还原型谷胱甘肽和高浓度维生素。还含有 MEM、DMEM 中所不含的生物素、维生素 B_{12} 和对氨基苯。最初用于人白血病细胞的培养，后来发现也适用于悬浮细胞、HeLa、MCF－7、PC12、外周血单核细胞(B/T 细胞)和星形细胞等细胞的培养。

8. L－15 培养基　不含用于 CO_2 平衡环境中的碳酸盐缓冲系统，而是用磷酸盐、L－精氨酸、L－组氨酸、L－半胱氨酸作为缓冲剂，并用半乳糖和丙酮酸钠代替葡萄糖，以防止乳酸的产生。此培养基可在无 CO_2 的细胞培养箱中使用，适用于快速增殖的瘤细胞培养，尤其用于在 CO_2 缺乏的情况下培养肿瘤细胞株。

三、悬浮细胞与贴壁细胞

1. 悬浮细胞　是指不依赖支持物，能够在培养基中以悬浮状态生长的细胞。悬浮培养的细胞通常呈球状，但有些细胞可能轻微附着在容器的内表面。当轻轻晃动细胞培养瓶时，这些细胞会移动，且形态可能呈圆形或不规则球形。细胞悬浮生长时可呈单个细胞或细小的细胞团，且胞体通常为圆形。其优点是在培养液中生长，生存空间大，允许长时间生长，并且便于大规模繁殖。淋巴细胞和大部分血液系统来源细胞，如小鼠白血病细胞 WEHI－3、人白血病细胞 K－562 和 HL－60，均属于悬浮细胞。常见的悬浮细胞株系还包括小鼠腹水瘤 S180、小鼠骨髓瘤 NS1 和 SP2/0，以及人造血系肿瘤细胞 U937、HL60、K562 等。

2. 贴壁细胞　这类细胞的生长必须依赖可供细胞附着的支持物表面，细胞依靠自身分泌或培养基中提供的附着因子才能在该表面上生长和繁殖。为了促进细胞更好地贴壁生长，通常选用 TC 处理表面的细胞培养耗材。大多数培养细胞为贴壁型，在体内时具有其特殊的形态，但在体外培养时，贴附于支持物后，细胞形态表现单一化，失去体内原有的某些特征，通常多呈上皮样或成纤维细胞样形态。正常贴壁型细胞具有接触抑制和密度抑制的双重特性，细胞相互接触后可抑制细胞的运动，因此细胞不会相互重叠生长。细胞生长并汇合成片后，虽发生接触抑制，但只要营养充分，细胞仍可增殖分裂。然而，当细胞数量达到一定密度后，由于营养枯竭和代谢物积累，细胞分裂停滞，这种现象称为密度抑制。

肿瘤细胞的接触抑制和密度抑制往往会减弱或消失，因此细胞可向三维空间发展，导致细胞堆积，并可生长至较高的终末细胞密度。

不同类型的细胞在细胞培养瓶中呈现不同的生长状态。一般情况下，贴壁细胞常见，而悬浮细胞的处理相对简单，因为悬浮细胞传代时无需胰酶消化。但这并不意味着悬浮细胞比贴壁细胞更易培养，也同样需要研究人员及时掌握细胞的生长状态，才有助于实验的顺利进行。

四、细胞复苏

细胞复苏是指将冻存于液氮或零下 80℃低温环境中的细胞解冻，再进行培养传代。

1. 操作步骤

(1) 将水浴锅预热至 37℃，从液氮罐中取出冻存管后，立即用 PE 手套包好放入水浴锅中，并快速水平摇晃 1～2 min，直至细胞冻存液完全融化。

(2) 当冻存管内容物完全溶解后，立刻从水浴锅中取出，并用 75%无水乙醇进行喷射消毒。

(3) 在超净工作台中，将冻存管中的细胞悬液转移至备用的 15 mL 离心管中(避免反复吹打细胞)，1 000 rpm 离心 5 min。

(4) 除去培养基后，加入 8 mL 完全培养基(90%培养基+10%胎牛血清 FBS+1%双抗)重悬细胞，将细胞转移至合适的培养皿中，倒置显微镜下观察细胞状态后，放入 37℃、5% CO_2 的培养箱中培养。

(5) 根据细胞生长速度和营养需求，可进行换液处理：去除细胞培养上清，用 PBS 洗涤细胞 1～2 次，更换等量新鲜的完全培养基。

2. 注意事项　在将冻存盒和架子从液氮中取出时，动作要缓慢，以防液氮溅出导致冻伤，并确保液氮能够流回液氮罐。整个复苏过程应迅速进行，以确保细胞外结晶在很短时间内融化，避免缓慢融化导致水分渗入细胞内，形成细胞内结晶，进而对细胞造成损伤，影响细胞存活率。

五、细胞传代

细胞传代是指细胞生长至较高密度时，由于细胞相互接触而发生接触性抑制，且营养物不足或代谢物积累不利于细胞生长，因此需要按比例将细胞分配至新的培养皿中继续培养。

1. 操作步骤

(1) 在细胞增殖至培养皿底部的 80%～90%时，可进行传代培养。

(2) 消化：去除培养上清，用 PBS 洗涤 2 次，加入 0.25%胰蛋白酶，在培养箱中孵育适当时间，直至细胞脱落。然后立即加入 2 倍胰酶体积的完全培养基以终止反应，用移液枪轻柔吹打使所有细胞脱落。

(3) 将细胞悬液转移至离心管中，以 1 000 rpm 离心 5 min。

(4) 去上清后，加入 1 mL 完全培养基重悬细胞。取 300 μL 细胞液入培养皿(一传三)，并加入相同体积的新鲜完全培养基继续培养。

(5) 对于大多数活跃生长的细胞，常用的传代频率为每周 2～3 次。

2. 注意事项　对于悬浮细胞，无需消化处理，可直接进行离心。有时也可采用半量换液的方法，既节约培养基，也可保留细胞生长过程中产生的细胞因子，从而有助于细胞生长。

六、细胞计数

在细胞计数时，可使用牛鲍计数板手动计数，也可使用库尔特计数器自动计数。前者仪器价格便宜，准确度高，使用广泛；后者价格昂贵，且无法准确区分死细胞与活细胞，准确度较差，不推荐使用。

1. 操作步骤

(1) 操作前，保证计数板和盖玻片干净且干燥，且确保盖玻片盖好。

(2) 细胞消化并离心后，取 10 μL 细胞悬液转移至另一个 96 孔板中，加入 90 μL 台盼蓝溶液，充分混匀(稀释 10 倍)。

(3) 室温放置 1～2 min，混匀后取 10 μL 细胞悬液注入细胞计数板小室，放于倒置显微镜下观察，用计数器计数活细胞的数量。活细胞不染色，死细胞则呈蓝色。

(4) 计数牛鲍计数板四角的 4 个大方格的细胞总数，除以 4，再乘以稀释倍数，最后乘以

10^4，即为每毫升细胞悬液中的细胞数。若细胞位于线上，通常只计上线与左线的细胞(数上不数下，数左不数右)。计算公式如下：(4 个大方格内的细胞总数÷4)×稀释倍数×10^4＝细胞数/mL。

(5) 将计数板和盖玻片用 75%无水乙醇消毒，晾干后备用。

2. 注意事项

(1) 计数前应确保细胞完全混匀。

(2) 当细胞计数板四角的每个大方格内的细胞数为 80～120 个时，通常计数最为精准。该数值不可过大或过小，如＜20 个或＞300 个时，必须重新稀释并计数。

(3) 计数时如遇到细胞团块，应按照单细胞来计数。当细胞团块数目过多时，应重新重悬分散细胞，重新计数。

七、细胞冻存

细胞冻存是指将细胞放置于低温环境中，降低细胞代谢，以便长期保存细胞。将细胞置于－196℃的液氮中低温保存，可以使细胞暂时脱离生长状态，从而保护其生物学特性不发生改变，待实验需要的时候再进行复苏以用于实验。因此，及时进行细胞冻存至关重要。

目前，细胞冻存多使用甘油或二甲基亚砜(DMSO)作为细胞保护剂。这两种物质可以提高细胞膜对水的通透性，再结合缓慢冷冻可使细胞内的水分渗出至细胞外，减少细胞内冰晶的形成，从而减少冰晶造成的细胞损伤。

1. 操作步骤

(1) 提前将细胞梯度冻存盒恢复至室温。

(2) 细胞消化并离心后，弃去上清培养液，加入 1 mL 细胞冻存液(含 70%培养基＋20% FBS＋10% DMSO 或 90% FBS＋10% DMSO，也叫万能冻存液)混匀，分装入无菌冻存管中，并在冻存管上标明细胞名称及冻存时间，最后用封口膜封口。

(3) 将冻存管放入梯度冻存盒内，－80℃过夜后转移至液氮内，长期保存。

2. 注意事项

(1) DMSO 浓度不宜过大，超过 10%则可能对细胞造成毒性。

(2) 如果细胞只是短期冻存，可不放入液氮中，放入－80℃冰箱即可。－80℃冰箱通常可保存 3 个月。虽然细胞在液氮中的储存时间理论上是无限长的，但若需长期保存细胞，每 2～3 年应复苏一次并重新冻存，以保证细胞的存活率。

(3) 细胞复苏和冻存的基本原则是“快融慢冻”，可最大限度地保持细胞活力。

第三节　细胞转染技术

转染(transfection)是将外源性基因导入真核细胞内，以改变其基因型或表型能力的一种技术。即将具有生物功能的核酸导入真核细胞，并在细胞中维持其生物功能。转染的主要目的是研究基因的功能或基因产物，通过增强或抑制特定基因在细胞中的表达，并在哺乳细胞中产生重组蛋白。

随着分子生物学和细胞生物学研究的不断发展，以及基因与蛋白质功能研究的深入，转染已成为实验室研究真核细胞基因功能的基本方法和常规工具。在研究基因功能、调控基因表达、突变分析和蛋白质生产等生物学实验中，其应用越来越广泛。

一、转染途径

转染大致可分为物理介导、化学介导和生物介导三类途径。理想的细胞转染方法，应该具有转染效率高、细胞毒性小等优点。物理、化学和生物介导的转染方法各有其特点，无论采用哪种转染技术，为获得最优的转染结果，可能都需要对转染条件进行优化。同样，影响转染效率的因素也有很多，从细胞类型、细胞培养条件和细胞生长状态，到转染方法的操作细节，都需要考虑。

1. 物理介导

(1) 电穿孔法：是通过高强度的电场作用破坏细胞膜电位，瞬时提高细胞膜的通透性，从而吸收周围介质中的外源分子。适用于所有细胞类型的瞬时和稳定转染，但是其高电压脉冲导致细胞致死率非常高，并且对 DNA 和细胞的用量很大。

(2) 显微注射：需要使用精密的仪器，直接将外源性核酸注射至宿主细胞核内。多用于转基因，由宿主基因组序列可能发生的重组、缺失、复制或异位等现象使外源基因嵌入宿主的染色体中，但是转染细胞数有限。多用于工程改造或转基因动物的胚胎细胞。

(3) 基因枪法，又名生物弹道技术，用压缩气体(氦或氮等) 动力产生一种冷的气体冲击波进入轰击室，把粘有 DNA 的细微金粉打向细胞，穿过细胞膜、细胞质等层层构造到达细胞核，完成基因转移。可用于人的表皮细胞、纤维原细胞、淋巴细胞系及原代细胞，不易毒害细胞，但是转化效率较低。

2. 化学介导　化学介导的方法较多，如经典的磷酸钙共沉淀法、脂质体转染方法和多种阳离子物质介导的技术等。以脂质体转染法为例，脂质体转染法是将带正电的脂质体与带负电的核酸磷酸基团形成 DNA -阳离子脂质体复合物，再与细胞膜上的唾液酸残基的负电荷结合，可能经过内吞作用被导入细胞。该方法使用简单，可携带大片段 DNA，适用于各种类型的裸露 DNA 或 RNA，能转染各种类型的细胞，转染效率、转染的稳定性和可重复性大大提高。但转染时需要去除血清，血清的缺失会导致细胞毒性增加，转染效果也会随细胞类型变化大。操作步骤为：① 在单独试管中分别稀释核酸及转染试剂。② 脂质体与核酸的磷酸骨架结合，形成复合物。③ 脂质体上的正电荷有助于复合物与细胞膜结合，复合物通过内吞作用进入胞浆。④ 分析细胞瞬时基因表达或沉默情况。

3. 生物介导　包括较为原始的原生质体转染技术，和现在比较常见的各种病毒如逆转录病毒(RNA)和腺病毒(双链 DNA)介导的转染技术。① 逆转录病毒(RNA)：通过病毒感染宿主细胞的机制将外源基因整合到宿主细胞的染色体中，导致基因失活或激活癌基因，从而构建稳转株。适用于难转染的细胞如原代细胞、体内细胞等，但携带基因大小应控制在 8 kb 以下，并考虑安全因素。② 腺病毒(双链 DNA)：腺病毒除了卵细胞以外，几乎在所有已知细胞中都不整合到染色体中，因此不会干扰其他的宿主基因。瞬时表达，可以包装 8 kb 左右外源基因，转染较容易，但是转染效率不高。

操作步骤为：① 通过基因克隆生成重组病毒。② 采用非病毒法转染包装细胞系，扩增并分离得到重组病毒颗粒。③ 纯化并滴定病毒液。④ 转导目的细胞(含有病毒特异性的受体)。⑤ 去除培养物中的病毒,并加入新鲜培养基。⑥ 分析细胞瞬时基因表达或沉默情况。

目前,实验室中常用的转染方法主要包括化学介导中的脂质体转染(也称为质粒转染)和生物介导中的慢病毒转染法。质粒转染操作简单,一般瞬时转染选择较多,但有些细胞系不容易转染,因此选择转染方式时一定要谨慎,特别是原代细胞。

对于脂质体转染与电穿孔转染都无法成功转染的细胞系建议用病毒感染。病毒介导的转染技术,一般具有能够稳定表达的优势,细胞毒性低,是目前转染效率最高的方法,且对原代细胞有较高的转染效率。分为慢病毒转染、逆转录病毒转染和腺病毒转染,但病毒转染方法的准备程序复杂,常常对细胞类型有很强的选择性,在一般实验室中很难普及。其中腺病毒转染可适合更难转染的细胞,例如悬浮细胞、T 细胞、Raw 细胞等较难转染的细胞。

二、常见转染技术

根据能否把外源核酸整合到宿主染色体上,转染分为瞬时转染和稳定转染。

1. 瞬时转染(transient transfection) 是指将外源 DNA/RNA 不整合到宿主染色体中,宿主细胞中可存在多个拷贝,产生高水平表达,但通常只持续几天,多用于启动子和其他调控元件的分析。一般地说,超螺旋质粒 DNA 转染效率较高,在转染后 24～96 h 内(依赖于不同的构建)分析结果,常用到一些报告系统、荧光蛋白,以及 β-半乳糖苷酶等来帮助检测。核酸类型比较广泛,质粒 DNA、siRNA、miRNA 和 mRNA 都可进行瞬时转染。

2. 稳定转染(stable transfection) 外源 DNA 既可以整合到宿主细胞中,也可能作为游离体(episome)存在。尽管线性 DNA 比超螺旋 DNA 转入量低但整合率高。外源 DNA 整合到染色体中的概率很小,大约 1/10 000 转染细胞能整合,通常需要通过一些选择性标记,如氨基糖苷磷酸转移酶(APH,新霉素抗性基因)、潮霉素磷酸转移酶(HPH)、胸苷激酶(TK)等反复筛选,得到稳定转染的同源细胞系。稳定转染的核酸多为质粒 DNA。

三、慢病毒

慢病毒(lentivirus)是逆转录病毒的一种,它能够将靶基因导入到一些较难转染的细胞如原代细胞等,并且将靶基因随机整合到宿主的基因组中,从而显著提高了转染效率。并且能够在细胞系中稳定表达若干代,可以进行稳转细胞株的筛选。由于是随机整合,因此存在不确定因素,有些公司提供定点整合技术,能够将靶基因定点整合到基因组特定的部位,从而保证其高效表达,并避免随机整合可能带来的伤害。

慢病毒表达载体包含了包装、转染、稳定整合所需要的遗传信息。慢病毒包装质粒可提供所有转录和包装 RNA 到重组假病毒载体所需要的所有辅助蛋白。为产生高滴度的病毒颗粒,需要利用表达载体和包装质粒同时共转染细胞,在细胞中进行病毒的包装,包装好的假病毒颗粒分泌到细胞外的培养基中,离心取得上清液后,可以直接用于宿主细胞的感染。

四、注意事项

1. 核酸质量 ① DNA:内毒素会导致转染效率显著下降,特别是对内毒素敏感细胞如原代细胞、悬浮细胞和造血细胞。如果想要获得最高的转染效率和最低的细胞毒性,最好选择内毒素含量较低的质粒抽提试剂盒。② siRNA：需合理的计算 siRNA 的浓度，过多的 siRNA 会导致细胞毒性甚至死亡。

2. 细胞质量　① 细胞密度：不同转染试剂对细胞密度的要求各不相同。在进行不同核酸或不同细胞系的转染时，需要根据说明书再次优化实验条件。② 细胞状态：不同细胞使用不同的培养基、血清和其他添加物。高的转染效率需要细胞保持良好的状态，通常在转染前 24 h 分细胞，这能够提供正常细胞代谢，增加对外源 DNA 摄入的可能。除此之外，要保证避免细菌、支原体或真菌的污染。

3. 转染方法及转染试剂　根据所转染细胞及底物选择适合的转染方法及转染试剂，理想的细胞转染应该是转染效率高、毒性低、方法简单、省时省力。

其实，无论采用哪种转染技术，要获得最优的转染结果，通常都需要对转染条件进行优化。影响转染效率的因素远不止上述提到的这些，从细胞类型、细胞培养条件和细胞生长状态，质粒的大小，以及转染方法的操作细节等，都可能影响到最终的实验结果。

（黄俊云　侯方鹏）

第四章　实验动物学基本知识与操作

第一节　实验动物的概念、分类及福利

一、概念

实验动物(laboratory animal)是指经人工饲育,严格控制携带的微生物、遗传背景明确或来源清晰的动物,用于科学研究、教学、生产、检定以及其他科学实验。实验动物的育种目的是服务于科学研究。为了获得背景清晰、表型稳定、反应均一的动物,人们把自然界中具有科学研究应用价值的动物在一定的人工控制环境条件下,以特定的遗传控制繁育手段保留其科学研究所需的独特生物学特性,定向培育出遗传稳定、来源清楚的动物种群,并通过生物净化的方式排除病原体的干扰。所以,实验动物有着严格的遗传、微生物、环境和营养控制,以确保其质量满足科学研究的需要。

二、分类

实验动物根据动物学的分类方法主要分成以下几种。

1. *哺乳类*　这类动物具有发达的神经、循环、消化等系统,人工驯化培育比较容易,尤其是小型哺乳动物繁殖周期短、繁殖率高,目前已经培育出近百种哺乳类实验动物。特别是啮齿动物,已发展成品系多、规模大、用途广的实验动物类别。

2. *鸟类*　目前作为实验动物的较少,常见的有鸡形目的鸡和雁形目的鸭。

3. *两栖类*　常用的有蛙等动物。

从以上分类可以看出,传统实验动物绝大多数是脊椎动物亚门的哺乳纲,常用的有小鼠、大鼠、豚鼠、地鼠、兔、犬、猪、猴等。此外,线虫、果蝇、家蚕、斑马鱼、爪蟾等非哺乳纲的动物,由于具有价格低廉、操作方便、特性明确等独特优势,也逐渐成为新兴实验动物。

三、SPF 动物

无特定病原体(specific pathogen free, SPF)动物是指机体内无特定的微生物和寄生虫存在的动物,但非特定的微生物和寄生虫是容许存在的。一般指无传染病的健康动物,其

来源既可为无菌动物繁育的后裔，亦可经剖宫取胎后，在隔离屏障设施环境中，由 SPF 亲代动物抚育，且空气洁净度要求一万级。它不携带有对人或动物致病的微生物，但不能排除可经胎盘屏障垂直传播的微生物。SPF 级动物是目前国内外使用最广泛的实验动物。

四、福利

实验动物学是生命科学研究的基础和重要支撑条件。目前，几乎所有生命科学领域的科研、教学、生产、检定、安全评价和成果评定都离不开实验动物。实验动物被称为“活的仪器”，具有不可替代的作用。在现代科学的推动下，实验动物学已发展成为一门综合性的新兴学科，其发展和应用程度被作为衡量一个国家、一个地区、一个部门或行业，特别是生物医学发展水平的重要标志。然而，在使用实验动物进行科研活动时，科研人员应给予实验动物福利，通过优化设计，合理、人道和尽量减少实验动物使用，减轻实验动物的不安和疼痛，保证那些为人类作出贡献和牺牲的实验动物享有最基本的权利。

1. 实验动物福利　指在饲养管理和使用实验动物的过程中，采取科学合理的有效措施，使实验动物享有洁净、安静、舒适的生活环境，受到良好的管理与照料，避免不必要的伤害、饥饿、不适、惊恐、折磨、疾病和疼痛，保证其能够最大限度地表现为自然行为状态。

根据国标普遍认同的标准，动物福利通常被理解为五大自由。

(1) 享有不受饥渴的自由，保证提供足够的食物和饮水，以维持动物良好的健康和精力。

(2) 享有舒适生活的自由，提供适当的房舍或栖息场所，让动物能够得到舒适的睡眠和休息。

(3) 享有不受痛苦、伤害和疾病折磨的自由，保证动物不承受额外的疼痛，注意预防疾病并对患病实验动物进行及时的治疗。

(4) 享有生活无恐惧和无悲伤的自由，保证避免实验动物遭受精神痛苦的各种条件和处置。

(5) 享有表达天性的自由，提供足够的空间、适当的设施，并能与同类伙伴相处。

2. 实验动物原则

(1) 原则一：减少。指在科学研究中，使用较少数量的动物获取相同数量的实验数据，或使用一定数量的动物获得更多实验数据的科学方法。

(2) 原则二：替代。指使用其他方法替代动物进行实验或其他研究，以达到相同的实验目的。或是使用没有知觉的实验材料代替以往使用神志清醒的活的脊椎动物进行实验的一种科学方法。

(3) 原则三：优化。指在符合科学原则的基础上，通过改进条件，善待动物，提高动物福利或完善实验程序和改进实验技术，避免或减轻给实验动物造成与实验目的无关的疼痛和紧张不安。

提出实验动物福利问题，实际上是在饲养管理和实验过程中对实验动物的一种保护，强调对各种有害因素的控制和环境条件改善，并非极端的“动物保护”。实验动物福利是在实验动物整个生命过程中对其实施保护的具体表现，其基本原则是保证实验动物的福祉。

第二节　常用实验动物的生物学特征

实验动物的生物学特性是我们选择应用实验动物的重要依据，也是种属选择的重要标准。有时，科研人员可能会利用某种动物的某个或某些生物学特性开展一项科学研究。因此，要有效应用实验动物，首先就必须了解常用动物的生物学特性。

一、小鼠

鼠是啮齿目鼠科动物的统称，是世界上最具遗传多样性和生物学特征的哺乳动物。而小鼠(mus musculus, mouse)则是科学实验中使用最广泛的动物。

1. 外貌特征和习性　小鼠体型小，嘴尖，头呈锥形，嘴脸前部两侧有触须，耳耸立呈半圆形。体与尾等长，尾有平衡、散热和自卫等功能。被毛光滑紧贴体表，四肢匀称，眼睛亮而有神。繁育能力强，性情温顺，易于抓取。胆小怕惊，喜居于暗环境中，习于昼伏夜动。对外来刺激极为敏感，不耐饥饿、冷、热。易于饲养管理，适宜温度为(22±2)℃。

2. 解剖学特点　① 骨骼系统：小鼠上下颌各有两个门齿和六个臼齿，门齿终身不断生长。下颌骨喙状突较小，髁状突发达，运用下颌骨形态分析技术，可进行近交系小鼠遗传质量的监测。小鼠的脊椎由55～61个脊椎骨组成，包括颈椎7个、胸椎12～14个、腰椎5～6个、荐椎4个、尾椎27～30个。② 内部脏器：胸腔内有气管、肺、心脏和胸腺，心尖位于第4肋间。肺由4叶组成。食管细长约2 cm，胃容量小(1.0～1.5 mL)、功能较差，不耐饥饿。与豚鼠、家兔等草食性动物相比，小鼠肠道较短且盲肠不发达，肠内能合成维生素C。有胆囊。胰腺分散在十二指肠、胃底及脾门处，色淡红，不规则，似脂肪组织。肝脏是腹腔内最大的脏器，分左、右、中、尾四叶组成，具有分泌胆汁、调节血糖、贮存肝糖原和血液、形成尿素、中和有毒物质等功能。③ 小鼠无汗腺，尾部有四条明显的血管，背腹面各有一条静脉，两侧各有一条动脉。④ 淋巴系统：淋巴系统发达，包括淋巴管、淋巴结、胸腺、脾脏、外周淋巴结等。性成熟时胸腺最大。脾脏可贮存血液并含有造血细胞，包括巨核细胞、原始造血细胞等。小鼠没有腭或咽扁桃体，外来刺激可使淋巴系统增生。⑤ 生殖系统：雌鼠子宫呈“Y”型，分为子宫角、子宫体、子宫颈。卵巢为系膜包绕，不与腹腔相通，故无宫外孕。乳腺发达，共有5对，3对位于胸部，可延伸至颈部和背部；腹部有2对，延续到鼠蹊部、会阴部和腹部两侧，并与胸部乳腺相连。雄鼠为双睾丸，幼年时藏存于腹腔内，性成熟后则下降到阴囊，其表面为纤维结缔组织，内部由许多曲细精管和间质组织所组成。精子在通过附睾期间成熟，并与副性腺分泌物一同在交配时射入雌鼠阴道内。

3. 生理学特点　见表4-2-1。

表 4-2-1　生理学特点

一般指标	规范值
寿命	1～3 年
出生体重	1～2 g
成年体重	雄性 20～30 g，雌性 18～35 g
性成熟	雄性 45～60 日龄，雌性 35～50 日龄
性周期	4～5 d
妊娠期	19～21 d
哺乳期	20～22 d
心率	310～840 次/min
血压	10.8～18.1 kPa(81～113 mmHg)
呼吸频率	80～230 次/min
体温	36.5～38℃
血容量	7%～8%，1.5～2.5 mL
尿量	0.5～1 mL/d

4. 主要品种与品系　① C57BL/6(B6)：黑色，对放射性物质耐受性强，唇裂的发生率达 20%，淋巴细胞性白血病的发病率为 6%。对结核分枝杆菌、百日咳组织胺易感因子敏感，是肿瘤学、生理学、遗传学研究的常用品系。② C3H/He(C3)：野生色，乳腺癌发病率高达 97%，对致肝癌因素敏感，对狂犬病病毒敏感，用于肿瘤学、生理学、核医学、免疫学的研究。③ BALB/c(C)：白化，对放射性照射极为敏感，肺癌发病率雌性 26%，雄性 29%，广泛应用于肿瘤学、生理学、免疫学、核医学和单克隆抗体等研究中。

5. 在生物医学中的应用　小鼠适合作为药理学及药物临床前评价、肿瘤学、传染性疾病、遗传学、老年病学、免疫学等研究的实验模型，但不宜用于有关体温变化、慢性支气管炎、催吐和动脉粥样硬化等实验研究。

二、大鼠

大鼠(rattus norvegicus, rat)体型大小适中，易于饲养，给药方便，行为多样，在医学生物学研究中应用广泛，在实验动物中占约 20%，仅次于小鼠。

1. 外貌特征和习性　大鼠外观与小鼠相似，但体型较大。成年大鼠体长通常≥18 cm，体重可达 300 g 以上。喜啃咬，性情较为凶猛，抗病力强，对应激和炎症反应敏感。抓取时应尽量避免刺激大鼠，并做好个人防护。大鼠对空气中的粉尘、氨气、硫化氢等极为敏感，易引发呼吸道疾病，一般开放饲养的大鼠主要死因为呼吸道疾病。

2. *解剖学特点* ① 骨骼系统：大鼠骨骼有 105～108 块，生长发育期长，长骨长期有骨骺存在，不骨化。上下颌各有两个切齿和六个臼齿，共 16 颗牙齿。② 内部脏器：胃由前后两部分组成，前胃为无腺区，后胃为有腺区，前后两部分由一个界限嵴分开，食管通过界限嵴的一个褶进入胃小弯，此褶是大鼠不能呕吐的原因。肠道中以小肠最长，约 114 cm，盲肠较长，有 6～8 cm。肝脏呈紫红色，占体重的比例大，约为体重的 1/25，其再生能力强，经部分肝切除术后仍可再生。无胆囊。③ 垂体-肾上腺系统发达，唾液腺发达，汗腺极不发达，主要通过尾巴散热。④ 神经系统：大鼠的神经系统与人类相似，亦包括中枢神经系统和周围神经系统两部分。大脑发达，中脑较小。有 12 对脑神经。⑤ 生殖系统：雌鼠子宫为“Y”型双角子宫。雄性副性腺发达，腹股沟终身开放。

3. *生理学特点* 见表 4-2-2。

表 4-2-2 生理学特点

一般指标	规范值
寿命	2～3 年
成年体重	雄性 300～600 g，雌性 250～500 g
性成熟	60 d
性周期	4～5 d
妊娠期	21 d
哺乳期	21 d
心率	300～500 次/min
血压	12～15.4 kPa(90～116 mmHg)
呼吸频率	60～179 次/min
体温	37.5℃

4. *主要品种与品系* 主要包括 Wistar 和 SD 大鼠两种。Wistar 大鼠头部较宽，使用最广泛，遍及全球，性周期稳定，繁殖力强，生长发育快，性情温顺，抵抗传染病的能力较强，自发肿瘤发生率低。SD 大鼠头部狭长，抗病能力较强，自发肿瘤率较低，对性激素感受性高，常用于营养学、内分泌学和毒理学研究。

5. *在生物医学中的应用* 大鼠垂体-肾上腺系统发达，应激反应灵敏，适宜作为应激模型；对营养物质缺乏敏感，可发生典型缺乏症，是营养研究最早、最多的动物。大鼠行为多样，情绪反应敏感，适应新环境快，神经系统反应与人类相似，常采用迷宫训练、奖励和惩罚反应对其进行行为学研究。此外，也适宜进行药物学、肿瘤学、传染性疾病、支气管肺炎、肝胆疾病、心血管疾病等科学研究。

三、豚鼠

豚鼠(cavia porcellus)是较早用于生物医学研究的动物。早在1780年Lavoiser就曾使用豚鼠进行过热源实验。豚鼠根据毛发的长短可分为短毛、长毛和刚毛豚鼠3种。一般实验用豚鼠主要为短毛豚鼠。

1. 外貌特征和习性 豚鼠为食草性动物,喜食富含纤维素的食物饲料。身体短粗,头大颈短,耳圆且小,四肢短小,前足有四趾,后足有三趾。有尖锐短爪,无尾。无主动攻击行为,不善于攀爬和跳跃。胆小怕惊,对外界刺激极为敏感,听觉发达,忌噪声。短被毛紧贴皮肤,忌高温、高湿。

2. 解剖学特性 胸腺在颈部,位于下颌骨角到胸腔入口之间。胃壁薄但盲肠发达,占整个腹腔的1/3,并附有淋巴结。大脑半球没有明显的回纹,只有原始的深沟和神经,较其他同类动物发达。耳蜗管敏感,便于做听力实验。雄性豚鼠的睾丸不下降至阴囊,位于腹腔。

3. 生理学特点 性早熟,2月龄排卵,5月龄体成熟。全年多为发情期,妊娠期68 d。晚成动物,产仔少,年产3～5胎。成年体重为350～600 g。自动调节体温能力差,饲养最适温度为18～22℃。自身因缺乏左旋葡萄糖内酯氧化酶而不能合成维生素C。抗缺氧能力强,是小鼠的4倍,大鼠的2倍。超敏反应灵敏,产生大量补体。对抗生素灵敏,常在用药48 h后引起急性肠炎甚至死亡。

4. 在生物医学中的应用 豚鼠适宜作为免疫学、传染病学、药物学、营养学、耳科学等研究的实验模型,是过敏反应(过敏性休克、变态反应)研究的首选动物,但不宜作为急性实验、慢性支气管炎实验和呕吐实验的实验模型。

四、家兔

家兔(rabbit)是较早用于实验的动物之一。尽管经过长期的驯化和培育,家兔已成为常用的实验动物,但仍保留了祖先野生穴兔的大部分生活习性。

1. 外貌特征和习性 食草性动物。呈夜行性和嗜睡性,昼伏夜动,白天表现安静,除喂食时间外,常常闭目睡眠。性情温顺,胆小怕惊。体型较小,尾短,耳大,眼大,后肢比前肢长。毛色品型多,有白色、棕色、灰色、黑色、麻色、金黄色等,被毛较发达,汗腺较少,表现为耐寒不耐热、耐干不耐湿,具有发达的听觉和嗅觉器官并特别灵敏。

2. 解剖学特点 ① 骨骼系统:全身骨骼共275块,构成身体支架。前肢较短而弱,后肢较长而有力。全身有肌肉300多条,肌肉总重量约为体重的35%。② 消化系统:上唇纵裂,门齿外露。家兔为单室胃,胃底大,分为前小弯和后大弯。小肠和大肠的总长度约为体长的10倍。盲肠非常大,容积占腹腔的1/3以上,长度和体长相接近。与所有家畜相比,兔的盲肠比例最大。在回肠和盲肠相接处膨大形成一个厚壁的圆囊,是兔所特有的圆小囊(淋巴球囊)。圆小囊有发达的肌肉组织,内壁呈六角形蜂窝状,囊壁内富含淋巴滤泡,其黏膜不断分泌碱性液体,可以中和盲肠中微生物分解纤维素所产生的各种有机酸,有利于消化吸收功能。③ 循环系统:兔的胸腔结构与其他动物不同,纵隔将胸腔分为左右两室,互不相通。肺被肋胸膜隔开,心脏又被心包膜隔开。开胸后打开心包,暴露心脏进行实验操作时,动物不需做人工呼吸。④ 生殖系统：雄兔的腹股沟管宽短，终身不封闭，睾丸可以自由地下降到阴囊或缩回腹腔。雌兔有 2 个完全分离的子宫，属双子宫类型。⑤ 耳郭大且耳血管粗而清晰，便于血管注射与取血。家兔颈部有减压神经独立分支，颈神经血管束有三根神经，最粗的为迷走神经，其次为交感神经，最细者为减压神经。甲状旁腺分散且位置不固定，不宜做甲状旁腺切除术。

3. 生理学特点　感觉器官（听觉与嗅觉）灵敏。对射线敏感。生长发育快，繁殖力强，体成熟比性成熟晚约 1 个月，属于刺激性排卵的多胎动物。以腹式呼吸为主，体温调节稳定。回肠管壁较薄，通透性较大，特别是幼兔的通透性更为明显。当幼兔消化道发生炎症时，其肠壁渗透性增强，导致有毒物质可直接进入体内，因此幼兔患消化道疾病时症状严重，并常有中毒现象。

4. 在生物医学中的应用　适用于发热、解热和检查致热源，以及免疫学、生殖生理学、眼科学、皮肤刺激和急性动物实验的研究。不宜用家兔作为动物模型的研究有呕吐反应实验、放射病实验、咳嗽实验和甲状旁腺切除术等。

五、犬

在生物医学实验中，犬(dog)也是一种应用很广泛的动物。

1. 外貌特征和习性　听觉和嗅觉灵敏，反应迅速，对外界环境适应性强。好动，性情较为凶猛，属肉食性动物，但经过驯化已变为杂食性。

2. 解剖学特点　肠道短，胃较小，易做肠瘘和胃瘘。胰腺小而散在，呈扁平长带状。肝较大。皮肤汗腺极不发达，趾垫上有少量汗腺。甲状旁腺位于甲状腺表面，位置较固定。

3. 生理学特点　内脏器官功能与人类相似，呕吐反应敏感。嗅觉、听觉灵敏，味觉、视觉不灵敏，且为红绿色盲。分为四种神经类型，即多血质（活泼型，攻击性强，缺乏耐久性和警戒性）、黏液质（安静型，警戒性强）、胆汁质（兴奋型，易冲动与兴奋）和忧郁质（抑制型，神经敏锐，对极轻微的刺激反应过敏），各型性格各不相同。

4. 在生物医学中的应用　犬的应用主要集中在实验外科学方面，临床医生在研究新的手术或麻醉方法时往往选用犬来做动物实验。如心血管外科、脑外科、断肢再植、器官和组织移植等，也可用于生理学、病理学、药理学、毒理学、传染病学等学科的研究。

六、灵长类动物

灵长类动物(primate)是人类的近属动物，其进化程度高，在组织结构、生理和功能等方面与人类具有高度的进化相似性，是极为珍贵的实验动物。下面以恒河猴（猕猴属）为代表介绍灵长类动物的生物学特性。

1. 外貌特征和习性　昼行性、杂食性动物。喜群居，群体中有明确的社会等级关系。聪明伶俐，活泼好动，较难驯养。

2. 解剖学特点　视网膜有黄斑和中央凹，视觉较人类敏感，立体感强，双目视力好，能辨别多种颜色。神经系统发达，大脑有大量的脑回和脑沟。嗅觉不敏感。

3. 生理学特点　进化程度高，智力发达，能操纵工具。体内无法合成维生素 C，需从食物中获取。“性皮肤”是猕猴属的生殖生理特征之一，雌性猕猴的生殖器附近以及整个臀部的皮肤，甚至前额和脸部皮肤，在性活动期都出现明显的肿胀、发红。血型分为两类，一类同人类的 A、B、O 和 Rh 血型，另一类是猕猴属所特有的。

4. *在生物医学中的应用*　由于近年来野生动物的保护及资源的紧张，灵长类动物的使用原则是：除非必需，一般用其他动物替代。猕猴属是生理学、生殖生理学、行为学和神经动物学、传染病学和疫苗试验研究的理想实验动物。

第三节　动物实验的基本操作

一、手术器械的准备

动物实验中常用的操作器械主要包括组织剪、线剪、眼科剪、手术刀、刀片、有齿镊、无齿镊、眼科镊、麻醉用品、注射器、固定架、止血钳、蚊式钳等。

有齿镊用于夹持较厚或较坚韧的组织，如皮肤。无齿镊用于夹持较脆弱、易损伤的组织，如神经、血管和内脏，在夹持这类组织时，为避免对其造成损伤，可尽量夹持其包膜或周围组织。止血钳用于夹闭出血的血管或进行钝性分离。

二、标记方法

小鼠和大鼠应自始至终在笼卡上清楚地标识，标明方案编号、品系、性别、年龄、供应商、研究者和联系人等信息。应明确指出对动物执行的程序。选择生理状态良好、健康，年龄和体重应尽可能一致，体重差异一般不超过 10%，一般以 6～8 周龄、18～25 克重为宜。在实验研究中，如无特殊要求，一般宜雌雄各半，以避免因性别差异而造成的误差。可以使用耳孔、耳标、文身、毛皮染料、尾部标记或微芯片上的不可磨灭的标记来识别个体小鼠。标记方法一般有染色法、耳孔法和断趾法等。

1. *染色法*　最常用的染液为 3%～5%的苦味酸溶液。另外，还有 0.5%中性品红溶液、2%硝酸银溶液等。标记原则是“先左后右，先上后下”。一般习惯涂染左前腿为 1，左腹部为 2，左后腿为 3，头部为 4，背部为 5，尾基部为 6，右前腿为 7，右腹部为 8，右后腿为 9。如动物编号超过 10，可采用在上述动物的不同部位，再涂染另一种涂染剂，表示为相应的十位数，以此类推。

2. *耳孔法*　通过打孔或剪出缺口来标记实验动物。通常默认左耳代表十位数，右耳代表个位数，可标记最多 99 只动物。见 4-3-1。

表 4-3-1　耳孔法计数方法

标记部位	圆　孔	1 处缺损（“V”形）	2 处缺损（“W”形）
耳上缘	1	4	7
耳外缘	2	5	8
耳下缘	3	6	9

3. 断趾法　用左右前肢代表不同数字，从左向右剪去第一趾为 1，剪去第二趾为 2，同时剪去一、二趾为 3，剪去第三趾为 4，剪去第四趾为 7，以此类推。右前肢代表个位数，左前肢代表十位数，最多可标记 99 只动物。

三、抓取方法

以使用最多的小鼠和大鼠为例。

1. 小鼠　用左手的拇指、食指和中指抓住小鼠两耳后颈背部皮肤，然后将鼠体翻转并固定在左手掌心中，拉直后肢，用无名指和小指夹住鼠尾部。

2. 大鼠　左手拇指和食指捏住两耳及前颈部皮肤，其余手指与手掌握住背部和腹部。

3. 小鼠、大鼠的性别鉴定　通过观察动物肛门与生殖器之间的距离来判断，距离较近为雌鼠，距离较远为雄鼠(约为雌鼠的 2 倍)。

四、麻醉方法

1. 吸入麻醉法　常用药物为乙醚。在玻璃容器底部放置饱和乙醚(3～10 mL)的脱脂棉球，将实验动物放置于容器内的网状隔板上，盖上干燥器，20～30 s 后，动物即进入麻醉状态。乙醚的安全范围较大，肝肾毒性较小，诱导期和苏醒期较长。常见的不良反应有呼吸道黏膜刺激、胃肠道反应等。

2. 注射麻醉法　常用麻醉药物有戊巴比妥钠、巴比妥钠、硫喷妥钠、乌拉坦(氨基甲酸乙酯)等。水合氯醛为镇静催眠药，无镇痛效果，通常被认为不符合动物实验伦理，故实验中使用水合氯醛可能影响论文的发表。在持续性给予水合氯醛麻醉后，应加用镇痛药如卡洛芬以符合动物实验伦理。

3. 其他　还有一种吸入式小动物麻醉剂可以用于持续性吸入麻醉，需使用异氟烷和瓶装氧气。先将小动物放入封闭容器中进行全身麻醉，然后取出放在固定架上持续吸入麻醉。

4. 注意事项　应准确计算麻醉剂量，由于动物存在个体差异，对药物的耐药性也各不相同，体重与剂量并不成正比。静脉注射麻醉时需缓慢注射，同时观察肌肉紧张性、角膜反射和对皮肤的疼痛反应，当这些生理活动明显减弱甚至消失时，立即停止注射。麻醉后应采用保温措施。

五、备皮方法

1. 可使用弯头剪平贴皮肤(不可提起被毛，以免剪破皮肤)剪除被毛。

2. 当动物数量较多、工作量较大时，可使用宠物剃毛机或婴儿剃毛机，从毛发生长的地方逆向剃除被毛，可获得比剪毛法更干净、更平整的剃毛效果。

3. 当实验需要完全无毛的皮肤(如做皮肤感染模型等)时，可使用脱毛膏脱毛。一般选择人用低致敏型脱毛膏，先使用剃毛机剃毛，再使用脱毛膏。最后用温水纱布轻柔擦去皮肤表面残余的脱毛膏，即可获得极佳的备皮效果。

六、给药方法

1. 自由饮用　一般将药物放入饲料中，或者按比例溶于去离子水中，可方便地给药。

成年小鼠的日均饲料消耗量为2.8～7.0 g，饮用水消耗量为4～7 mL；成年大鼠的日均饲料消耗量为9.3～18.7 g，饮用水消耗量为20～45 mL。

2. 灌胃(经口给药)　在灌胃前，先将灌胃针连接到注射器上，测量并估算灌胃针的长度，一般成年小鼠为3 cm、成年大鼠为5 cm，即可进入胃内。首先固定好动物头部，使其身体垂直，将灌胃针前端放入动物口腔，压在舌根部，然后顺着咽后壁慢慢插入食管直至胃内。确认入胃后，缓慢给药，同时观察动物的反应。每次灌胃剂量，小鼠以1 mL、大鼠以4～5 mL为宜。

3. 腹腔注射　左手固定动物，使腹部向上，为避免伤及内脏，应尽量将动物头部处于低位，使脏器移向横膈处，右手持注射器从左或右侧下腹部向头部方向刺入皮下，针尖稍向前进针3～5 mm，再沿45°斜向穿过腹肌进入腹腔，此时应有落空感，回抽无血液、尿液、肠液等体液后，即可注入药液。

4. 静脉注射　小鼠和大鼠一般采用尾部静脉注射。以左手拇指和食指捏住鼠尾两侧，使尾部静脉充盈暴露，用中指从下托住鼠尾，以无名指和小指夹住鼠尾末梢(此操作可使用尾部静脉注射固定器代替)，右手持注射器，针头与尾部平行刺入尾静脉，针头与尾部夹角3°～5°，缓慢给药。注射后把尾部向注射侧弯曲，或拔针后随即用干棉球按压止血。

5. 皮下注射　左手拇指和食指轻轻提起动物颈背皮肤，右手持注射器，使针头水平刺入皮下。若针头容易摆动，则表明针头已在皮下，推送药液使注射部位隆起。拔针时，用手指轻按针孔片刻，以防止药物外漏。

6. 肌内注射　肌内注射部位一般选择肌肉发达、无大血管通过的部位。小鼠和大鼠可注射大腿内侧或外侧肌肉。将动物固定后，一手拉直动物一侧后肢，另一只手将针头刺入大腿内侧或外侧肌肉。

七、实验标本的采集

1. 取血　常用的取血方法包括剪尾取血、眼球后静脉丛取血、眼眶取血、心脏取血、颈动静脉和股动静脉取血、腹主动脉取血等方法，其中以眼眶取血和心脏取血最为常用。① 眼眶取血的操作方法为：左手持鼠，拇指与食指捏紧头颈部皮肤，使眼球突出暴露，右手持弯镊或止血钳夹住一侧眼球，摘出眼球后将鼠倒置，头部向下，血液即可流出。② 心脏取血的操作方法为：将动物麻醉后固定，在左侧第3～4肋间用左手食指摸到心搏，右手持注射器选择心搏最强处刺入，当针头刺入心脏时，血液由于心脏跳动的力量会自然进入注射器。

2. 用于PCR和Western blot等实验的标本采集　采集标本时，在泡沫箱中放置干冰或冷冻盒，标本离体后，立即用镊子夹持样本，经PBS润洗后，取出放入EP管或冻存管中，并做好标记，立即置于干冰或冷冻盒中。待样本采集的整个过程结束后，可将EP管或冻存管中的样本转移到−80℃超低温冰箱或液氮中，长期保存。在−80℃超低温冰箱中，样本一般可保存一年以上，而在液氮中样本可保存多年。此外，−80℃冰箱和液氮中的样本也可用于组织病理学检测，方法是将样本取出后直接置于10%的福尔马林中即可。

3. 用于组织病理学检测的样本　通常保存在4%甲醛溶液(或10%中性缓冲福尔马林液)中。首先，采集时不能挤压和揉擦样本，不能使用有钩镊子或血管钳等手术器械镊取样本，以免损伤组织的原本形态。其次，取材部位应在正常组织与病灶的交界处，在病变典型部位建议多留取数块组织。再次，为了使组织切片的结构清楚，取材要及时，且必须尽快将组织块置于4%甲醛溶液(10%中性缓冲福尔马林液)中固定，固定的组织越新鲜越好。最后，取材时应对采集组织的形状、大小、硬度、颜色、病灶或可疑病变部位等进行详细标记和编号。

八、实验动物的处死

处死实验动物的最常用方法为脊柱脱臼法，其他方法还包括急性失血法、断头法、麻醉法、空气栓塞法等。

1. 脊柱脱臼法　左手食指和拇指按住动物颈部于硬质平面上，右手抓住鼠尾基部，向后上方快速用力拉，使脊髓与脑离断开。此外，也可在吸入麻醉后再用脊柱脱臼法，实现无痛死亡。

2. 急性失血法　可采用眼眶取血和静脉急性大量失血法，使其快速死亡。

3. 断头法　用剪刀在动物颈部剪断其头部，动物在极短的时间内死亡，避免其处于濒临死亡的痛苦中(适用于肾上腺素等相关的检测，可减少动物濒死时的刺激，防止肾上腺素等的释放)，有利于组织和细胞结构的保存。但由于断头法太过残忍，不符合动物福利原则，现已少用。

4. 麻醉法　采用吸入过量乙醚、氯仿、CO_2 或注射过量麻醉剂(如4%戊巴比妥、10%水合氯醛等)的方式无痛处死动物。

5. 空气栓塞法　通过向动物静脉内注射一定量的空气，使其心脏在短时间内发生急性空气栓塞，从而造成机体血液循环障碍，导致动物痉挛死亡。适用该法的动物有家兔、犬、猪等。注射空气的量视动物大小而定，家兔一般为20～60 mL，犬和猪一般为80～150 mL。空气栓塞法虽然迅速且方便，但此法可使动物体内各脏器出现少量淤血，如心内膜下淤血。

(黄俊云　李富祥　赖逸)

第五章　细胞生物行为学检测

细胞生物学行为(cellular biological behaviors)是指活细胞能够感知环境,并通过调整其形状、迁移、增殖、分化潜力和生存状态来做出适当的反应。这些行为受到生物力学的严格调控,并依赖于相邻细胞之间的耦合。细胞生物行为学在器官发育、组织修复及疾病发生中发挥着重要作用。因此,探究细胞生物行为学的改变及其机制,对阐明疾病的发生发展和筛选有效的治疗药物具有重要意义。在下文中我们将讨论常见的细胞生物行为学,如细胞活力、细胞迁移、细胞侵袭、细胞黏附和增殖的检测方法及其原理。

第一节　常用细胞活力检测技术

细胞活力(cell viability)是衡量细胞群体中健康活细胞比例的指标。细胞活力检测常用于评估细胞的总体健康状况、优化培养或实验条件,以及测量经化合物处理后的细胞存活状态(如药物筛选时)。通常,细胞活力检测可通过测量细胞的代谢活性、三磷酸腺苷(ATP)含量或细胞增殖能力来提供健康细胞的读数;也可通过细胞毒性检测进行评估,如检测细胞死亡标志物(如膜完整性丢失)。细胞活力和细胞毒性检测结合使用,是评估细胞对目标实验化合物应答状况的重要工具。细胞活力检测在细胞培养过程中发挥着重要作用,有时是实验的主要目的(如毒性检测)。细胞活力测定基本上用于筛选细胞对药物或化学试剂的反应,特别是在制药行业广泛使用细胞活力测定来评估开发药物对细胞的影响。

有多种实验方法可用于检测细胞活力。这些检测是基于细胞的各种功能包括酶活性、细胞膜通透性、细胞黏附能力、ATP 的产生、辅酶生成、核苷酸摄取能力等。虽然分类不同,但细胞活力测定方法可大致分为染料排斥法、比色法、荧光法、化学发光法和流式细胞术。染料排斥法是最简单的方法,利用活细胞不能被台盼蓝、伊红、刚果红和赤藓红 B 等染料着色,而死细胞可被着色的特点,细胞染色后可在显微镜下计数并计算活细胞比例。尽管染料排斥法操作简单,但样本量大时耗时较长。比色法是利用细胞中某些酶可与一些化学物质反应生成有色化合物,然后通过分光光度计测定这些化合物的吸光度比值变化来反映细胞的代谢活性。这些检测方法简单经济,既可用于悬浮细胞,也可用于贴壁细胞。此外,还可通过荧光计、荧光酶标仪、荧光显微镜或流式细胞仪检测刃天青或 5-羧基荧光素二乙酸乙酰氧基甲酯(5-CFDA-AM)的荧光强度来判断细胞活力。荧光法的敏感性优于染料排斥法和比色法。化学发光法是通过添加特殊的化学试剂与细胞中特定化学物质发生化学反应后产生光子,这些光子可被特殊的仪器检测,常被用来检测细胞内ATP的含量和实时监测细胞活力。流式细胞技术可以同时通过正向和侧向散射光测量细胞形态的变化,这使得该技术适合于测量细胞死亡的复杂过程。常用的流式细胞分析包括膜不对称分析(如Annexin V和F2N12S染色试验)、膜通透性分析(如核酸、包涵体和排斥染料)和线粒体分析。

为了获得可靠的结果,在选择细胞活力测定方法时,需要考虑测定方法的成本、速度、灵敏度和所需设备。理想的细胞活力测定方法应安全、快速、可靠、较低的时间和成本,且不应被测试化合物干扰。另一方面,无论选择何种检测方法,保证检测准确性和可重复性的关键因素包括:① 仪器设备正常,细胞来源一致;② 适宜的试剂浓度和孵育时间。下面我们将详细讨论实验室中最常用的细胞活力检测方法的作用机制和评估方法。

一、染料排斥法

(一) 台盼蓝染色

台盼蓝染色法最初于1975年被开发,用于测定活细胞计数,至今仍广泛用于检测由药物或毒素引起的活细胞数量变化。台盼蓝是一种带负电荷的大分子,台盼蓝染色是用于测定细胞悬液中活细胞数量的简单检测法之一,其检测原理是由于活细胞有完整的细胞膜,不被台盼蓝染色,而死细胞则不然。将细胞悬液与台盼蓝染料混合,使用光学显微镜观察细胞是否含有染料。显微镜下可见活细胞的细胞质是透明的,而死细胞的细胞质呈蓝色。

1. 试剂准备　准备0.4%台盼蓝染料和磷酸盐(PBS)或无血清培养基。台盼蓝染料应避光保存,长时间保存后使用时需过滤。由于台盼蓝可与血清白蛋白结合干扰结果的准确性,因此应采用无血清培养基以获得可靠结果。

2. 染色步骤　将待测细胞悬液以100*g*离心5 min,弃上清,将沉淀重悬于1 mL PBS或无血清培养基中。然后,将细胞悬液与台盼蓝以1∶1比例混合,室温下孵育3 min。孵育后,将一滴混合物滴入血球计数板,使用显微镜计数。注意事项:室温孵育后,请在3～5 min进行细胞计数,较长的孵育时间会导致细胞死亡,从而减少活细胞计数。

3. 计算公式　细胞计数后,使用以下方法计算活细胞的百分比:$\%\text{活细胞数}=\dfrac{\text{每毫升细胞悬液的活细胞总数}}{\text{每毫升细胞悬液总数}}\times 100$。

(二) 伊红、刚果红和赤藓红B染色

伊红是一种亮红色染料,曾用于细胞质、胶原蛋白和肌纤维染色,有助于在显微镜下观察这些组分。刚果红是一种磺化偶氮化合物,主要用于细胞质染色。赤藓红B,也被称为FD & C Red No. 3,是一种四碘荧光素染料,广泛应用于食品和药品行业。伊红、刚果红和赤藓红B染色与台盼蓝染色类似,均依赖于细胞膜的完整性。但赤藓红B染色与台盼蓝染色相比有几个优点,包括:① 无毒;② 不与血清白蛋白结合;③ 计数前不需要孵育。

1. 试剂准备　伊红、刚果红或赤藓红B染色(0.1%)和PBS。

2. 染色步骤　将待测细胞悬液以100*g*离心5 min,弃上清,将沉淀重悬于1 mL PBS或无血清培养基中。然后,将细胞悬液与伊红、刚果红或赤藓红B等染料按1∶1比例混合,混

匀后将一滴混合物滴入血球计数板在显微镜下计数。

3. 计算公式 计算方法与台盼蓝染色一致：$\%活细胞数=\frac{每毫升细胞悬液的活细胞总数}{每毫升细胞悬液总数}\times 100$。

二、比色法

(一) MTT 实验

MTT 实验是一种常用的细胞增殖和存活的检测方法，由 Mosmann 在 1983 年开发，Cole 在 1986 年对其进行了改良。MTT 实验的基本原理是细胞线粒体中的琥珀酸脱氢酶能使外源性 MTT 还原为水不溶性的蓝紫色甲臜颗粒(formazan)，并将其沉积在活细胞中，而死细胞则无此功能。二甲基亚砜(DMSO)能溶解细胞中的甲臜，溶解后用酶标仪在 570 nm 波长处测定其光吸收值，可间接反映活细胞数量。在一定细胞数量范围内，吸光度比值与活细胞数成正比。MTT 实验是第一个可通过 96 孔板进行高通量筛选的细胞活力检测方法，此后，该方法在多家实验室得到广泛应用。此外，不溶性甲臜颗粒也可通过其他试剂溶解，溶解后用酶标仪在 570 nm 波长处测其吸光度比值。目前常用的甲臜溶解液包括酸化异丙醇、二甲基亚砜(DMSO)、二甲基甲酰胺(DMF)、十二烷基硫酸钠(SDS)、去污剂及其他有机溶剂的组合等。在选择溶剂时需考虑这些试剂是否能产生稳定的溶解后颜色，避免气泡产生、抵抗酚红和培养基的干扰等因素。

1. 试剂准备 将 MTT 溶于 DPBS(pH＝7.4)中至 5 mg/mL，0.2 μm 过滤后－20℃避光保存。甲臜溶解液配置：将 SDS 溶解至 40％(v/v) 的 DMF 溶液[含 2％(v/v)冰醋酸]中并调整 pH 至 4.7。甲臜溶解液可在室温下储存，以防止 SDS 沉淀；如果有沉淀，可将其加热至 37℃溶解。注意事项：甲臜溶解液应该在通风橱中配置。

2. 操作步骤 细胞悬液接种于 96 孔板中(100 μL/孔)，添加测试化合物后在 37℃、5％ CO_2 细胞培养箱中继续培养。待培养结束后，添加 10 μL 的 MTT 溶液至各孔(终浓度 0.45 mg/mL)内 37℃继续培养 1～4 h。培养后，每孔添加 100 μL 甲臜溶解液，570 nm 测吸光度(OD)比值。

3. 计算公式 使用以下公式计算细胞活力：$\%细胞活力=\frac{平均OD值_{样本}}{平均OD值_{空白}}\times 100$。

(二) MTS 法

MTS 是 MTT 类似物，常作为 MTT 替代品用于体外细胞活力筛查。MTS 可被细胞的还原酶系统还原为可直接溶于培养基中的有色甲臜产物。这种新的四氮唑试剂在分析过程中不需要在分析板上使用甲臜溶解液来溶解沉淀物，从而简化实验方案。然而，这种新的四氮唑试剂为带负电荷的大分子化合物，难以直接穿透细胞膜，因此需要与电子偶联剂如 PMS(phenazine methyl sulfate)或 PES(phenazine ethyl sulfate)一起使用。这些电子偶联剂可将活细胞内的还原性酶运输至细胞外，将 MTS 还原为有色甲臜产物。

1. 试剂准备 将 MTS 粉末溶于 DPBS 中，获得清澈透明黄色溶液(2 mg/mL)。随后将 PES 粉末溶解在该 MTS 溶液中(0.21 mg/mL)，并用 1N HCl 调整 pH＝6.0～6.5。0.2 μm 过滤后无菌、－20℃避光保存。

2. 操作步骤　细胞悬液接种于96孔板(100 μL/孔),添加测试化合物后在37℃,5% CO_2 细胞培养箱中继续培养。培养结束后,添加20 μL MTS溶液至各孔(MTS终浓度0.33 mg/mL)继续在37℃孵育1~4 h。孵育后,490 nm测吸光度值。

3. 计算公式　使用以下公式计算细胞活力:% 细胞活力$=\frac{\text{平均 OD 值}_{\text{样本}}}{\text{平均 OD 值}_{\text{空白}}}\times 100$。

(三) XTT 法

XTT是由paul等于1988年合成。与其他四唑盐(如MTT)相比,XTT仅在活细胞内被还原成有色的水溶性甲臜颗粒,反应完成后可直接用酶标仪测定。将细胞与黄色XTT溶液一同孵育于96孔细胞培养板中,孵育期间会产生橙色的甲臜溶液,可利用酶标仪直接测定。活细胞的数量与样品中线粒体琥珀酰脱氢酶的总活性密切相关,而该酶总活性与形成的橙色甲臜溶液成正比,可通过吸光度值反映总的活细胞数量。

1. 试剂准备　XTT工作液配置:XTT工作液应现用现配;在使用前先将XTT溶于无菌Hanks液中(1 mg/mL),然后按照5 μL/mL的比例加入PMS(5 mM原液),配置好后立即使用。

2. 操作步骤　细胞悬液接种到96孔板(10 000个细胞/孔),添加测试化合物后于37℃、5% CO_2 的细胞培养箱继续培养。在培养结束后,每孔加入100 μL XTT溶液(最终浓度0.3 mg/mL),在37℃继续孵育4 h。孵育结束后,用双波长法测吸光度。

3. 计算公式　使用以下公式计算细胞活力百分比:% 细胞活力$=\frac{(A450-A650)_{\text{样本组}}}{(A450-A650)_{\text{对照组}}}\times 100$。

(四) WST-1 法

WST-1是一种新的四唑盐,由Ishiyama、Shiga、Sasamoto、Mizoguchi和He于1993年合成。其生化反应原理与MTS、XTT相似,都属于在有电子偶联剂存在的情况下,通过线粒体琥珀酸脱氢酶产生水溶性甲臜溶液。甲臜产量与细胞的线粒体琥珀酸脱氢酶活性成正比。因此,这个测定方法可直接测量细胞的代谢活性。其敏感性与XTT相似,但它的毒性更小。此外,WST-1不需要额外步骤来溶解甲臜颗粒,有利于大规模药物筛选。

1. 试剂准备　WST-1试剂溶液为含5 mM WST-1、0.2 mM 1-methoxy PMS和12.5 mM 4-(2-hydroxyethyl)-1-piperazineethanesulfonic acid buffer的水溶液(pH=7.0)。

2. 操作步骤　细胞悬液接种到96孔板(100 μL/孔),添加测试化合物后于37℃、5% CO_2 的细胞培养箱继续培养。培养结束后,每孔加入10 μL WST-1试剂,在37℃继续孵育2 h。孵育结束后,450 nm测吸光度比值。

3. 计算公式　使用以下公式计算细胞活力百分比:% 细胞活力$=\frac{\text{平均 OD 值}_{\text{样本}}}{\text{平均 OD 值}_{\text{空白}}}\times 100$。

(五) WST-8 法

WST-8是由Tominaga等人于1999年合成的第二代四唑盐,用于显色反应检测细胞活力。活细胞可将浅黄色的WST-8转变成水溶性的橙色甲臜颗粒,其吸光度比值与一定范围内(200～25 000)的活细胞数量成正比。WST－8 法不仅适用于贴壁细胞，也适用于悬浮细胞。与 MTT、MTS、XTT 和 WST－1 等其他四唑盐相比，WST－8 对细胞内的脱氢酶更敏感。

1. 试剂准备　制备含 5 mM WST－8、0.2 mM 1－methoxy PMS 和 150 mM NaCl 的水溶液即为 WST－8 试剂。

2. 操作步骤　细胞悬液接种到 96 孔板(100 μL/孔)，添加测试化合物后于 37℃、5% CO_2 的细胞培养箱继续培养。在培养结束后，每孔加入 10 μL WST－8 试剂，培养板在 37℃继续孵育 2 h。孵育结束后，450 nm 测吸光度比值。

3. 计算公式　使用以下公式计算细胞活力百分比：$\%\text{细胞活力}=\frac{\text{平均 OD 值}_{\text{样本}}}{\text{平均 OD 值}_{\text{空白}}}\times 100$。

(六) LDH 法

乳酸脱氢酶(LDH)法是 20 世纪 80 年代发展起来的一种快速、敏感的检测方法，广泛用于免疫细胞等相关研究。LDH 是一种稳定的胞质酶，当细胞发生凋亡、坏死或其他形式的细胞膜损伤时，LDH 可释放至细胞培养基中。LDH 可氧化还原型烟酰胺腺嘌呤二核苷酸(NADH)，生成 NAD＋，并催化乳酸盐转化为丙酮酸盐。在该过程中，NADH 还原黄色四唑盐 INT[iodonitrotetrazolium or 2－(4－iodophenyl)－3－(4－nitrophenyl)－5－phenyl－2H－tetrazolium]变成水溶性的红色甲臜染料。红色甲臜的吸光度比值可在 490 nm 处测定，吸光度比值反映了培养基中 LDH 总活性，这与受损细胞的数量成正比。

1. 试剂准备　进行 LDH 测定时，需制备底物、裂解液和终止液。底物溶液的制备：先将 INT 和 1－methoxy PMS(1－methoxyphenazine methosulfate)分别溶于 PBS 中至终浓度为 100 mM；然后将 0.054 M L－(＋)－乳酸、1.3 mM β－NAD＋、0.66 mM INT 和 0.28 M 1－methoxy PMS 溶于 0.2 M Tris－HCl(pH＝8.2)，将两种液体混合获得底物溶液。用 9%(v/v) Triton X－100 制备裂解液，而用 50% DMF 和 20% SDS 在 pH＝4.7 条件下制备终止液，或者也可使用 1N HCl 来终止反应。在含酚红的细胞培养基中，推荐使用 DMF－SDS 溶液。此外，背景干扰可使用无酚红的培养基来消除。注意事项：底物溶液应在每次实验前配置，现用现配。

2. 操作步骤　由于不同细胞所含 LDH 量不一样，应通过预实验确定细胞最佳的铺板量。制备不同稀释度的细胞悬液(0～20 000 个细胞/孔)，然后将 100 μL 不同稀释度的细胞悬液加入 96 孔板中。随后每孔加入 15 μL 裂解液，250*g* 离心 4 min，取 50 μL 上清液转移至 96 孔酶标板中，添加 50 μL 底物溶液。盖上盖子 37℃下避光孵育 15～30 min。孵育后，加入 100 μL 终止液，490 nm 下测量吸光度(1 h 内完成)。背景吸光度在 690 nm 测量，细胞孔在 490 nm 测量。细胞孔吸光度比值至少是背景孔吸光度比值两倍以上可确定为最佳细胞数。实验应至少进行 3 次独立检测。注意事项：确保检测孔内无气泡形成。

3. 计算公式　最佳细胞浓度下获得的吸光度比值为细胞死亡百分比(细胞毒性%)使用以下公式：$\text{细胞毒性}\%=\frac{\text{实验组吸光度值}_{\text{OD490}}}{\text{细胞裂解组吸光度值}_{\text{OD490}}}\times 100$。

此外也可采用 LDH 标准品建立标准曲线进行 LDH 检测。将 50 μL 不同稀释度(0.2～

2.0 U/mL)的 LDH 标准品溶解在培养基中，加入 50 μL 底物。将混合物孵育 15 min 后检测吸光度比值，用所得数据绘制标准曲线。通过标准曲线计算测试样品的 LDH 活性。

（七）SRB 实验

SRB 法于 1990 年被开发，主要用于评估抗癌药物的细胞毒性。它是一种包含两个磺酸基的粉红色阴离子染料，在酸性条件下其可特异性地与细胞内碱性氨基酸结合，而在碱性条件下又可与蛋白质解离；在一定范围内，SRB 吸光度值与活细胞数目成正比。

1. 试剂准备　准备 10%（w/v）TCA、0.057%（w/v）SRB[溶于 1%（v/v）乙酸]、1%（v/v）乙酸、10 mM Tris－base(pH=10.5)分别用于进行固定、染色、洗涤和溶解步骤。

2. 实验步骤　细胞悬液接种至 96 孔板（19 000 个细胞/孔），添加测试化合物后于 37℃、5% CO_2 条件下继续培养 72 h。培养结束后，每孔加入 100 μL 预冷 TCA，继续在 4℃孵育 1 h。1 h 后，自来水缓慢冲洗 4 次，纸巾吸去多余水分，吹风机完全吹干。每孔加入 100 μL SRB 溶液，在室温下孵育 30 min 后，1%乙酸洗板 4 次，洗去未结合的 SRB 溶液，吹风机吹干，然后每孔加入 200 μL Tris-base 溶液。振荡 5 min 或室温放置 30 min，然后在 510 nm 处测吸光度比值。或者选用带荧光分析模块的多功能酶标仪在激发和发射波长分别为 488 nm 和 585 nm 进行检测。检测应至少进行 3 次。

3. 计算公式　计算细胞生长和抑制的百分比可使用以下公式：% 细胞生长率＝$\frac{\text{Mean OD}_{\text{Sample}}}{\text{Mean OD}_{\text{Blank}}}\times 100$；% 细胞抑制率＝100－% 细胞生长率。

（八）NRU 实验

中性红摄取实验(Neutral Red Uptake，NRU)最早用于定量单层细胞中的活细胞数量。检测原理是未受损的细胞可摄取中性红染料并将其蓄积在溶酶体内，用中性红染液洗脱剂(如乙醇或乙酸)溶解中性红；最后通过酶标仪定量检测中性红，活细胞摄入中性红的水平与活细胞数量成正比。

1. 试剂准备　中性红染液：将 NRU 溶于 PBS 配置成 40 μg/mL 的工作液；洗脱液为含 50%乙醇(96%)、49%去离子水和 1%冰醋酸(v/v)的混合液。此外，为了固定细胞可准备 5%戊二醛。

2. 操作步骤　细胞悬液接种至 96 孔板(大约 50 000 细胞/孔)中，细胞培养箱培养过夜以形成半融合的单层细胞。第二天，从培养皿中取出培养基，加入被测试化合物或对照物后继续培养过夜。同时，将中性红染液在相同条件下孵育过夜。孵育后，将中性红染液 600g 离心 10 min 以去除沉淀。第三天，每孔加入含中性红染液的培养基继续培养 2 h。2 h 后去除培养基，并用 150 μL PBS 洗涤细胞。对于贴壁能力较低的细胞，建议在洗涤前用 5%戊二醛固定 2 min。然后每孔加入 150 μL 中性红洗脱液，室温摇晃 10 min，并在 540 nm 处使用不含细胞的空白作为对照，记录吸光度比值。或者，选用带荧光分析模块的多功能酶标仪在激发和发射波长分别为 530 nm 和 645 nm 进行检测。测定应至少执行 3 次。

3. 计算公式　使用以下公式计算细胞活力百分比：% 细胞活力＝$\frac{\text{Mean OD}_{\text{Sample}}}{\text{Mean OD}_{\text{Blank}}}\times 100$。

(九) CVS 实验

CVS 试验是由 Saotome，Morita 和 Umeda 于 1989 年开发，主要用于评价化合物的细胞毒性，可间接定量细胞的死亡数量。其主要原理是细胞在培养期间具有黏附能力时能够贴壁，CVS 可与贴壁细胞的蛋白或 DNA 结合；而当细胞死亡后，失去黏附能力，导致 CVS 的结合量显著降低。然后利用甲醇溶解结合在活细胞中的染料，用酶标仪检测溶解染料的吸光度比值。

1. 试剂准备　0.5% CVS 溶液制备：0.5 g 结晶紫粉末溶于 20%甲醇水溶液中，室温、避光保存。

2. 实验步骤　细胞悬液接种至 96 孔板(10 000～20 000 个细胞/孔)，37℃培养 18～24 h，确保细胞贴壁，无细胞的孔可作为对照孔。孵育后，去除培养基，每孔加入 100 μL 含不同浓度测试化合物的培养基，继续培养 18～24 h。之后，去除培养基，流水缓慢清洗培养板两次，滤纸吸去多余水分。然后每孔中加入 50 μL CVS 溶液，室温孵育 20 min(20 rpm/min)，孵育后，流水缓慢清洗培养板四次，滤纸吸去多余水分，最后自然风干(最少 2 h)。当板完全干燥后，每孔加入 200 μL 甲醇，室温孵育 20 min(20 rpm/min)。然后，在 570 nm 处记录吸光度比值。检测应至少进行 3 次。

3. 计算公式　使用下式计算细胞活力：$\%\ 细胞活力=\frac{\text{Mean OD}_{\text{Sample}}}{\text{Mean OD}_{\text{Blank}}}\times 100$。

三、荧光分析法

荧光分析法是在 20 世纪 90 年代发展起来的一种替代染料排斥法和比色法的技术。荧光分析法测定细胞活力原理是基于非荧光化合物(如荧光素二乙酸酯)可被细胞酯酶非特异性裂解为荧光物质，然后通过测量荧光信号强度来判断活细胞的数量或比例。荧光测定法操作简单，成本较低，但易受到干扰。

(一) 阿尔玛蓝(Alamar Blue)实验

细胞增殖过程中，细胞内环境由氧化环境变化成还原环境，呼吸链中的 NADPH/NADP、FADH/FAD、FMNH/FMN 和 NADH/NAD 的比值升高。Alamar Blue 的活性成分刃天青(resazurin)是一种无毒、可透膜的蓝色染料，具有微弱的荧光性。作为一种氧化还原指示剂，刃天青在细胞内吞后被上述代谢中间体还原，其还原产物 resorufin 呈现出粉红色并具强荧光性，可从细胞中逸出，最后通过分光光度计或荧光光度计进行检测，吸光度和荧光强度与活性细胞数成正比，因而可作为细胞增殖和细胞毒性定量检测的一个理想指示剂。由此，Alamar Blue 实验是一种灵敏、简便、安全的细胞活力和增殖检测方法。

刃天青实验最早用于检查牛奶的卫生状况。之后，它一直被用于植物代谢、精液质量评估和抗真菌药敏试验等研究，同时由于该方法在安全性、简单性、可重复性和敏感性等方面均优于传统的测量方法，使其成为一种用来分析化合物毒性的方法。

1. 试剂准备　Alamar Blue 溶液配置：Alamar Blue 高纯粉末溶于 PBS(pH=7.4)中至 0.15 mg/mL，然后过滤除菌，可在 4℃下避光短期储存或在−20℃避光长期储存。

2. 实验步骤　Alamar blue 实验适用于多种细胞的活力和增殖检测，但不建议用于刚复苏的细胞。在进行检测之前，首先应根据细胞类型(贴壁/悬浮)和细胞大小(肝细胞、干细胞或神经元细胞等)等优化细胞接种密度；完成后将细胞接种至细胞培养板中 37℃、5%

CO_2 孵育至少 5 h，亦可根据处理条件调整孵育时间，同时设置空白对照(无细胞组)和阴性对照组。细胞处理完成后，悬浮细胞可直接加入 Alamar blue 工作液[10%(v/v)]；如果是贴壁细胞，可吸弃旧培养基，更换为含 Alamar blue[10%(v/v)]的新鲜培养基，用铝箔纸覆盖继续培养 4 h。4 h 后，吸取 150 μL 培养基转移至新 96 孔板(每个样品至少要有一个重复)，用多功能酶标仪进行检测(激发波长为 530～570 nm，发射波长为 580～620 nm)。计算时需减去空白对照组的荧光强度。如果需精确的细胞计数，需制作标准曲线。

(二) CFDA - AM 实验

与 Alamar Blue 类似，5 - CFDA - AM 是一种细胞渗透的酯酶底物。5 - CFDA - AM 是电子中性化合物，能够以较低浓度进入细胞。细胞内的酯酶催化 5 - CFDA - AM 转化为羧基荧光素，后者具有极性，无法通过活细胞膜。

1. 试剂准备　无水 DMSO 用于配置 4 mM 的 5 - CFDA - AM 储存液，－20℃避光防潮储存。

2. 实验步骤　细胞接种至细胞培养板内，同时设置空白组(无细胞组)。细胞处理完成后，首先用无血清和氨基酸的培养基稀释 4 mM 的 5 - CFDA - AM 储存液至 4 μM(1：1 000)或 8 μM(1：500)。对于贴壁细胞，吸弃旧培养基，更换为新的含 4 μM 5 - CFDA - AM 的培养基；对于悬浮细胞，可离心收集细胞，并将细胞重悬于不含血清和氨基酸的培养基中；然后将细胞铺至 96 孔板中，同时加入等量的 5 - CFDA - AM(8 μM)。以 96 孔培养板为例，每孔加入 100 μL 的细胞悬液，同时每孔加入 100 μL 5 - CFDA - AM(8 μM)工作液。加入 5 - CFDA - AM 工作液后，18～22℃避光孵育 30 min。孵育结束后，用多功能酶标仪进行检测(激发波长为 493 nm，发射波长为 541 nm)。计算时需减去空白对照组的荧光强度。如果需精确的细胞计数，需根据不同细胞类型制作标准曲线。

四、化学发光法

生物发光检测是一种基于生物发光反应与被测试化合物产生的生物学效应具有相关性的方法，这种效应可以使细胞增殖或细胞死亡增加。自 20 世纪 70 年代起，生物发光测量开始使用光度计；现代的光度计携带光子计数器，获得的信号强度与发射的光子数量成正比。

(一) ATP 检测

ATP 生物发光最初是用来确定培养细胞数量与荧光素-荧光素酶反应产生的光子信号之间的线性关系。当细胞膜失去完整性或细胞活力降低时，细胞内的 ATP 合成停止，而残存的 ATP 会迅速被 ATP 酶消耗，因此细胞内 ATP 是有效的细胞活力检测指标。细胞内 ATP 浓度可随细胞应激、处理等生理变化和细胞活力而变化。由于 ATP 是荧光素氧化反应的必要成分，因此荧光素-荧光素酶法被广泛用于 ATP 浓度的检测。ATP 偶联荧光素酶反应可以总结如下：

$$\text{D - Luciferin} + O_2 + \text{ATP} + Mg^{2+} \xrightarrow{\text{Firefly luciferase}} \text{oxyluciferin} + \text{AMP} + \text{PPi} + \text{lightquantum}(\sim 560\ \text{nm})$$

用化学发光法测定细胞内 ATP 浓度判断细胞活力时，细胞首先被裂解释放 ATP 至胞外，荧光素酶与 ATP 相互作用，而细胞内 ATP 酶是失活的，最后通过光度计测定光子信号。

大多数检测到的信号具有高度特异性，且其敏感度可低至50个细胞。

由于商品化的化学发光法ATP浓度测定试剂盒相对便宜，操作简便，可最大限度减少技术误差，且数据重现性好，已几乎取代传统手工方法。试剂盒通常设计用于96孔或384孔板。将细胞接种至96孔板中(每孔100 μL)或384孔板(每孔25 μL)，待细胞状态稳定后进行所需的处理，例如化合物暴露等。与之前描述的其他细胞活力测定方法相同，需设置空白对照组和实验对照组。细胞处理完成后，将培养板从培养箱取出，室温下平衡30 min，然后根据厂家的使用说明完成检测工作。

(二) 实时细胞活力监测系统

实时细胞活力测定是一种新型的荧光素酶法，是一种非裂解、均质性的细胞活力检测系统，是目前唯一能够实时监测细胞活力的方法。该检测系统采用了海洋虾衍生的工程化荧光素酶和荧光素酶底物前体。活细胞可将荧光素酶底物前体还原成荧光素酶底物。这种底物可从细胞扩散到外周细胞培养基中，从而与荧光素酶快速反应而产生发光信号。信号强度与活细胞数量成正比，因此可用于细胞毒性研究。这个方法可应用于连续检测和终点检测。

实验步骤如下。将细胞铺至96孔培养板中(每孔100 μL)或384孔板(每孔25 μL)，待细胞状态稳定后进行所需的细胞处理譬如化合物暴露等。连续检测可以在细胞铺板时或添加待测化合物时或在任意一个时间点将检测试剂加入细胞中，开始细胞活力测量。在连续读数模式中，同一细胞孔的发光信号可被长时间连续监测用来实时分析细胞的活力。在终点法模式中，先按照实验方案培养和处理细胞，处理结束时加入检测试剂37℃孵育10 min至1 h，然后测量发光信号。终点法检测模式相比现有的细胞活力检测方法(例如MTT、MTS和基于刃天青染色法的检测)更加灵敏和快速。

五、流式细胞术

流式细胞仪最早于20世纪50年代发明，最初用来简单的细胞计数。流式细胞术的原理是通过激光对液流中的细胞进行表征或分型。换句话说，流式细胞术是一种定量的单细胞分析方法。流式细胞仪可以通过粒子大小、粒度以及是否携带特定的荧光等参数表征检测细胞。流式细胞术也被广泛应用于细胞活力和毒性研究。在不使用任何荧光染料的情况下，流式细胞仪可以分析细胞的正向和侧向散射光(FSC和SSC)的变化；死亡细胞的散射光变化通常小于活细胞，且侧向散射光增加。针对活细胞和健康细胞的不同性质进行荧光染色，以进行更特异的细胞表型分析。在流式细胞术中，细胞活力和毒性分析可以很容易地与其他表型染色相结合，以确定细胞类型的状态，从混合培养中分析特定的细胞类型等。

(一) 膜不对称检测

在细胞死亡早期阶段，尤其是伴随凋亡的细胞依然保持细胞膜的通透性和完整性，但细胞膜外表面的组成已发生改变：如膜磷脂变得松散，磷脂酰丝氨酸开始出现在细胞外膜表面。细胞外膜的磷脂酰丝氨酸可以与annexin V蛋白结合并发出明亮的荧光，annexin V是一种Ca^{2+}-依赖性磷脂结合蛋白。

Demchenko等发明了一种更精细的检测细胞膜变化的荧光探针。F2N12S是一种新型可激发紫色不对称性比率式探针，具有双色荧光，用于检测凋亡过程中细胞膜上磷脂的不对称性变化。该染料通过激发态分子内质子迁移(ESIPT)效应，产生波长为530 nm和

585 nm 的双发射光谱带，能响应表面电荷变化并显示双重颜色比率。对比传统荧光染料，比率式探针具有多个优点。因此，该比率式探针是一种凋亡形态变化的自校准绝对参数，不受探针浓度、细胞大小和仪器变化(激光强度或检测器灵敏度波动等)的影响。F2N12S 探针在细胞膜磷脂中并产生绿色发射(515～545 nm)。由于细胞凋亡改变了质膜外层的表面电荷，通过两种染料的发射光谱带的相对强度的变化，F2N12S 可用于监测凋亡时膜不对称性的变化。通常，绿色荧光与橙色荧光的比率用于测量活细胞力的百分比或比率。F2N12S 为小分子探针，不受蛋白酶影响。整个染色过程只需要 5 min，且 F2N12S 与磷脂的结合不依赖于 Ca^{2+}。由于 Annexin V 和 F2N12S 均可靶向细胞表面且不需要膜通透性，因此两种染色均可与其他标记物联合用于细胞表型或细胞内功能分析。

1. 实验步骤　Annexin V 和 F2N12S 的染色步骤与其他流式细胞术表面染色方法相似，但注意两个关键因素：① Annexin V 是 Ca^{2+} 依赖性的，缓冲液不应含有任何钙螯合剂，如 EDTA；② F2N12S 染料对蛋白质比较敏感，如 BSA 或 FBS。

细胞暴露结束后用 PBS 洗涤细胞，同时设置阴性和阳性对照。对于联合细胞内染色，在 PBS 中应加入 0.1%叠氮化物以终止细胞代谢。染色缓冲液的稀释应遵循厂家推荐的稀释倍数，但对于不同类型细胞，建议通过预实验以确定最佳稀释倍数。对于 F2N12S 染色，细胞应在室温下避光孵育 5 min；如为 Annexin V 染色，细胞应在 2～8℃避光孵育 30 min 或室温下避光孵育 10～15 min。孵育结束后，洗涤细胞并使用流式细胞仪检测荧光信号。F2N12S 信号可以从合适的紫色通道获得收集 530 nm 和 585 nm 的发射；对于 Annexin V，根据共轭颜色选择适当的通道。

2. 固定　Annexin V 染色的细胞可以进行固定和破膜以便于进行细胞内染色或其他表型染色。固定液中不能含有乙醇，可用 0.5%～4%甲醛溶液(用 PBS 配置)。Annexin V 染色时，结合缓冲液或洗涤缓冲液不能含有 Ca^{2+} 螯合剂。固定时，先用 PBS 漂洗 Annexin V 染色的细胞以去除未结合的染料；洗涤后，细胞在室温下用甲醛固定 15～20 min，再次洗涤细胞后，可进行破膜或其他表型染色。

(二) 膜通透性实验

死细胞的膜完整性被破坏，而活细胞的膜通透性则受到严格调控。细胞膜完整性检测不仅用于细胞活力分析，也用于食品生产研究(如葡萄酒生产过程中乙醇的压力分析)以及生殖实验室中的精子膜完整性监测等。需要注意的是凋亡细胞的膜是完整的，能够抵抗排斥染料染色，而坏死细胞可被排斥染料着色。膜通透性检测通常用两种染料组合：一种染料染死细胞，另一种染活细胞。膜通透性染料可分为滞留染料、排斥染料和单体花菁核酸染料。

1. 滞留染料　滞留染料不仅要求细胞膜完整，还需细胞内具有功能活性的酶。细胞内的酯酶可裂解非荧光分子生成荧光化合物，如荧光素二乙酸酯、羧基荧光素和钙黄绿素等。我们以钙黄绿素染色举例介绍。

(1) 试剂准备：将钙黄绿素粉末溶解于细胞培养级 DMSO 中至 5 mM，可在 20℃下储存。由于钙黄绿素对酯酶敏感，因此不建议将细胞固定与钙黄绿素染色同时进行。

(2) 实验步骤：细胞处理后，用 PBS 洗涤细胞。准备 100 万个细胞进行染色；对于贴壁细胞，消化前应先进行染色。使用培养基将钙黄绿素原液(5 mM)稀释到 10 nM 的终浓度。将细胞重悬于稀释的钙黄绿素溶液中并在 37℃下孵育 30 min。孵育后漂洗两次，用流式细胞仪进行检测(激发波长 488 nm 和发射波长 520 nm)。活细胞的百分比可以用软件如 FlowJo(FlowJo, LLC, USA)等进行分析。

2. 排斥染料 排斥染料是指活细胞不被着色而可在死细胞中堆积的荧光染料。碘化丙啶(PI)和 7-氨基放线菌素 D 是常用的排斥染料。PI 是一种核酸染料,它不能通过完整的细胞膜,但在凋亡中晚期、为坏死细胞时,PI 能够通过细胞膜而将细胞核染红。下面我们简单介绍 PI 染色。

(1) 试剂准备:将 PI 粉末溶于 PBS 中至 2 mg/mL,作为储存液避光保存,4℃下可保存 1 个月。

(2) 实验步骤:用 PBS 稀释 PI 储存液至 2 μg/mL。细胞处理完成后,准备大约 1 000 000 个细胞重悬于 PI 工作液中避光、冰上孵育 5~10 min。孵育后,不用洗涤直接用流式细胞仪检测(激发波长 488 nm 和发射波长 550 nm)。注意事项:PI 染色的细胞不可固定。

3. 单体花菁核酸染色 单体花菁核酸染料是一种对细胞核双链核酸高度敏感的染料。不像其他排斥染料,它们染色的细胞可固定。常见的单体花菁核酸染料有 YO-PRO、TOPRO 和 JO-PRO 等。此外,现在也有商品化的可固定死细胞染色剂试剂盒。LIVE/DEAD 可固定死细胞染色试剂盒基于荧光反应染料与细胞蛋白(胺)的反应。这些染料不能穿透活细胞膜,所以仅有细胞表面的蛋白可与染料发生反应,产生微弱染色。这些反应染料可穿透受损的死细胞细胞膜并对内部和外部的胺进行染色,从而实现更明亮的染色。活细胞和死细胞群之间的荧光强度差异通常在 50 倍以上,因此两者之间可实现完全区分。

六、线粒体功能检测

线粒体是细胞的能量来源。线粒体膜电位对能量合成非常关键,受到严格调控。活细胞的线粒体数量是通过一个被称为“生物发生”的过程来维持的,这个过程是根据细胞状态进行线粒体分裂和融合的动态调节过程。可以利用靶向线粒体的染料对线粒体进行染色,以了解细胞的状态如细胞凋亡、高能量需求或线粒体膜电位(MMP)丢失等。

市面上有几种针对不同线粒体靶点的检测试剂盒。如来自 Abcam、Merck 和 Sigma-Aldrich 的 JC-10 MMP 试剂盒。JC-10 是 JC-1 的更优替代品。与 JC-1 相比,JC-10 具有更好的水溶性。在正常细胞中,JC-10 浓缩在线粒体基质中,形成红色荧光聚集体。然而,在凋亡和坏死细胞中,JC-10 以单体形式存在并将细胞染成绿色。MitoTracker 染料可用于测定细胞的线粒体总量或其在细胞暴露于不同化合物前后的变化。如来自 Cell Signaling 和 Thermofisher Scientific 的 Mito Tracker Green FM 染色试剂盒。

另一种线粒体染色的策略是利用线粒体的膜渗透性。该方法包含荧光染料 Calcein AM 和荧光淬灭剂 $CoCl_2$,这两种试剂都可以很容易地扩散到细胞中。Calcein AM 可被细胞质中的酯酶裂解为 Calcein。细胞质中的 Calcein 可被 $CoCl_2$ 淬灭,而健康线粒体中的 Calcein 仍保留荧光。一旦细胞发生线粒体损伤或凋亡,线粒体膜受损可导致 Calcein 泄漏至胞质被淬灭。荧光信号的消失表明线粒体膜受损。

本节介绍了实验室最常见的细胞活力测定方法包括染料排除法、比色法、荧光法、化学发光法和流式细胞术测定。表 5-1-1 总结了细胞活力测定的原理、优点和缺点。理想情况下,细胞活力测定应该是安全、快速、可靠、高效和经济实惠,且不影响被测试化合物。因此，在选择细胞活力测定时，应考虑被测试化合物的作用机制。此外，细胞系的类型和来源也会影响细胞活力测定的性能。综上所述，细胞活力测定可能不能通过单一的方法获得满意的结果。因此，建议采用多种检测方法来评估细胞活力。

表 5-1-1 细胞活力测定的原理、优点和缺点总结

实验	原理	优点	缺点
染料排斥实验(台盼蓝、伊红、刚果红和赤藓红B)	膜完整性测定	• 简单 • 快速 • 经济实惠 • 用途广泛 • 所需细胞量少 • 赤藓红无毒，也不需要在计数前孵育	• 样本量大而费时费力 • 只适用于细胞悬液，即单分子层需要胰蛋白酶消化 • 可能会由于细胞分散不均，稀释不正确，可重复使用的计数室污染、气泡或使用者之间的变化干扰导致计数错误 • 不能区分健康细胞和失去功能的活细胞 • 台盼蓝对哺乳动物具有细胞毒性
比色测定(MTT、MTS、XTT、WST-1、WST-8、LDH、SRB 和 NRU、CVS)	代谢活性测定	• 简单 • 经济实惠 • 安全 • 可复制 • 精确 • 精准 • 快速 • 敏感 • 可信 • 适用于悬浮和贴壁细胞 • WST-1 和 WST-8 是水溶性的 • WST-1 不受酚红或其他培养基干扰 • WST-8 具有低毒性	• MTT 不溶于水，需要额外的甲酰胺溶解步骤 • MTT 可能干扰培养基 • MTT 对细胞具有高度毒性作用 • 培养时间、细胞类型和细胞计数可能会影响 MTS 测量 • 酶的调节、pH、细胞离子浓度、细胞周期变化或其他环境因素可能影响 XTT 的测定 • 对细胞活力没有直接影响的细胞代谢活性的变化可能会影响 WST-8 的测定 • 血清和一些其他具有固定 LDH 活性的化合物会影响 LDH 的测定 • 细胞团块或聚集体可能会影响 SRB 的测定
荧光测定法(刃天青、阿尔玛蓝和5CFDA-AM)	细胞酯酶将非荧光化合物非特异性切割，并将其转化为荧光化合物	• 简单 • 经济实惠 • 安全 • 适用于多种细胞类型 • 适用于细胞悬液和黏附细胞	• 所用的测试化合物可能会引起荧光干扰 • 无法适用于新解冻的细胞 • 具光敏感性
化学发光法(ATP 和实时活力)	生物荧光反应以及经测试化合物作用效果之间的关系	• 简单 • 快捷 • 发光信号稳定 • 发光信号可以在几小时内测量到 • 精确 • 可应用于较少细胞(50 个细胞) • 实时活力检测是唯一一种能够实时监测细胞活力的测定方法	• 化验结果容易出现技术错误，如移液错误 • 实时活力监测测定时间长短取决于靶细胞的代谢活性：测试化合物可以在终点之前耗尽。为了避免这种情况，需要非常仔细优化每种细胞类型的最大限度孵育时间

（续　表）

实　验	原　理	优　点	缺　点
膜不对称测定（膜联蛋白V和F2N12探针）	检测细胞膜外表面成分的变化	· 膜联蛋白V可以固定 · F2N12S探针是个小分子，对蛋白酶不敏感 · F2N12S染色快（5 min） · 对于这两种染料都不需要膜渗透这两种染料都可以和其他标记结合使用	· 膜联蛋白V染色对含有钙离子螯合剂（如EDTA）缓冲液敏感 · 光敏感 · 胰酶消化后呈假阳性
膜通透性检测（包括染料、排除染料、单体菁核酸染色）	膜的完整性和通透性的测定	· 排除染料中碘化丙啶具有的鲜艳颜色从而达到区分活细胞和死细胞目的 · 单体菁核酸染色剂是一种特异性强的双链核酸染料 · 单体菁核酸染色与固定方法兼容	· 凋亡细胞膜保持其完整性并对排斥性染料具有抗性 · 钙黄蛋白染色（包含染料）对含有酯酶的缓冲液敏感 · 钙黄蛋白染色和碘化丙啶染色不结合使用 · 光敏感
线粒体膜电位和膜通透性检测	检测线粒体膜电位、线粒体数量或线粒体膜通透性	· 除了提供细胞状态和生存能力以外，还要提供关于细胞能量状况的信息	· 线粒体绿色荧光探针不可固定

第二节　细胞迁移、侵袭和黏附实验

细胞迁移是一个至关重要的过程。在此过程中，细胞必须能在特定的环境中发生变化，并达到其合适的位置，以执行其功能。在多细胞组织中，这一过程在原肠形成、胚胎发育、神经系统发育、组织稳态和免疫细胞运输中起着重要作用。然而，细胞迁移失调可参与许多病理过程，如炎症和癌症转移。在癌症的发生和发展过程中，肿瘤细胞从原发肿瘤跨越基底膜和内皮壁，通过循环和淋巴系统最终定植到远处器官，从而发生侵袭和转移。细胞的迁移、侵袭和黏附是这一过程中的关键步骤，因此研究这些过程对肿瘤防治至关重要。

研究细胞迁移、侵袭和黏附的检测方法在生理学和肿瘤学领域特别重要，因为它们有助于判断新型治疗药物和化合物在疾病中的生物学效应。下面我们介绍常用的检测方法及其注意事项。

一、划痕实验

细胞划痕实验（cell scratch assay）是一种通过在细胞单层上制造划痕，并通过延时显微镜定期捕捉图像来研究细胞迁移、修复能力及细胞间相互作用的实验室技术。其基本原理是：在融合的单层细胞上人工制造一个空白区域，称为“划痕”或“伤口”，划痕边缘的细胞会逐渐向空白区域迁移，从而促进“划痕”或“伤口”的愈合。在细胞迁移过程中，定期捕获图像，并通过测量不同时间点的划痕间距和计算差值，来评估细胞的迁移能力。由于其模拟体外伤口愈合过程，该实验也被称为伤口愈合实验(wound healing assay)。该方法可用于观察药物、基因等外源因素对细胞迁移、修复和相互作用的影响。

(一) 仪器和试剂

1. 仪器　细胞计数仪、台式离心机、CO_2 培养箱、倒置显微镜、移液枪、移液管、4℃和−20℃冰箱、6 孔培养板、直尺、马克笔。

2. 试剂　细胞适配培养基、FBS、PBS、胰酶、样本溶剂。

(二) 实验步骤

1. 划线　先用马克笔在 6 孔板背后，用直尺比着，均匀的画横线，每隔 0.5～1 cm 一道，横穿过孔，每孔至少穿过 5 条线。

2. 铺板　处于对数生长期的细胞，胰蛋白酶消化成单细胞悬液，接种于 6 孔培养板；细胞铺板 6 万/孔，接种原则为过夜后融合率达到 100%，每孔最终的培养基总量 2 mL。

3. 细胞培养　37℃、5% CO_2 培养箱中培养 24 h。

4. 划痕　第二天用 200 μL 枪头比着 6 孔板盖子或直尺，平行或垂直于背后的横线划痕，枪头要垂直，不能倾斜。

5. 清洗　PBS 冲洗细胞 3 次，除去划下的细胞，加入无血清培养基。

6. 拍照　擦去 6 孔板背后的马克笔横线划痕。4 倍镜下进行拍照，保证划痕居中且垂直，注意背景一致，加入待测样本，设置浓度梯度，可按 0、6、12、24 h 时间点取样、拍照。

7. 结果分析　使用 Image J 软件打开图片后，随机划取 6～8 条水平线，计算细胞间距离的均值或者划痕面积均值。

8. 数据处理

(1) $\text{细胞迁移率(伤口愈合率)}=\dfrac{\text{初始划痕面积}-t\text{ 时刻划痕面积}}{\text{初始划痕面积}}$。

(2) $\text{细胞迁移率(伤口愈合率)}=\dfrac{\text{初始细胞间距离均值}-t\text{ 时刻细胞间距离均值}}{\text{初始细胞间距离均值}}$。

(三) 注意事项

1. 划线的目的只是为了辅助划痕时划得更直，有利于后续拍照分析，划线会在拍照前擦去。

2. 细胞接种数量需根据细胞生长速度和状态而定，接种原则为过夜后融合率达到 100%，即细胞间没有空隙，否则会影响后续拍照分析。

3. 同浓度不同孔之间划痕时，最好使用同一支枪头，减少划痕距离的误差。划痕时枪头应垂直，不能倾斜，可比着直尺或孔板盖，保持力度一致，一次性划完。

4. 冲洗时要温柔，贴壁加入，避免冲掉单层细胞，反复多次冲洗，尽量洗掉所有的细胞碎片。

5. 降低细胞增殖对迁移造成假阳性结果的方法。① 使用无血清或低血清培养基(<2%)，可降低细胞增殖对实验结果的影响。② 一般认为 24 h 为细胞的一个周期，在选取合适的时间点(6 h、12 h、24 h)检测划痕宽度时，最好不要超过细胞一个周期的时间。③ 如果要单纯考虑细胞迁移，可以先用丝裂霉素(1 μg/mL)处理 1 h，抑制细胞分裂。

6. 尽量保证各个划痕宽度一致。人工枪头制造划痕难以保证宽度的一致性，影响实验结果，这也是该方法最大的缺陷。有条件的可以选择 culture insert，将细胞接种于培养皿中间的 insert 区域。细胞长满 insert 区域后用镊子移除 insert，即可产生 500 μm、1 000 μm 宽度的划痕。

二、Transwell 侵袭实验

Transwell 侵袭实验的基本原理是将小室放入培养板中，小室内称为上室，培养板内称为下室，上下层培养液通过聚碳酸酯膜隔开。上室内添加上层培养液，下室内添加下层培养液。研究的细胞种植在上室内，由于聚碳酸酯膜具有通透性，下层培养液中的成分可以影响上室内细胞的生长、运动等。通过使用不同孔径和经过不同处理的聚碳酸酯膜，可以进行共培养、细胞趋化、细胞迁移、细胞侵袭等多方面的研究。

(一) 实验材料(提前 1 d 准备)

1. Transwell 小室　根据待测细胞体积选择合适孔径的小室。常用孔径为 8.0 μm，若细胞体积较大，可选择 12.0 μm 孔径。

2. 细胞培养板　常用的有 6 孔板、12 孔板、24 孔板等，其中 24 孔板最为常用。

3. 基质胶　常用的人工重构基底膜材料为 Matrigel 胶。Matrigel 胶在－20℃保存为固体，4℃下可化为液体，室温下凝结成胶状，且不可逆。在实验前 12 h 应将 Matrigel 胶从－20℃取出，放入 4℃冰箱过夜，实验前再转移至冰盒中。

4. 上层培养液　使用无血清培养基，为维持渗透压，可以加入 0.05%～0.2%牛血清白蛋白(BSA)。

5. 下层培养液　使用含 5%～10%胎牛血清(FBS)的培养基，具体浓度根据细胞迁移能力决定。对于迁移能力较弱的细胞，可适当提高 FBS 浓度。也可以加入趋化因子，如纤维粘连蛋白，作为趋化因子添加到下层培养液中。

6. 4%多聚甲醛固定液。

7. 结晶紫染液。

(二) 实验步骤

1. 基质胶铺板　在 4℃条件下(冰上操作)，将 Matrigel 胶用无血清的细胞培养基或 PBS 缓冲液按 1∶8 的比例稀释(具体稀释比例根据细胞产生的 MMPs 量进行调整)。取 60 μL 稀释后的 Matrigel 胶均匀添加到 Transwell 小室(Transwell chamber)底部膜的上室面，放入 37℃培养箱中孵育 3 h，使基质胶聚合成薄膜。孵育后，吸掉上室中多余的液体，在每孔中加入 100 μL 无血清培养基，并放置于培养箱中 30 min，以进行基底膜水化。

注意事项：

(1) 将枪头沿小室内壁轻轻打出 Matrigel 胶，避免产生气泡，切忌戳到小室滤膜。

(2) 加入的 Matrigel 胶体积不宜过大，只需将聚碳酸酯膜浸湿即可。

(3) Matrigel 胶在过高或过低的温度下容易凝固，因此所用枪头、小室等应提前在 4℃预冷。

(4) 铺胶时确保液面水平，胶的厚度均匀一致，切勿产生气泡。

2. 制备细胞悬液　待测细胞培养至对数生长期，用 0.25%胰酶消化细胞 2～3 min，

1 000 rpm 离心 3 min，离心后弃去上清，使用 PBS 洗涤 1～2 遍，随后用无血清培养基悬浮细胞，调整细胞密度至(1～10)×10^5/mL(根据待测细胞的迁移能力强弱调整细胞数)。

注意事项：

(1) 如果细胞迁移能力较弱，可在细胞接种前进行无血清饥饿处理过夜或提高细胞接种密度。

(2) 如果细胞量过多，穿过膜的细胞会过多，容易造成计数困难；如果细胞量过少，可能还没有达到检测的时间点，所有细胞都已穿过膜，容易造成假阳性结果。因此，把握接种密度非常重要，需要设置浓度梯度进行摸索。

3. 接种细胞　在 24 孔板下室一般加入 500～650 μL 含 5%～10% FBS 或趋化因子的培养基，然后用镊子将 Transwell 小室置于 24 孔板内，取细胞悬液 100～200 μL 加入上室，最后放入培养箱中培养 12～48 h(根据癌细胞侵袭能力而定)。

注意事项：

(1) 尽量避免气泡的产生：下层培养液和小室间常会有气泡产生，会影响下层培养液的趋化作用。因此一旦出现大气泡，要将小室提起，去除气泡，再将小室放进培养板。

(2) 注意细胞一定要接种均匀，建议沿着壁缓慢加入。

(3) 培养时间的选择除了要考虑到细胞的转移能力以外，处理因素对细胞数目的影响也不可忽视，如某些药物会抑制细胞的增殖。

(三) 检测穿过的细胞数

1. 直接计数法

(1)“贴壁”细胞计数：这里所说的“贴壁”是指细胞穿过膜后，能够附着在膜的下室侧而不会掉入下室中。可以通过染色细胞(如结晶紫染色、台盼蓝染色、Giemsa 染色、苏木精染色、伊红染色)，然后在显微镜下计数细胞。

1) 细胞固定：用镊子小心取出小室，吸干上室培养基，用棉签轻轻擦拭 Matrigel 胶和上室内的细胞。取新的 24 孔板，加入 600 μL 4%多聚甲醛，将小室放入固定液中，固定 20～30 min。

2) 细胞染色：取出小室，吸干上室固定液，移到预先加入 800 μL 0.1%～0.2%结晶紫的孔中进行染色，染色时间为 15～30 min。除去未与细胞结合的结晶紫，用棉签轻轻擦拭小室的上侧，将非特异性结合在小室表面的染料擦掉，以便后续镜检计数。

注意事项：固定、染色和擦洗时动作要小心，避免擦掉膜底面的细胞。但一定要充分擦净膜表面上未迁移的细胞，以免影响读数。特别是膜周边，可以用细牙签或小镊子缠上湿棉花擦洗，但要小心避免戳破膜。使用结晶紫染色时，要注意在染色前将膜风干，否则可能导致染色失败。

3) 细胞计数：轻轻用清水冲洗浸泡数次，取出小室，吸去上室液体，用湿棉棒小心擦去上室底部膜表面上的细胞。用小镊子小心揭下膜，底面朝上，适当风干后，移至载玻片上，用中性树胶封片。在高倍显微镜下观察并拍照，随机选取 5 个视野(上、下、中央、左、右各 1 个)计数呈紫色的阳性细胞，统计结果。

4) 注意事项：① 充分晾干，避免残留水分导致镜下聚焦不一致。② 小室和膜上无法标记，操作时应小心避免混淆实验组和对照组。③ 膜上本来就有小孔(白色透明的球形)，所以切不可将小孔误当作细胞进行计数。④ 计数细胞时，Transwell 膜中心和膜边缘的视野都需要选择，以便准确体现穿过整个膜的细胞数。

（2）“非贴壁”细胞计数：由于某些细胞自身的原因或某些膜的特性，有时细胞在穿过膜后不能附着在膜上，而是掉入下室。在这种情况下，可以收集下层培养液，用流式细胞仪计数细胞量，也可直接在镜下进行细胞计数。

2. 间接计数法　主要用于穿过膜的细胞过多，无法通过直接计数获得准确的细胞数时。常见方法包括：

（1）MTT 法：MTT 能够透过细胞膜进入细胞内，活细胞线粒体中的琥珀酸脱氢酶将外源性 MTT 还原为难溶于水的蓝紫色甲臜结晶，并沉积在细胞中。这些结晶物可被二甲基亚砜（DMSO）溶解，通过酶联免疫检测仪在 490 nm 波长处测定其光吸收值，从而间接反映活细胞数量。该方法常用于生物活性因子的活性检测、抗肿瘤药物筛选、细胞毒性实验以及肿瘤放射敏感性测定等。

（2）结晶紫检测：原理与 MTT 法类似。在染色后，使用 3%醋酸脱色，将结晶紫完全洗脱下来，取洗脱液在酶标仪上测量 OD 值（570 nm），从而间接反映细胞数目。

（四）细胞不侵袭的可能原因

1. 首先，需确认细胞是否具备侵袭能力。建议在实验前使用酶谱法检测基质金属蛋白酶（MMPs）的表达，尤其是 MMP－2 的表达。

2. 为了增强实验结果的显著性，可在无血清的条件下，让细胞饥饿 12～24 h 后再进行实验。

3. 可能的原因还包括上室混入高浓度血清或小室孔径不合适。需核对小室孔径，避免将孔径较小的小室混用。

（五）染色后细胞分布不均一的可能原因

表 5－2－1　染色后细胞分布不均一的可能原因和对策

可能原因	对策
小室未平衡放置于孔板中	小室需确认放平于孔板中
细胞悬液加入时局部过多	细胞悬液要混匀，建议均匀滴加
小室有倾斜或晃动	整个实验过程中小室勿倾斜晃动
小室本身渗透膜不平及其他原因	更换小室
多次实验结果中细胞均呈环状聚集	考虑小室本身质量问题

三、细胞黏附实验

细胞黏附是指细胞通过表面特化分子相互作用并附着到邻近细胞的过程，分为细胞直接接触和通过细胞外基质连接两种形式。在细胞增殖、维持活性、分化和迁移中发挥着关键作用。细胞黏附荧光法通过使用活细胞荧光探针染色来反映细胞的黏附能力变化，进而评估活细胞的数量。

（一）材料与仪器

各种规格移液器（0.5～10 μL、10～100 μL、100 μL～1 mL）、各种规格 Tip（10 μL、200 μL、1 mL）、96 孔板、EP 管、超净工作台、二氧化碳培养箱、酶标仪、10 μg/mL 纤连蛋白（或胶原）、荧光染料（钙黄绿素）、1% BSA、胰蛋白酶、PBS、FBS、无血清培养基、DMSO 及细胞等。

（二）操作步骤

1. 用预冷的无血清培养基将纤连蛋白（fibronectin）配置成 10 μg/mL 的人工基底膜胶液，混匀后置于冰上备用。

2. 在 96 孔板中每孔铺设 50 μL 稀释过的纤连蛋白，放入超净工作台中风干过夜。

3. 吸去包被液，加入 200 μL 1% BSA，37℃孵育孔板 1 h，用无血清培养基浸洗孔板 3 次，洗去多余的胶备用。

4. 处理好待测细胞（包括实验组和对照组）后，用 0.25% EDTA 胰蛋白酶消化细胞，用无血清培养基调整细胞悬液浓度至 5×10^4 个/孔，接种到 96 孔板，每孔体积为 100 μL。同时设立不加细胞仅加培养液的空白对照孔。每组细胞设置 5 个重复孔，边缘孔用无菌 PBS 填充。

5. 将细胞放入 37℃、5% CO_2 培养箱内培养 30～60 min（根据细胞状态和实验需求适当调整培养时间）。

6. 取出细胞培养板，吸去培养基，轻柔地用 PBS 洗涤 3 次，每孔加入 100 μL 新鲜培养基。

7. 在 96 孔板中每孔加入 100 μL 钙黄绿素工作溶液，37℃孵育 20～30 min，去除上清液后，用 PBS 清洗细胞。

8. 用荧光酶标仪检测结果，最大激发波长为 488 nm，最大发射波长为 520 nm。

9. 细胞黏附率计算：将各测试孔的荧光强度值减去空白孔（未加细胞孔）的荧光强度值。各重复孔的荧光强度值取平均值。细胞黏附率$=\frac{F_{药物处理细胞}-F_{空白}}{F_{对照细胞}-F_{空白}}\times100\%$。

四、克隆形成实验

克隆形成实验是测定细胞增殖能力的有效方法之一。贴壁后的细胞不一定每个都能增殖并形成克隆，但能够形成克隆的细胞必定是贴壁并具有增殖活力的细胞。细胞克隆形成率表示接种细胞后，成功贴壁且能够增殖并形成克隆的细胞数量，可以反映细胞群体依赖性和增殖能力两个重要性状。通过观察单细胞集落的形成情况，可以计算克隆形成率，从而了解细胞的增殖能力。其技术原理为：当单个细胞在体外持续增殖 6 代以上时，细胞数量将达到约 60 个，形成的细胞群体称为克隆或集落，直径大小通常为 1.0～2.0 mm。集落形成率反映了细胞的独立生存能力。各种理化因素可能导致细胞克隆形成能力发生改变，因此通过计数克隆形成率，可以对单个细胞的增殖潜力进行定量分析，了解其增殖率和对生存环境的适应性。软琼脂培养或平板克隆法是最常用的方法。

（一）所需材料

基础培养基（根据细胞选择适用种类）、胎牛血清、胰蛋白酶、PBS、青霉素-链霉素溶液

(100×)、多聚甲醛、结晶紫染液、Giemsa 染液。

(二) 实验步骤

1. 将处于对数生长期的细胞用胰酶消化后,加入完全培养基(基础培养基+10%胎牛血清)重悬成细胞悬液,并计数。

2. 细胞接种在 6 孔板中,各实验组接种 400～1 000 个细胞/孔(根据细胞生长情况确定,通常为 700 个细胞/孔)。

3. 继续培养至 14 d 或直至大多数单个克隆中的细胞数超过 50 个为止。在培养过程中,每隔 3 d 换液并观察细胞状态。

4. 克隆形成后,使用显微镜拍照记录细胞状态,然后用 PBS 洗涤一次,每孔加入 1 mL 4%多聚甲醛,固定 30～60 min,之后用 PBS 洗涤一次。

5. 每孔加入 1 mL 结晶紫染液,染色 10～20 min。

6. 用 PBS 洗涤细胞数次,晾干后,使用数码相机拍照(分别拍摄整个六孔板及每个孔的单独图像)。

(三) 注意事项

1. 每隔 3 d 进行换液时,缓慢加入培养基,避免吹起细胞。

2. 染色完成后,务必将染液彻底清洗干净,避免孔中残留。

3. 平皿实验

(1) 取对数生长期的各组细胞,分别用 0.25%胰蛋白酶消化并吹打成单个细胞,然后将细胞悬浮在完全培养基(基础培养基+10%胎牛血清)中备用。

(2) 将细胞悬液按梯度倍数稀释,每组设 5 个平行样。每组细胞分别接种 100 个细胞于含 10 mL 37℃预温培养液的培养皿中,并轻轻转动,使细胞均匀分散。

(3) 将培养皿置于 37℃、5% CO_2 及饱和湿度的细胞培养箱中培养 2～3 周。

(4) 当培养皿中出现肉眼可见的克隆时,终止培养。弃去上清液,用 PBS 小心浸洗 2 次。

(5) 加入 5 mL 纯甲醇或 1∶3 醋酸/甲醇混合液,固定 15 min。

(6) 去除固定液,加入适量 Giemsa 染色液,染色 10～30 min。

(7) 用流水缓慢洗去染色液,空气干燥。

(8) 将平皿倒置并叠加一张带网格的透明胶片,用肉眼直接计数克隆,或在显微镜下(低倍镜)计数大于 10 个细胞的克隆数。最后计算克隆形成率$=\dfrac{\text{克隆数}}{\text{接种细胞数}}\times 100\%$。

(9) 注意事项:平板克隆形成实验方法简单,适用于贴壁生长的细胞。适宜底物为玻璃、塑料瓶皿。实验成功的关键是细胞悬液的制备和接种密度。细胞一定要分散得好,不能有细胞团,接种密度不能过大。

(四) 数据分析

显微镜下观察阳性克隆,即每个克隆中细胞数>50 个,相机拍照并统计克隆数(克隆大小为 0.3～1.0 mm),计算克隆形成率,并记录克隆大小。

(五) 软琼脂克隆形成

软琼脂克隆形成,又称非锚定依赖性生长实验(anchorage-independent assay),利用软琼脂作为培养介质,使细胞在悬浮状态下生长。某些恶性肿瘤细胞不仅在贴壁状态下能增殖,在悬浮状态下也能增殖。通过在软琼脂中形成克隆的能力来反映细胞的恶性程度,可用于细胞分化的基础研究及临床肿瘤治疗的疗效检验等。

1. 配制 1.2%和 0.7%琼脂,高压灭菌后,维持在 42℃以防止其凝固。

2. 将 1.2%琼脂与 2 倍培养基混合,铺入 6 孔板作为下层胶,每孔 1.5 mL,37℃孵育 30 min 使其凝固。

3. 将制备好的单细胞悬液与 0.7%琼脂充分混匀,加入 6 孔板作为上层胶,每孔 1.5 mL。待其凝固后,再在上面加入培养基,每 3 d 更换一次。

4. 根据细胞的生长速度培养 2～3 周后,显微镜下观察克隆大小。与平板克隆实验相同,每个克隆中细胞数>50 个,显微镜拍照。若拍整个孔,则每孔加入 200 μL 氯化硝基四氮唑蓝(NBT)染色,37℃过夜,拍照。

5. 数据分析时,用显微镜或相机拍照,计算克隆形成率。

6. 注意事项

(1) 上层软琼脂使细胞分散成单个,下层软琼脂作为支撑,防止细胞贴附生长。最后铺上一层培养基是为了防止胶干燥,并给细胞补充营养。如果做药物处理,则在培养基中加入药物。

(2) 上层胶中细胞数目根据不同的细胞类型而定。一般以 5 000 个细胞/孔作为起始浓度,根据需要调整。

(3) 琼脂放入水浴锅中维持在 42℃左右。温度过低琼脂凝固,在做基底时琼脂凝固过快会导致不均一,温度过高则会将细胞烫死。此外,实验过程中速度要快,防止局部结块。

(4) 种细胞克隆方式,如何选择?根据实验对象和目的选择,平板克隆检测用于评估贴壁肿瘤细胞的增殖能力和致瘤性;而软琼脂克隆形成实验除了能检测贴壁细胞外,还能检测悬浮肿瘤细胞和转化细胞系,具有平板克隆不可取代的优势。如果只是简单评价贴壁细胞的增殖能力和群体依赖性,则选择平板克隆即可。

总之,这些不同的检测方法能够从不同角度准确描述癌细胞生物行为的定量指标。我们相信,将这些分析与相应的定量方法相结合,将成为筛选抑制癌症的新型治疗药物的有力工具。

(焦志刚)

参考文献

[1] Ladoux B, Mege RM. Mechanobiology of collective cell behaviours[J]. Nat Rev Mol Cell Biol, 2017, 18(12): 743 - 757.

[2] Stoddart MJ. Cell viability assays: introduction[J]. Methods Mol Biol, 2011, 740: 1 - 6.

[3] Adan A, Kiraz Y, Baran Y. Cell Proliferation and Cytotoxicity Assays[J]. Curr Pharm Biotechnol, 2016, 17(14): 1213 - 1221.

[4] Thangaraj P. Determination of Cytotoxicity[J]. Prog Drug Res, 2016, 71: 159 - 161.

[5] Eltzschig HK, et al. ATP release from activated neutrophils occurs via connexin 43 and modulates adenosine-dependent endothelial cell function[J]. Circ Res, 2006, 99(10): 1100 - 1108.

[6] Rana NK, Singh P, Koch B. $CoCl_2$ simulated hypoxia induce cell proliferation and alter the expression pattern of hypoxia associated genes involved in angiogenesis and apoptosis[J]. Biol Res, 2019, 52(1): 12.

[7] Wei M, et al. An evaluation approach of cell viability based on cell detachment assay in a single-channel integrated microfluidic chip[J]. ACS Sens, 2019, 4(10): 2654 - 2661.

[8] Riss TL, et al. Cell Viability Assays[M]//In: Markossian S, et al. Assay Guidance Manual. Bethesda (MD): Eli Lilly & Company and the National Center for Advancing, 2004.

[9] Tennant JR. Evaluation of the trypan blue technique for determination of cell viability [J]. Transplantation, 1964, 2: 685 - 694.

第六章　PCR 技术

第一节　普通 PCR 技术

聚合酶链式反应(PCR, polymerase chain reaction)是分子生物学中的一项重要技术。20 世纪 70 年代,研究人员首次报道了使用合成引物和 DNA 聚合酶从模板 DNA 中复制单链 DNA。然而,直到 1983 年,Kary Mullis 才发明了用于扩增目标 DNA 的技术工具,即我们今天所熟知的 PCR 方法。自此,PCR 成为分子生物学研究不可或缺的一部分,并被广泛应用于基础研究、疾病诊断、农业检测和法医调查等领域。因其这一重要发明,Kary Mullis 于 1993 年获得了诺贝尔化学奖。

PCR 是一种能够在短时间内将单个 DNA 分子扩增至数百万倍的生化过程。其基本原理包括三个连续步骤。① 变性:加热双链 DNA 模板使其解离;② 退火:短 DNA 引物与目标 DNA 的侧翼区域结合;③ 延伸:DNA 聚合酶沿模板链延伸引物的 3′端。通过重复这些步骤("循环")25～35 次,即可按指数方式获得精确的目标 DNA 拷贝(见图 6-1-1)。

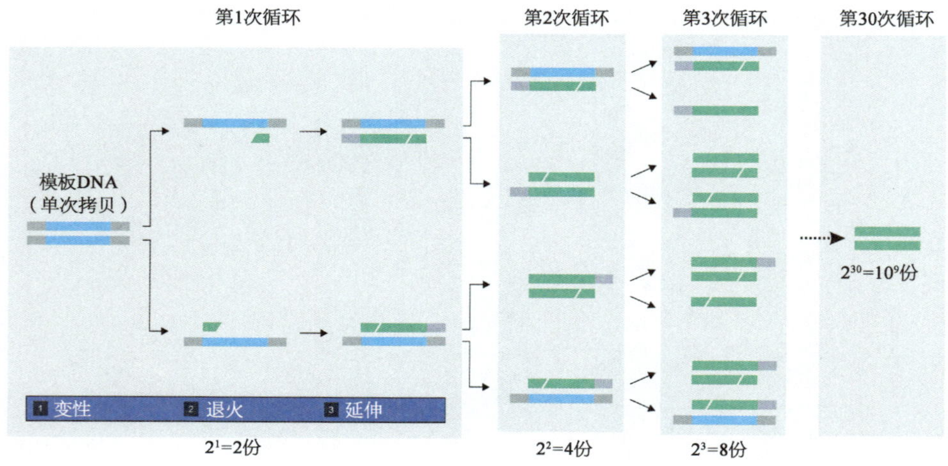

图 6-1-1　PCR 的三个步骤——变性、退火和延伸(如第 1 次循环所示,目标 DNA 随重复循环而发生指数扩增)

多年来，PCR 的基本原理始终未变，但随着 DNA 聚合酶和试剂性能的大幅提升，以及仪器和塑料反应管的不断创新，PCR 实验方法也在持续改进。

一、DNA 聚合酶

DNA 聚合酶是 PCR 的重要组成部分，它能够从单链 DNA 模板中合成新的互补链。所有 DNA 聚合酶都具有 5′→3′聚合酶活性，即掺入核苷酸并使引物从 5′→3′方向延伸（图 6-1-2）。早期的 PCR 通常使用来源于大肠杆菌的 DNA 聚合酶 I 的 Klenow 片段来生成新的子链。然而，这种大肠杆菌酶对热敏感，易受到变性阶段的高温破坏，从而无法继续进行退火和延伸步骤。因此，需要在每个循环的退火步骤中重新补充酶。热稳定 DNA 聚合酶的发现是一项重大进步，它提高了反应的稳定性，为 PCR 方法的改进提供了无限可能。1976 年，从耐热菌 Thermus aquaticus 中分离出来的 Taq DNA 聚合酶是出名的热稳定 DNA 聚合酶之一。1988 年，研究人员首次报道，证明 Taq DNA 聚合酶能够在 75℃以上保持活性，从而无需手动加入新酶即可持续循环扩增，实现了工作流程自动化。此外，与大肠杆菌 DNA 聚合酶相比，Taq DNA 聚合酶能够获得更长的 PCR 扩增子，并且具有更高的灵敏度、特异性和得率。因此，Taq DNA 聚合酶被《SCIENCE》杂志评为 1989 年的“年度分子”。

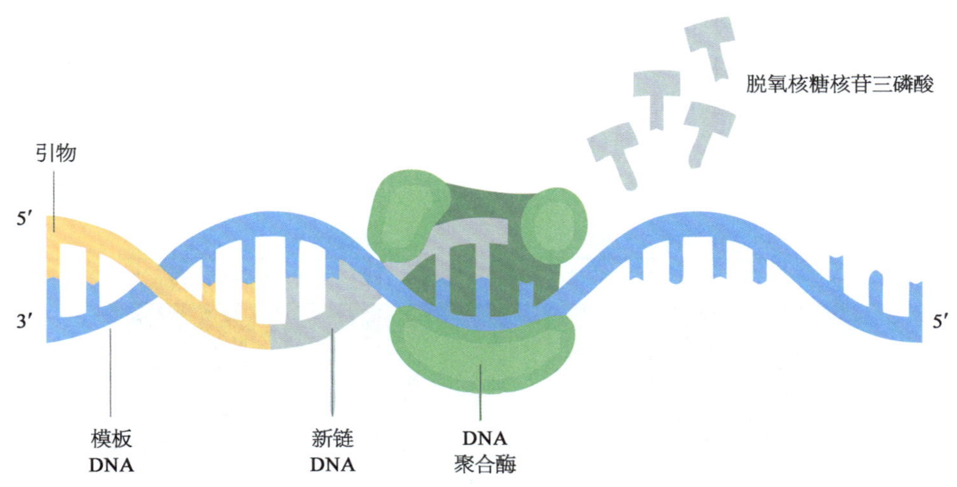

图 6-1-2 DNA 聚合酶沿 5′至 3′方向使 PCR 引物延伸

尽管 Taq DNA 聚合酶大大改善了 PCR 实验方法，但也表现出一些缺点。例如，Taq DNA 聚合酶在 90℃以上的 DNA 链变性温度下相对不稳定。对于需要更高解离温度的富含 GC 和/或具有强二级结构的 DNA 模板，这一问题尤为突出。同时，Taq DNA 聚合酶缺乏校正活性，会在扩增过程中引入错误的核苷酸。对于克隆和测序而言，序列的准确性至关重要，因此不能存在含有错配的 PCR 扩增子。此外，Taq DNA 聚合酶的易错配特性使其通常无法稳定扩增长度大于 5 kb 的片段。为克服这些缺点，性能更好的 DNA 聚合酶不断被开发，使 PCR 在广泛的生物学应用中发挥其强大的功能。

热循环仪是一种能够为 PCR 反应自动完成温度循环和孵育的仪器。在引入热循环仪之前，PCR 反应是一个费时费力的过程，需要在不同温度的水浴之间转移样品，并为每个步骤精确计时。热循环仪和 Taq DNA 聚合酶的发现，使 PCR 的自动化成为现实。第一款自动化 PCR 热循环仪是在 1985 年由 PerkinElmer 和 Cetus 以合资方式引入市场的。此后，热循环仪的实用性、设计、温度控制和循环速度不断得到改善。热循环仪也为定量 PCR 仪的开发开辟了道路，定量 PCR 仪将 PCR 扩增与 PCR 产物累积的实时检测结合在一起。PCR 的成功取决于一系列因素，其中反应组分在扩增过程中起着至关重要的作用。表 6-1-1 列出了配制反应体系时需考虑的关键因素。

表 6-1-1 影响反应体系的关键因素

· 模板 DNA · DNA 聚合酶 · 引物	· 脱氧核苷三磷酸(dNTP) · 所需辅助因子：Mg^{2+} · 缓冲液

二、PCR 实验的组成

1. 模板 DNA　用于复制的 PCR 模板可以是任何 DNA 来源，如基因组 DNA(gDNA)、互补 DNA(cDNA)和质粒 DNA。不过，DNA 的组成或复杂度会影响 PCR 扩增的最佳起始量。例如，在起始量为 50 μL 的 PCR 中，只需 0.1～1 ng 质粒 DNA，而 gDNA 则需要 5～50 ng。最佳模板起始量还取决于所使用的 DNA 聚合酶类型；经过改造的 DNA 聚合酶对模板的亲和力更强，灵敏度更高，所需的 DNA 起始量更少。对 DNA 起始量的优化非常重要，因为起始量过高会增加非特异性扩增的风险，而起始量过低会降低得率(图 6-1-3)。

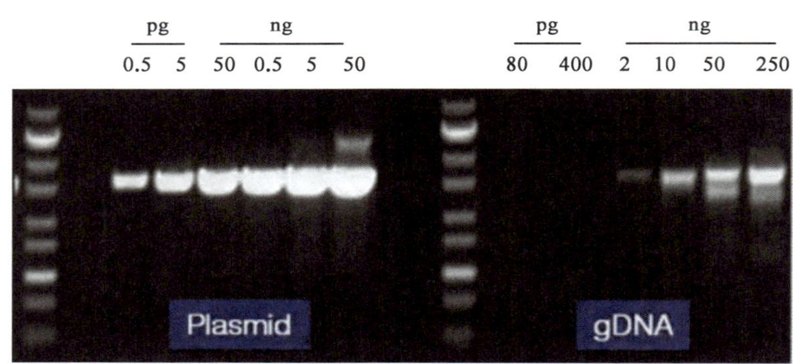

图 6-1-3 质粒和人类 gDNA 模板的 PCR 结果对比

在建议条件下，使用相同的 DNA 聚合酶从不同起始量的 DNA 模板中扩增 2 kb 目标序列。有时，PCR 实验方案会使用拷贝数表示 DNA 起始量，特别是 gDNA。拷贝数的计算取决于分子的数量，即 DNA 起始摩尔量。用 Avogadro 常数(L)和摩尔质量计算拷贝数，公式如下：

$$拷贝数=L\times 摩尔数=L\times \frac{总质量}{摩尔质量}$$

特定 DNA 链的摩尔质量取决于其大小或总碱基数(即其长度和单链或双链特性的组合)。为了简便,可使用在线工具从起始 DNA 的质量计算拷贝数。

理论上,单拷贝 DNA 或单个细胞在理想条件下足够用于 PCR 扩增。但在实际情况下,特定模板量的扩增效率很大程度上取决于反应组分和反应参数,以及 DNA 聚合酶的灵敏度。

除了 gDNA、cDNA 和质粒 DNA,还可以通过再次扩增 PCR 产物,得到更高的目标 DNA 得率。尽管未纯化的 PCR 产物可以直接用作模板,但引物、dNTP、盐和副产物等遗留反应成分会对扩增造成不利影响。为了避免这种抑制作用,通常建议在下一轮 PCR 前用水稀释反应。如需获取最佳结果,应在再次扩增前将 PCR 扩增子进行纯化。使用经优化的 PCR 纯化试剂盒,仅需 5 min 即可完成 PCR 产物纯化步骤。

2. DNA 聚合酶　DNA 聚合酶在目标 DNA 的复制中至关重要。Taq DNA 聚合酶是广为人知的 PCR 聚合酶之一(它的发现彻底改变了 PCR)。Taq DNA 聚合酶具有相对较高的热稳定性,在 95℃ 下的半衰期约为 40 min。在 70℃时,它能够以每秒 60 个碱基的速度引入核苷酸,扩增长度约为 5 kb,因此适用于无特殊要求的常规 PCR。如今,新一代 DNA 聚合酶经过改进,PCR 性能有了显著改善。

一般在 50 μL 反应中,1～2 单位的 DNA 聚合酶已足够用于目标 DNA 的扩增。但对于难扩增模板,则需要调整酶的使用量。例如,当 DNA 样品含有抑制剂时,增加 DNA 聚合酶使用量有助于提高 PCR 得率。但需要注意,提高酶浓度可能会产生非特异性 PCR 产物(图 6-1-4)。

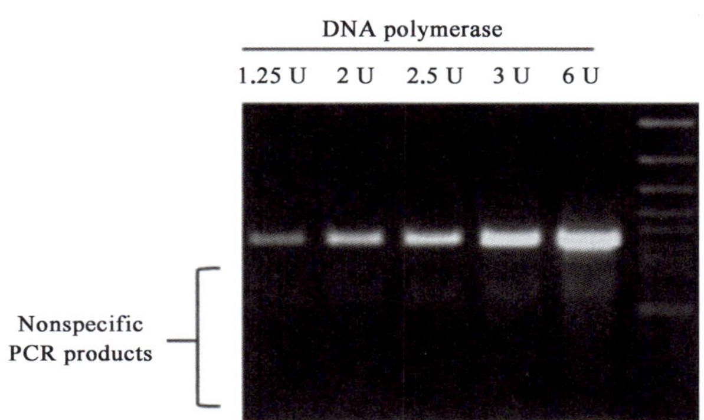

图 6-1-4　对于 PCR 克隆、长片段扩增和高 GC 含量 PCR 等特殊的应用,应该使用性能更高的 DNA 聚合酶(这些酶能够在短时间内从长模板上扩增出 PCR 产物,错误率更低,得率更高,对抑制剂耐受性更强)

3. 引物　PCR 引物是含有 15～30 个碱基的合成 DNA 寡核苷酸,能够与模板 DNA 中目标区域的侧翼序列结合(通过序列互补)。在 PCR 反应期间,DNA 聚合酶从 3′端开始延伸引物。因此,引物结合位点必须是靶标附近所特有的,并且与起始 DNA 的其他部分序列具有最小的同源性,以确保目的片段的特异性扩增。

除了序列同源性,引物还必须考虑到其他相关问题,以确保 PCR 扩增的特异性。首先,引物序列的熔解温度(Tm)必须为 55～70℃,两种引物的 Tm 相差不超过 5℃。同样重要的是,引物的序列不能具有互补性(特别是 3′末端)。若两个引物互补会促进退火(即引物二聚体),自我互补会导致自我配对(即二级结构),或序列的直接重复会导致与模板目标区域产生不完全配对。

此外,引物的 GC 含量最好为 40%～60%,均匀的 C 和 G 分布能够避免错误发生。同样,为了尽量减少非特异性扩增,引物 3′端最多只能含有 3 个 G 或 C 碱基。另一方面,引物 3′端含有 1 个 C 或 G 核苷酸有利于引物的锚定和延伸(表 6-1-2)。为了简便,有多种在线工具可用于设计和选择具有指定参数的最佳引物序列。

表 6-1-2 PCR 引物设计的一般建议

可 以	不可以
• 长度为 15～30 nt • T_m 55～70℃(两个引物相差不超过 5℃) • 40%～60% GC(均匀分布) • 3′末端含有 1 个 C 或 G	• 二级结构(互补性) • 直接重复序列 • 3′末端含有 3 个以上 G 或 C

长序列引物(如>50 nt)或碱基经修饰的引物通常需要进行纯化,以去除非全长产物和未结合的核苷酸。对于分子克隆和突变等应用,建议将引物进行纯化,序列和长度的完整性对于实验的成功至关重要。

为 PCR 克隆设计引物时,可在 5′末端引入限制性酶切位点、重组序列和启动子结合位点等延伸的非模板序列。这些延伸序列需进行精心设计,以尽量减小对 PCR 扩增和下游实验应用的影响。

在配制 PCR 反应体系时,引物加入量应在 0.1～1 μM 范围内。对于含有简并碱基或用于长片段 PCR 扩增的引物,常用的引物浓度为 0.3～1 μM。通常,建议先使用标准浓度,然后根据需要再进行调整。引物浓度过高容易产生错配和非特异性扩增,而引物浓度过低可能会导致目的片段的少量扩增或无扩增。

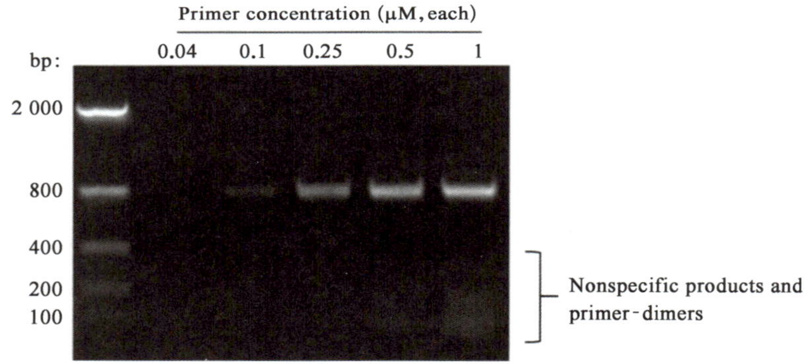

图 6-1-5 使用不同浓度的引物对人类 gDNA 进行 PCR 扩增(在该实验中,对富含 GC 的 0.7 kb 片段进行扩增,可以观察到,高引物浓度下,会产生非特异性产物和引物二聚体)

4. 脱氧核苷三磷酸(dNTP) dNTP 由四个基本核苷酸组成——dATP、dCTP、dGTP 和 dTTP,是新 DNA 链的组成元件。这四种核苷酸通常以相等摩尔量加入 PCR 反应体系中,以实现最佳的碱基引入。但是,在某些情况下,如通过 PCR 方法进行随机突变,偶尔也会使用浓度不等的 dNTP,以促进非校正 DNA 聚合酶产生更多的错误碱基插入。

在常见的 PCR 应用中,各种 dNTP 的常用终浓度通常为 0.2 mM。有时,使用高浓度 dNTP 也可能是有益的,特别是在存在高浓度 Mg^{2+} 的情况下,因为 Mg^{2+} 可与 dNTP 结合,减少可被引入的 dNTP 量。但同时,当 dNTP 超过最佳浓度时,会抑制 PCR 反应。为使

DNA 聚合酶完成有效扩增,反应中的游离 dNTP 浓度不得超过 0.010～0.015 mM(估计 Km 值)(图 6-1-6)。当使用非校正 DNA 聚合酶时,可通过降低 dNTP 浓度(0.01～0.05 mM)和成比例减少 Mg^{2+} 来提高保真度。

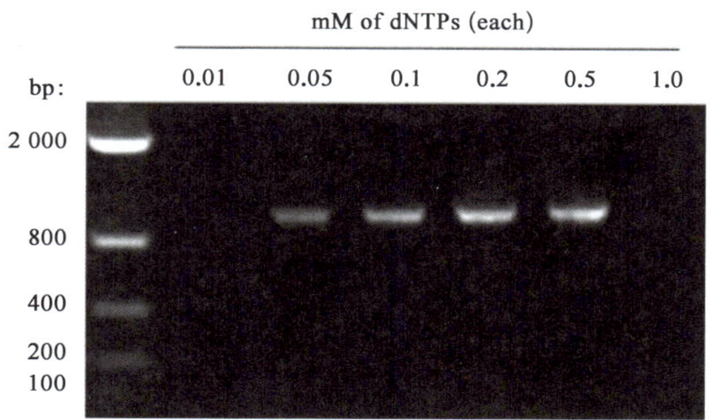

图 6-1-6 使用不同浓度的 dNTP 对 1 kb lambda DNA 进行 PCR 扩增(每个反应中的 $MgCl_2$ 终浓度为 4 mM)

在一些应用中,dNTPs 可能包含特殊核苷酸。例如,使用脱氧尿苷三磷酸(dUTP)替代 dTTP,结合使用尿嘧啶 DNA 糖苷酶(UDG)预处理,以防止残余 PCR 产物污染。UDG 是一种 DNA 修复酶,能够剪切含有尿嘧啶的 DNA 链。使用 dUTP 替代 dTTP,会生成含有尿嘧啶的 PCR 产物。在开始 PCR 前,使用 UDG 孵育反应样品,能够去除含有尿嘧啶的污染性残余 PCR 产物,从而防止残余 PCR 产物引起假阳性结果。

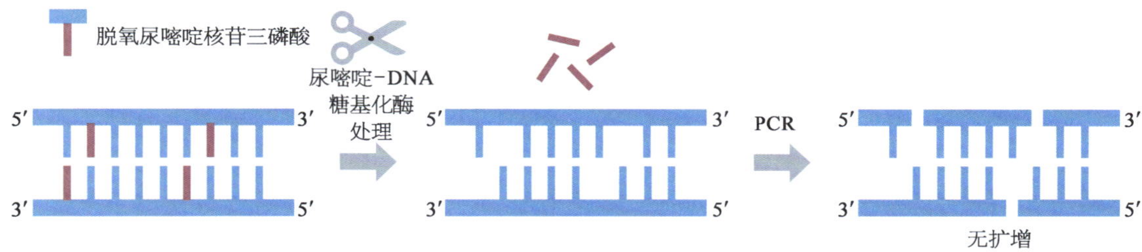

图 6-1-7 通过 UDG 处理,防止残余 PCR 扩增子污染[UDG 切割 DNA 片段中的尿嘧啶碱基(红色线条)。经切割的 DNA 链在 PCR 条件下易于降解,因此不会在后续 PCR 中扩增]

在 PCR 中使用 dUTP 时,应注意如下事项。第一,dUTP 的使用可能会降低 PCR 效率和灵敏度。为克服这一问题,可采用最佳的 dTTP 与 dUTP 比例,使每个 PCR 产物分子携带足量的尿嘧啶碱基以有效完成 UDG 处理,而不会显著影响 PCR 效率。第二,尽管 Taq DNA 聚合酶能够在 DNA 合成期间掺入 dUTP,但 Pfu 等校正 DNA 聚合酶不能兼容 dUTP,除非经过特殊改造以耐受尿嘧啶。这种特性主要是因为基于 Archaea 的 DNA 聚合酶具有尿嘧啶结合口袋作为 DNA 修复机制。同样,氨基化 dUTP、荧光素-12-dUTP、5-溴-dUTP 和生物素-11-dUTP 等改良型 dNTP 常被用于为后续实验添加标记物。与 dUTP 相似,DNA 聚合酶必须能够引入经修饰的 dNTP,才能获得成功的 PCR。

5. 镁离子(Mg^{2+}) 镁离子(Mg^{2+})作为 DNA 聚合酶活性的辅助因子,有助于在聚合过程中促进 dNTP 的结合。酶活性位点处的镁离子能够催化引物的 3′-OH 与 dNTP 的磷酸基团之间形成磷酸二酯键(图 6-1-8)。此外,Mg^{2+} 还能稳定磷酸盐骨架上的负电荷,从而促进引物与 DNA 模板形成复合物。

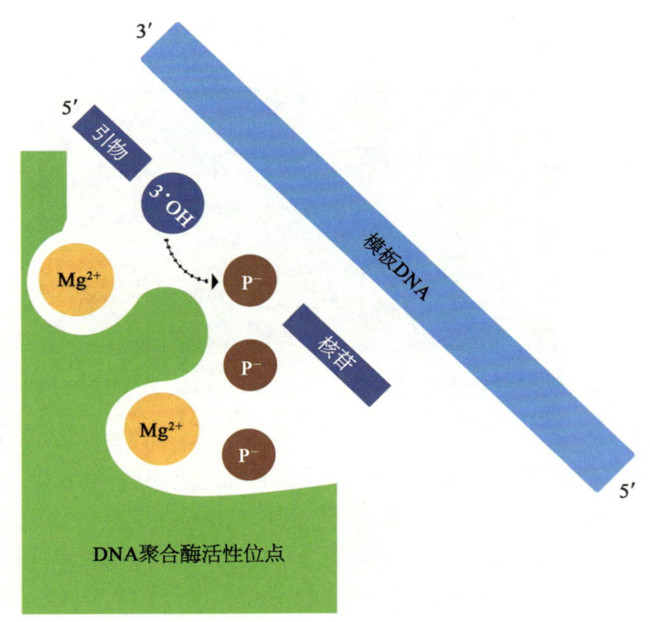

图 6-1-8 DNA 聚合酶活性位点处镁离子的作用(在 DNA 聚合期间,Mg^{2+} 可帮助协调引物的 3′-OH 与 dNTP 的磷酸基团间发生相互作用)

通常情况下,Mg^{2+} 以 $MgCl_2$ 的形式提供。然而,由于硫酸盐在某些情况下有助于确保更稳定和可重现的性能,像 Pfu DNA 聚合酶这样的某些聚合酶首选 $MgSO_4$。由于镁离子能够与 dNTP、引物、DNA 模板和 EDTA(如果存在)结合,因此,通常需要对镁离子浓度进行优化,以最大化 PCR 得率并保持扩增特异性。在 PCR 中,标准的 Mg^{2+} 终浓度范围为 1~4 mM,建议优化滴定增量为 0.5 mM。Mg^{2+} 浓度过低会降低聚合酶活性,导致 PCR 产物较少或无产物。另一方面,Mg^{2+} 浓度过高则会提高引物-模板复合物的稳定性,产生非特异性 PCR 产物,并增加由 dNTP 错误插入导致的复制错误。

6. *缓冲液* PCR 缓冲液能够为 DNA 聚合酶活性提供适宜的化学环境。缓冲液的 pH 通常为 8.0~9.5,一般使用 Tris-HCl 来调节。

对于 Taq DNA 聚合酶,缓冲液的一个常见成分是来自 KCl 的钾离子(K^+),其可促进引物的吸附。有时,也可使用硫酸铵[$(NH_4)_2SO_4$]代替 KCl。铵离子(NH_4^+)具有去稳定作用,尤其对于错配引物-模板复合物碱基对之间的弱氢键,因此可增强反应特异性。

由于 Mg^{2+} 与 K^+ 具有相似的稳定效应,因此当使用 KCl 缓冲液时,$MgCl_2$ 的建议浓度通常较低(1.5±0.25 mM);当使用 $(NH_4)_2SO_4$ 缓冲液时,$MgCl_2$ 的建议浓度通常较高(2.0±0.5 mM)。由于 NH_4^+ 与 Mg^{2+} 具有拮抗效应,因此在各种 Mg^{2+} 浓度下,含有

$(NH_4)_2SO_4$ 的缓冲液表现出更高的引物特异性(图 6-1-8)。由于最佳的 PCR 缓冲液取决于所使用的 DNA 聚合酶类型,所以有必要遵循酶供应商提供的缓冲液建议。在某些情况下,可在缓冲液中加入化学添加剂或辅助溶剂,通过减少错配来提高扩增特异性,并通过去除二级结构来提高扩增效率(表 6-1-3)。此外,一些 DNA 聚合酶还提供了专为 DNA 聚合酶和 PCR 缓冲液优化的特殊增强剂,这些试剂常用于困难样品,如富含 GC 的模板。应注意,使用化学添加剂或辅助溶剂会影响引物退火、模板变性、Mg^{2+} 结合以及酶活性。同时,它们还会干扰某些下游应用——例如,基因芯片实验中的非离子去污剂。因此,为了成功进行 PCR 扩增和下游实验应用,应慎重考虑缓冲液的组成成分。

表 6-1-3　用作 PCR 增强剂的常见添加剂或辅助溶剂,以及其建议终浓度

试　剂	标准终浓度
二甲基亚砜(DMSO)	1%～10%
甘油	5%～20%
甲酰胺	1.25%～10%
牛血清白蛋白(BSA)	10～100 μg/mL
硫酸铵[$(NH_4)_2SO_4$]	15～30 mM
聚乙二醇(PEG)	5%～15%
明胶	0.01%
非离子去污剂(如,Tween 20、Triton X-100)	0.05%～0.1%
N,N,N-三甲基甘氨酸(甜菜碱)	1～3 M

第二节　PCR 应用

PCR 有着广泛的应用,不仅在基础研究方面,还包括医学诊断、法医学和农业科学等各大领域。以下将介绍 PCR 技术的部分应用领域,包括:① 基因表达;② 基因分型;③ 克隆;④ 突变;⑤ 甲基化分析;⑥ 测序;⑦ 医学、法医学和应用科学。

一、基因表达

通常可通过 PCR 检测不同细胞类型、组织和生物体在特定时间点的基因表达差异。首先,从目标样品中分离出 RNA,并将信使 RNA(mRNA)逆转录成互补 DNA(cDNA)。随后,通过 PCR 扩增 cDNA 的数量,确定 mRNA 的初始水平。这一过程也被称为逆转录 PCR (RT-PCR)(图 6-2-1)。

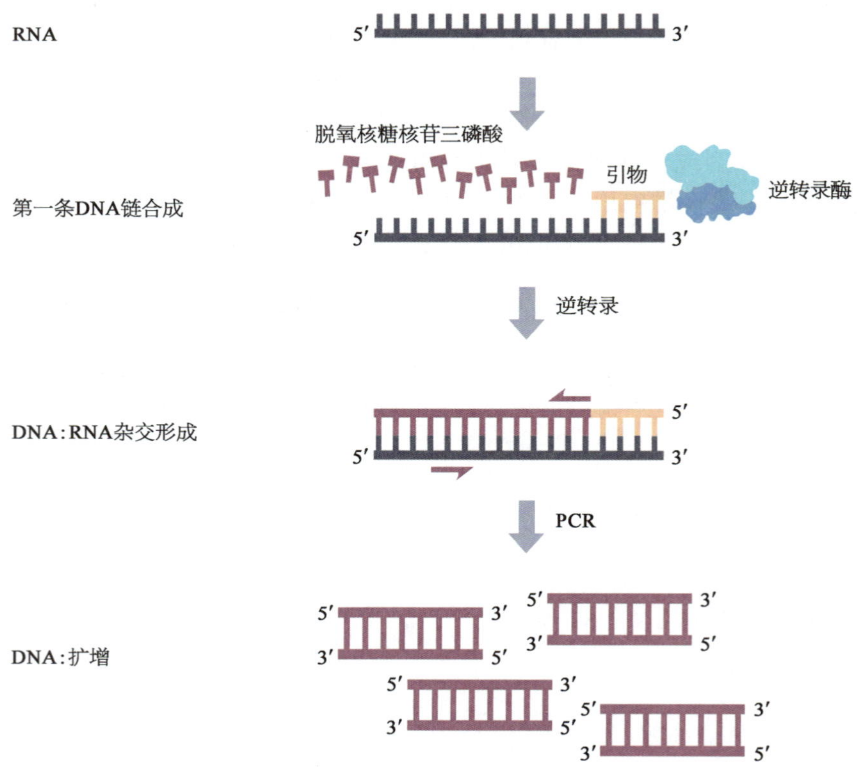

图 6-2-1 RT-PCR. RNA 被逆转录成 cDNA,随后通过 PCR 扩增 cDNA

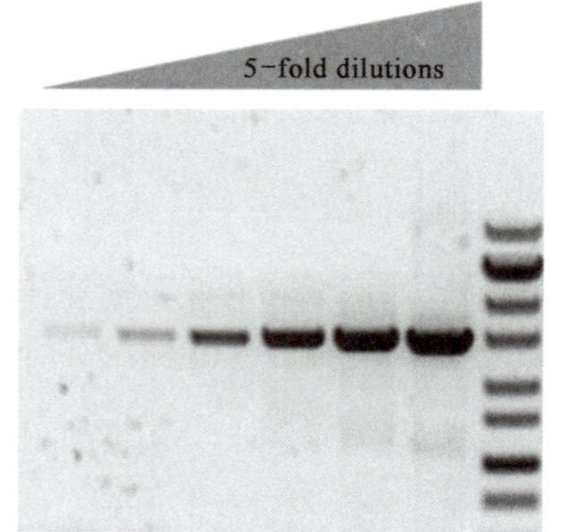

图 6-2-2 起始 cDNA 连续稀释液的 PCR 得率,通过在琼脂糖凝胶上对 PCR 产物染色进行可视化观察

终点 PCR 可通过凝胶中的扩增产物条带强度对 RNA 的表达进行定量(一种半定量方法)。例如,对起始 cDNA 进行连续稀释并扩增,通过凝胶电泳可视化观察不同起始量的终点 PCR 得率(图 6-2-2),然后对条带强度进行定量分析,并以管家基因为参照进行标准化,预估扩增靶点的相对表达水平。如今,终点 PCR 已基本被实时 PCR 或 qPCR 取代,因为它们能获得更可靠和准确的基因表达定量结果。

二、基因分型

PCR 可用于检测特定细胞或生物体中等位基因的序列差异。例如,基因敲除和敲入小鼠等转基因生物的基因分型。引物对经设计位于目标区域侧翼,可根据是否存在扩增子及扩增子长度来检测遗传变异(图 6-2-3)。

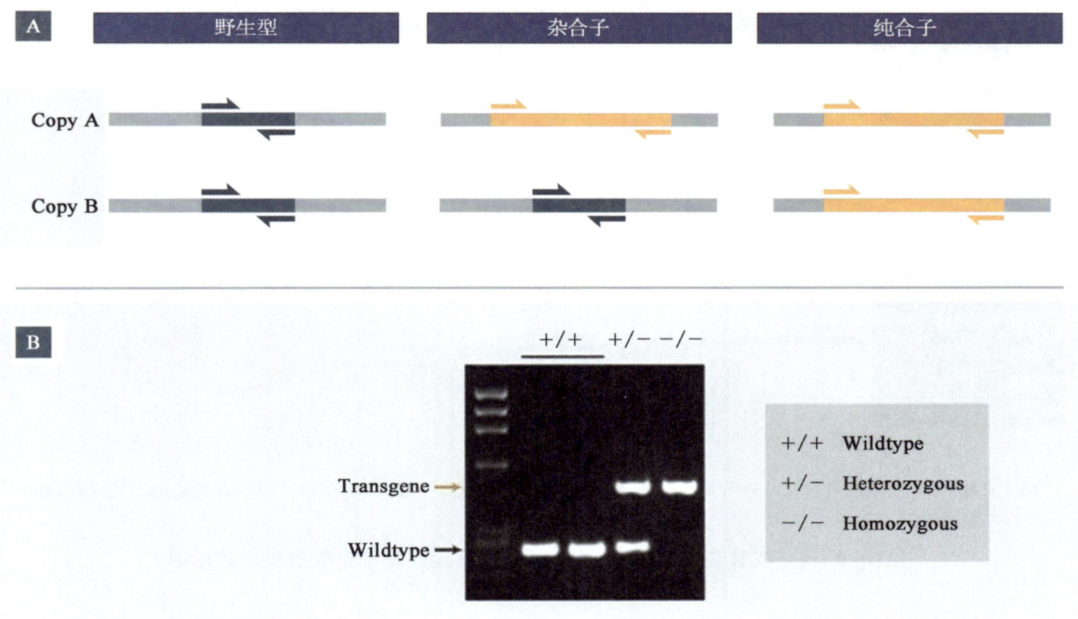

(A) 可用针对目标区域的特异性 PCR 引物来检测基因位点是野生型序列(深灰色)还是转基因序列(黄色)
(B) 如该凝胶照片所示,PCR 产物可用于确定基因型。在这些实验中,使用了野生型(+/+)和转基因(+/-和-/-)小鼠的基因组 DNA。

图 6-2-3 PCR 用于转基因生物的等位基因分型

但是,如果为了检测特定核苷酸突变,则必须对扩增的序列进行进一步分析。例如,PCR 扩增子测序是研究单核苷酸变异(SNVs)和单核苷酸多态性(SNP)的方法之一。强烈推荐使用高保真 DNA 聚合酶,以防止在 PCR 过程中引入多余的突变。通过 PCR 进行基因分型也是对癌症和遗传病中突变进行遗传分析的一个基本方法。

三、克隆

PCR 被广泛应用于目标 DNA 片段的克隆,该技术被称为 PCR 克隆。在直接 PCR 克隆中,DNA(如 gDNA、cDNA、质粒 DNA)的目标区域被扩增并插入到特殊设计的兼容载体中。或者,在设计引物时,在引物的 5′末端添加核苷酸,从而在插入前进行进一步操作。这些附加序列包括通过酶切和连接进行克隆的限制性酶切位点、用于不依赖连接酶克隆的载体兼容序列,以及用于多片段组装的重组序列(图 6-2-4)。

由于引物是以从 3′到 5′的方向合成的,如果这些 DNA 寡核苷酸合成失败或不充分,将导致 5′序列被截断。因此,建议通过纯化去除多余的合成试剂和非全长 DNA 寡核苷酸,以确保目标 PCR 片段的成功克隆。除了制备插入片段,PCR 也是在克隆后筛选是否携带目标插入片段的有效方法。经过设计的引物可用于确定载体中是否存在插入片段以及其插入方向。

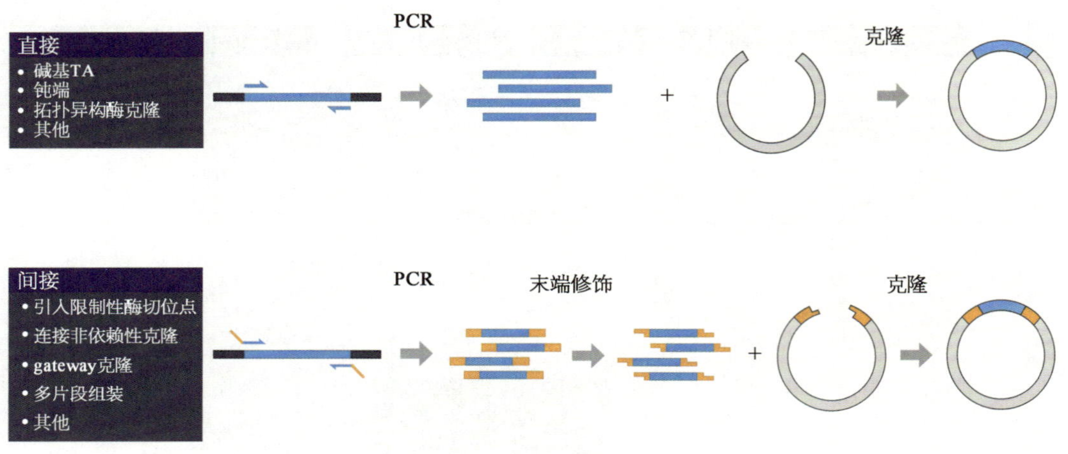

(A) 直接 PCR 克隆技术包括 TA 和平端克隆　(B) 间接 PCR 克隆，扩增子可在插入到兼容载体之前被修饰，如进行限制性酶切

图 6-2-4　PCR 克隆：通过 PCR 制备的插入片段被克隆到兼容载体中

四、突变

PCR 克隆的一大优点是能够通过克隆将所需突变引入目的基因中，以便进行突变研究。在定点突变中，经过设计的 PCR 引物可将碱基置换、删除或插入整合到特定序列中。如图 6-2-5 所示，引物被定位到已克隆至质粒中的序列上。随后，含有引入突变的 PCR 产物通过自我连接，重新生成环状质粒，并用于转化感受态细胞。

该方法使用非重叠引物(红色星号=突变核苷酸，灰色线条=删除的序列，蓝色线条=插入的序列)。也可考虑使用其他引物设计，如具有 5′重叠序列的引物。定点突变实验的需要考虑的重点因素如下：① 引物设计；② DNA 聚合酶选择；③ PCR 参数。

1. 引物设计　在设计突变引物时，最好将突变序列放置在引物的中间位置，或者距离 3′末端至少 7～8 个碱基的位置。这样可实现有效的 3′延伸，并防止 DNA 聚合酶将碱基对错配(3′→5′外切核酸酶活性)。建议通过 PCR 引物纯化，最大限度提高诱变和克隆效率。

2. DNA 聚合酶选择　使用高保真 DNA 聚合酶对于获得含有目标突变且无意外引入错误的 PCR 片段至关重要。同时，所选的 DNA 聚合酶必须能够扩增模板 DNA 的全长(例如，获得全长突变质粒)。

3. PCR 参数　PCR 目的片段越短，PCR 循环数越少，则 PCR 错误率越低。为在扩增较长片段 DNA 时保证序列准确性，并通过较少的 PCR 循环获得较高的得率，推荐使用具有高合成能力的高保真度 DNA 聚合酶。

如果需要引入多个突变位点，可以设计带有重叠同源序列的突变引物。随后，通过扩增子同源末端的定向重组，可以获得含有多点突变的质粒(图 6-2-6)。该方法不仅可用于在难以通过单次 PCR 进行扩增的超长质粒中引入突变，也可避免长片段 PCR 扩增出现较高的错误率。

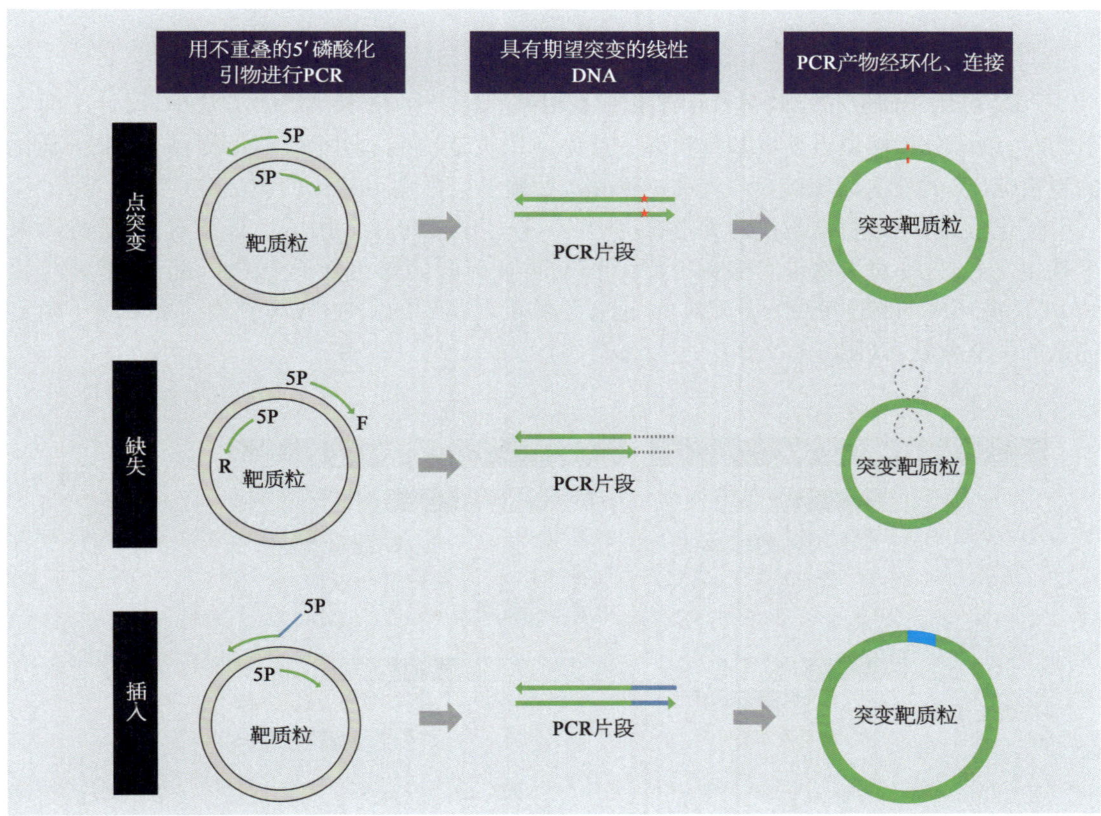

图 6-2-5 PCR 用于定点突变

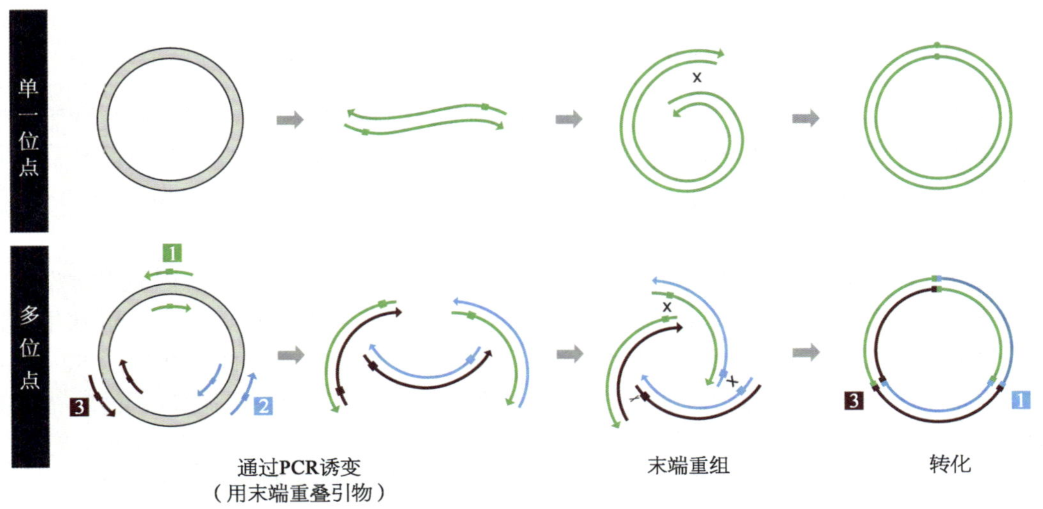

图 6-2-6 使用含突变序列和同源末端序列的 PCR 引物进行的定点突变(该图所示方法阐述了 Invitrogen GeneArt 定点突变试剂盒的机制,其中,方块代表重组位点和突变位点)

五、甲基化

PCR 可用于研究位点特异性甲基化。在甲基化特异性 PCR(MSP)方法中，设计了两个引物对，以区分目标位点的甲基化状态。首先使用重亚硫酸盐处理 DNA 样品，将未甲基化的胞嘧啶(C)转化为尿嘧啶(U)。重亚硫酸盐处理不会影响甲基化的胞嘧啶(^{m5}C)。为了检测甲基化位点，一对引物被设计为带有鸟嘌呤(G)，可与目标序列中的^{m5}C 配对；为了检测未甲基化位点，另一对引物带有腺嘌呤(A)，可与重亚硫酸盐转化分子中的 U 配对[随后与后续 PCR 循环中的胸腺嘧啶(T)配对]。通过引物配对得到的阳性 PCR 扩增结果可用于确定位点的甲基化状态(图 6-2-7)。

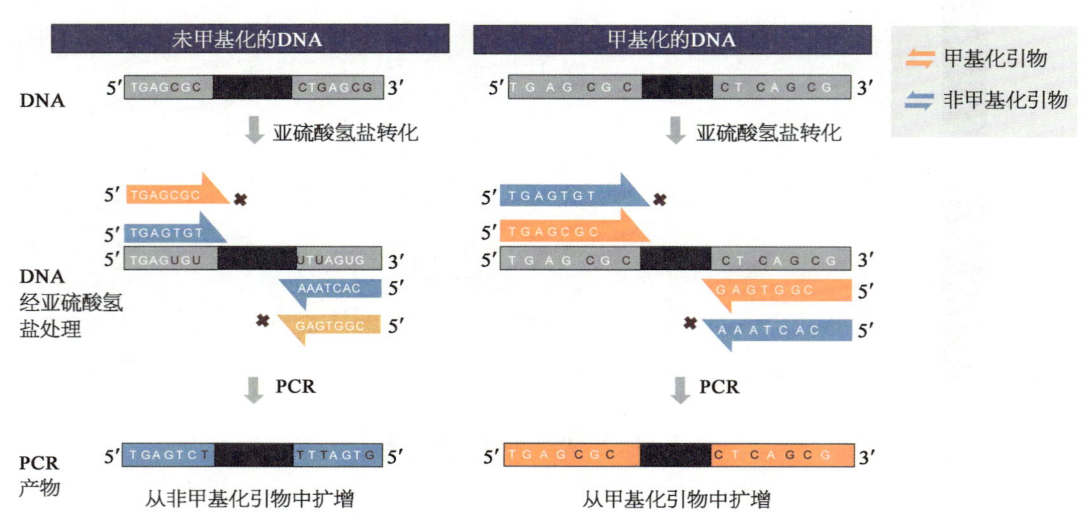

图 6-2-7 通过引物配对得到的阳性 PCR 扩增结果可用于确定位点的甲基化状态

甲基化特异性 PCR 的第一步是使用重亚硫酸盐处理 DNA 样品，将未甲基化的胞嘧啶转化为尿嘧啶。设计两个引物对(分别用于甲基化和未甲基化检测)，通过重亚硫酸盐处理 DNA 的扩增结果来区分目标位点的甲基化状态。重亚硫酸盐处理后，未甲基化 DNA 因 G-U 错配而呈单链状态，因此只有一条 DNA 链被扩增。

由于 MSP 在很大程度上依赖于引物对重亚硫酸盐转化序列的特异性，因此引物设计对实验的成功至关重要。首先，引物结合位点必须包含甲基化敏感残基，以便区分甲基化和未甲基化序列。其次，未甲基化引物通常富含 AT 碱基，因此需要较长的引物(如>30 nt)且 Tm≥60℃，以确保特异性退火。此外，富含 AT 的序列通常易于形成引物二聚体、错配杂交、DNA 聚合酶脱落以及扩增偏倚。因此，所选 DNA 聚合酶必须能够扩增具有宽范围 AT/GC 含量的模板。最后，必须使用具有已知和未知甲基化状态的对照 DNA 对引物特异性进行经验性验证，以评估假阳性结果。为了利用碱基错配来区分甲基化状态，建议在设计甲基化和未甲基化引物时，在其 3′末端添加一对 G-A 或 T-C(图 6-2-7)。除了能够扩增富含 AT 的序列，DNA 聚合酶还必须能够识别经重亚硫酸盐处理后 DNA 中的 U 残基。

高保真 DNA 聚合酶通常含有来自古细菌的尿嘧啶结合域，因此不适用于 MSP（除非经过特殊修饰）。同样，为了避免 PCR 残余污染，含有 U 的模板序列不能进行 UDG 处理。实时 PCR 已经取代了终点 PCR，为 MSP 提供了更准确的甲基化定量分析。通过实时 PCR 进行熔解曲线分析，可以作为替代 PCR 方法来检测目标位点的甲基化状态。

六、测序

PCR 是一种相对简单的技术，用于测序富集模板 DNA。为了确保 DNA 序列的准确性，强烈建议使用高保真 PCR 来制备测序模板。在 Sanger 测序中，PCR 扩增的片段会经过纯化，并用于测序反应。为了简化测序工作流程，通常在 PCR 引物的 5′末端标记常用的测序引物结合位点（如 M13 或 T7"通用引物"结合位点）（图 6-2-8）。

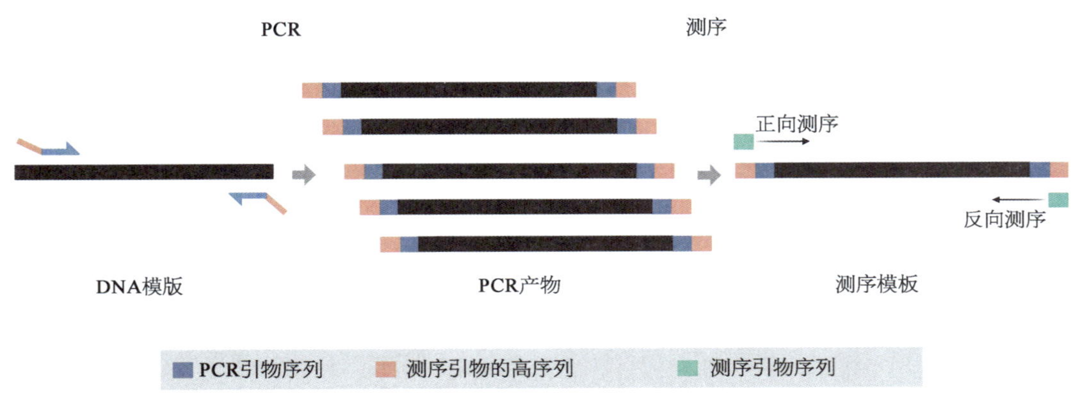

图 6-2-8　用于 Sanger 测序的 PCR 扩增子制备（使用常用测序引物位点标记 PCR 引物，以简化实验流程）

下一代测序（NGS）中，PCR 被广泛用于构建 DNA 测序文库。在 NGS 文库制备中，DNA 样品通过 PCR 反应进行富集（特别是在起始量有限的情况下），并使用测序适配子（以及用于多重检测的唯一条形码或索引）进行标记（图 6-2-9）。除了具有高保真度外，DNA 聚合酶还应具备最小的扩增偏倚，以确保测序文库具有典型的覆盖度。

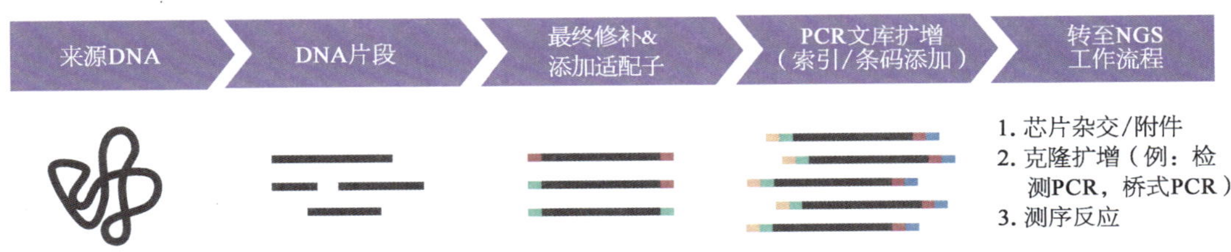

图 6-2-9　使用 PCR 为新一代测序制备 DNA 样品

七、医学、法医学和应用科学

PCR 技术不仅可用于基础研究，还广泛应用于临床诊断、法医学调查和农业生物技术研究。这些应用要求具有可靠的性能、卓越的灵敏度和严格的标准。因此，热循环仪和试剂必须满足这些要求。分子诊断的实例包括基因检测、致癌突变检测以及感染性疾病检测。在法医学中，PCR 用于人类身份鉴定，通过对独特的短串联重复序列(STR)进行扩增来区分个体。在农业学中，PCR 在食物病原体检测、植物基因分型和转基因(GMO)检测中起着重要作用。

综上所述，自 20 世纪 80 年代引入以来，PCR 作为一种实用工具，在生物学研究、医学诊断、法医学和农业领域一直具有广泛而重要的应用。

第三节　常用的 PCR 方法

PCR 实验包括三大主要的热循环步骤，需要多种必要的反应成分。本节将阐述：对于不同的实验应用，PCR 的设置可能要做相应的调整，以获得一些特殊的实验结果，如扩增效率提高，特异性增强或反应时间缩短等(表 6-3-1)。

表 6-3-1　常用 PCR 方法及其核心优势

PCR 方法	特异性	产量	时间	方便性	特殊应用
热启动 PCR	√	√			
降落 PCR	√	√			
巢式 PCR	√	√			
快速 PCR			√	√	
直接 PCR			√	√	
多重 PCR			√	√	
长片段 PCR					√
高 GC 含量 PCR					√
反向 PCR					√
定量 PCR					√

一、热启动 PCR

热启动 PCR 常用于增强 PCR 扩增的特异性。该方法通过使用抗体、亲和配体、适体或化学修饰物等对 DNA 聚合酶进行修饰，抑制其在室温下的活性。这种修饰减少了引物与模板或引物与引物之间在 PCR 体系配制阶段的结合能力，从而避免了非特异性扩增（图 6-3-1）。由于 DNA 聚合酶在室温下的活性被抑制，热启动技术为在室温下配制多个 PCR 反应体系提供了极大的便利，且不会影响特异性和扩增能力。

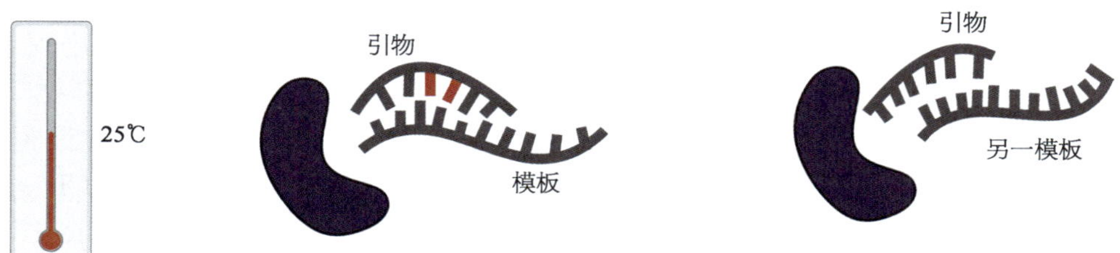

图 6-3-1 室温下，引物与模板非特异结合示意图

什么是热启动 PCR？当反应体系配制好后，在反应初始加热阶段或“热启动”阶段，酶修饰物会在高温下（通常高于 90℃）被释放，从而激活 DNA 聚合酶（图 6-3-2）。激活时间和温度的具体设置取决于 DNA 聚合酶及热启动修饰物的性质。对于某些 DNA 聚合酶，激活和起始变性步骤有时可以合并为一步。

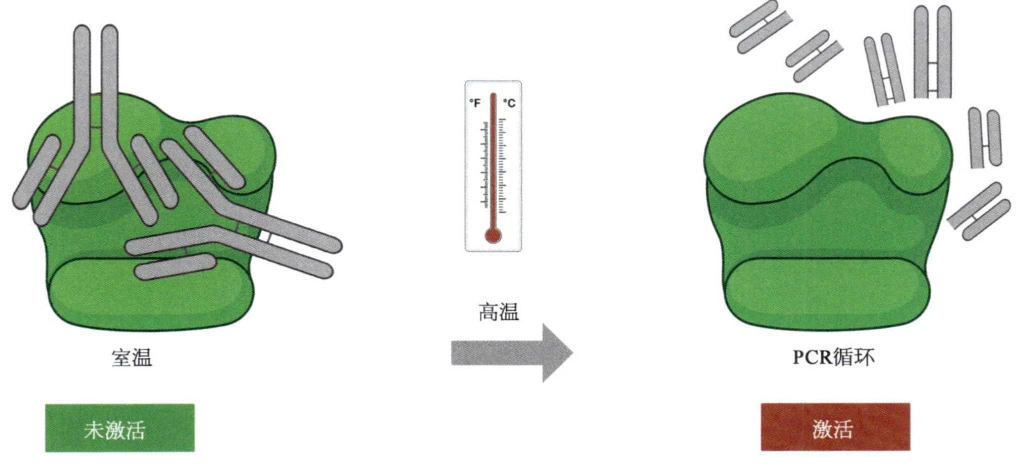

图 6-3-2 基于抗体热启动技术的 DNA 聚合酶

二、降落 PCR

另一种提高 PCR 反应特异性的方法是调整 PCR 循环的参数。在降落 PCR 中，前几个循环的退火温度设定为比引物的最高熔解温度（Tm）高几度。较高的温度有助于避免引物二聚体及非特异性引物-模板复合物的形成，从而减少不希望出现的扩增。因此，在 PCR 起始阶段提高退火温度，有助于减少非特异性 PCR 产物，并增加特异性扩增。

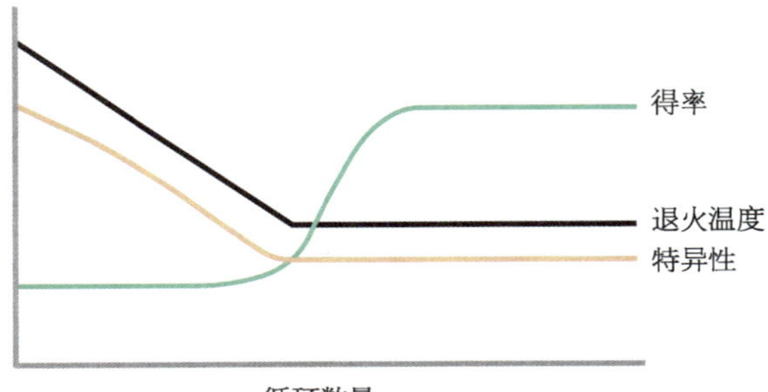

图 6-3-3 降落 PCR[该方法通过采用高于最佳退火温度的起始温度，之后随着循环逐渐降温（黑线），直至达到最佳退火温度，来提高特异性（黄色曲线）。退火温度不断优化，目标扩增子的得率（绿色曲线）不断累积]

需要注意的是，虽然较高的退火温度能够防止引物二聚体的形成和非特异性引物结合，但也可能加剧引物与目标序列的解离，从而降低 PCR 得率。为克服这一问题，通常在最初几个循环中将每个循环的退火温度降低 1℃，以获得足够的目标扩增子。一旦退火温度达到或“降落”至最佳温度（通常比最低引物 Tm 低 3～5℃），剩余的循环将维持该退火温度。通过这种方法，可以在 PCR 过程中有选择性地增加所期望的 PCR 产物，同时保证较少或不发生非特异性扩增（图 6-3-3）。

三、巢式 PCR

巢式 PCR 是标准 PCR 的一种演变，其提升了反应特异性和目标扩增子的产量。在此方法中，需要设计两对 PCR 引物：一对（外引物）在目标扩增区域的侧翼，另一对（巢式引物）对应于待扩增的 DNA 区域。其中，外引物用于第一轮 PCR，以扩增含有延伸侧翼区域的区域。随后，巢式引物用于第二轮 PCR，并以第一轮 PCR 产物为模板（图 6-3-4）。

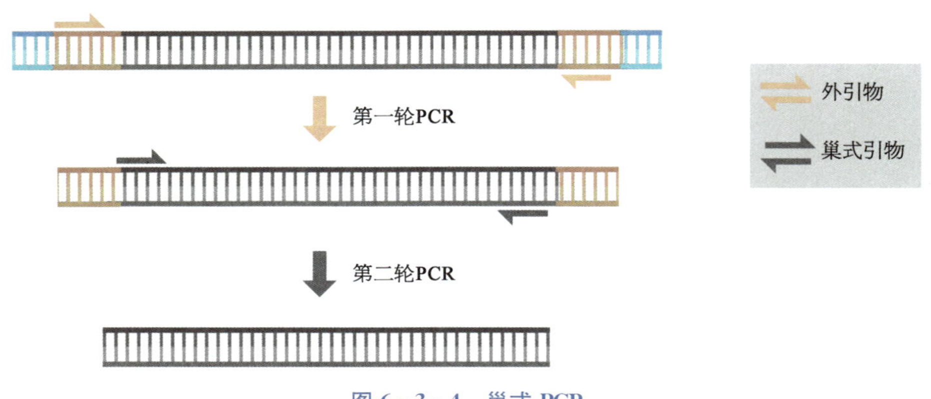

图 6-3-4 巢式 PCR

如果第一对引物（外引物）的错配导致非特异性产物被扩增，相同的非特异性区域被第二对引物识别并继续扩增的可能性非常小，所以通过第二对引物的扩增，PCR 的特异性得到了提升。进行两轮 PCR 的一个优势在于：有助于从有限的起始 DNA 中扩增得到足量的产物。

四、快速 PCR

快速循环条件尤其适用于具有高扩增能力的 DNA 聚合酶，这类聚合酶在每个结合中可引入更多的核苷酸。高合成能力的 Taq 聚合酶所需的延伸时间仅为低合成能力 Taq 聚合酶所需时间的 1/3 至 1/2,却能维持较高的扩增效率(图 6-3-5)。此外,如果引物的退火温度和延伸温度相差不大,则可以将它们合并为一步,以进一步缩短 PCR 时间。这一过程也被称为两步 PCR 法。

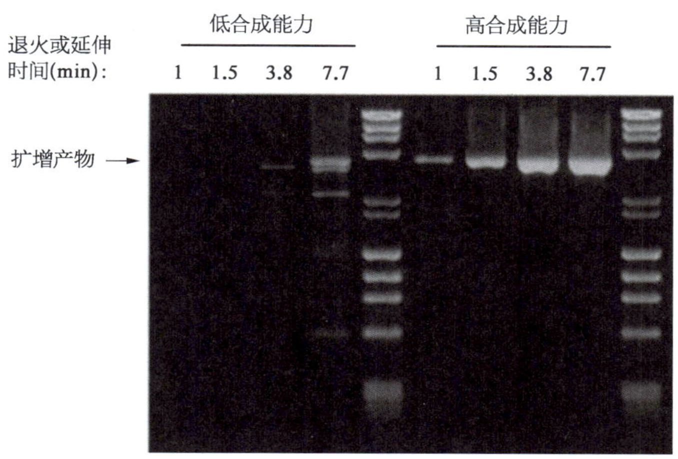

图 6-3-5 在快速 PCR 中,通过缩减 PCR 步骤所需时间来完成更快扩增,且不会影响扩增产量和效率

当使用低合成能力的 Taq 聚合酶时,如常规 Taq 聚合酶,快速循环条件可能适用于<500 bp 左右的短片段。扩增此类大小的片段通常不需要延长聚合时间,因此可以缩短 PCR 方案中的延伸步骤时间。为确定最短延伸时间,同时又不损失产物得率,可采用延伸时间递减的方式(几秒)来优化 PCR。每个目的片段和引物对的最佳条件可能有所不同,因此需要在特定条件下对快速 PCR 进行优化(表 6-3-2)。

表 6-3-2 使用低合成能力 DNA 聚合酶实现快速 PCR 时所用的反应参数

参 数	快速 PCR 的优化
扩增子长度	<500 bp
变性时间	降低
变性温度	升高
延伸时间	降低

快速 PCR 的另一种调整方式是缩短变性时间,并将变性温度提高至 98℃。使用这种策略时应注意,非高度热稳定的酶在这种高温环境下易于变性。为实现快速循环,建议使用能够支持快速变温的热循环仪和薄壁 PCR 管,以提高热转移效率,从而大大加速 PCR。

五、直接 PCR

直接 PCR 是指直接从样品中扩增目标 DNA，无需进行核酸分离和纯化。在直接 PCR 中，细胞、组织等材料在高温变性阶段通过特殊的缓冲液裂解，释放出 DNA。这种方法简化了实验流程，减少了操作时间，同时避免了纯化步骤中 DNA 的损失(图 6-3-6)。

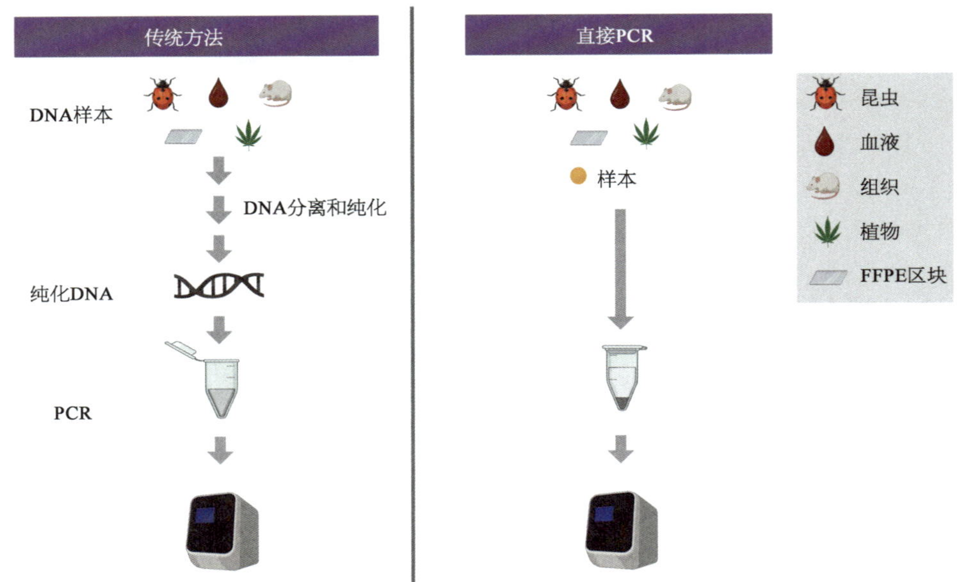

图 6-3-6 常规 PCR 和直接 PCR 对比

推荐使用具有高合成能力的 DNA 聚合酶用于直接 PCR 扩增。细胞碎片、蛋白质、脂质和多糖也会与 DNA 一起被释放到裂解液中，它们可能抑制 PCR 反应。具有高合成能力的 DNA 聚合酶能够耐受这些抑制剂，使直接 PCR 扩增成为可能。这类酶通常具有更高的灵敏度，因此能够从未纯化的样品中成功扩增微量 DNA。

六、高 GC 含量 PCR

具有高 GC 含量(65%)的 DNA 模板由于 G 和 C 碱基间的强氢键作用，比较难以扩增。富含 GC 的序列通常还涉及二级结构，因此它们可能导致 DNA 聚合酶在模板扩增过程中“卡顿”并干扰 DNA 合成。

为了扩增高 GC 含量的片段，双链模板必须解离，以便引物与模板结合，并使 DNA 聚合酶能够读取序列。为了克服强 GC 相互作用，最常用的方法是使用 DMSO 等 PCR 添加剂或辅助溶剂来帮助 DNA 变性(图 6-3-7A)。然而，这些试剂通常会降低引物的 Tm，因此退火温度也需进行相应调整。

高合成能力的 DNA 聚合酶由于与模板的结合能力更强，有利于完成高 GC 含量 PCR(图 6-3-7B)。超高热稳定性的 DNA 聚合酶也有利于高 GC 含量 PCR，因为较高的变性温度(如使用 98℃代替 95℃)可能有助于促进双链解离并提高 PCR 扩增效率。

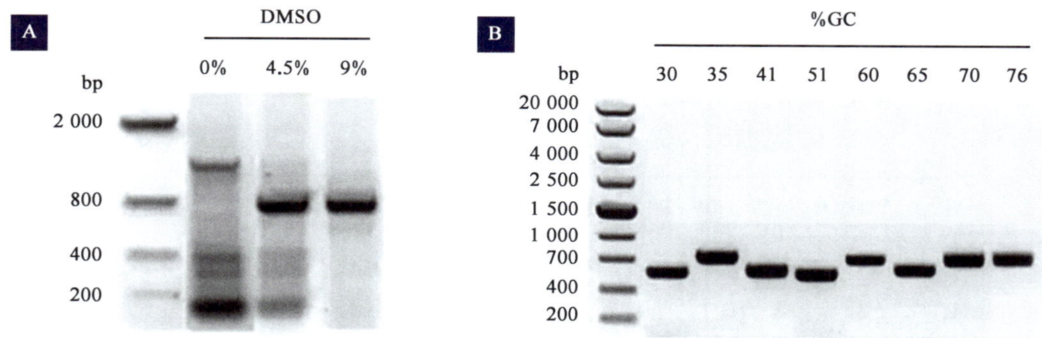

(A) 使用低合成能力 DNA 聚合酶扩增 GC 含量为 76%的～0.8 kb 靶标。增加 DMSO 添加剂的用量，可提高特异性
(B) 使用高合成能力 DNA 聚合酶扩增 GC 含量不同的七个片段。只有 GC 含量为 70%和 76%的片段使用 GC 增强剂

图 6-3-7 不同 GC 含量人类 gDNA 区域的扩增

七、多重 PCR

多重 PCR 可在同一 PCR 反应管中同时扩增多个不同的片段。多重 PCR 不仅能节省时间、试剂和样品，还能同时对比多个扩增子(图 6-3-8)。

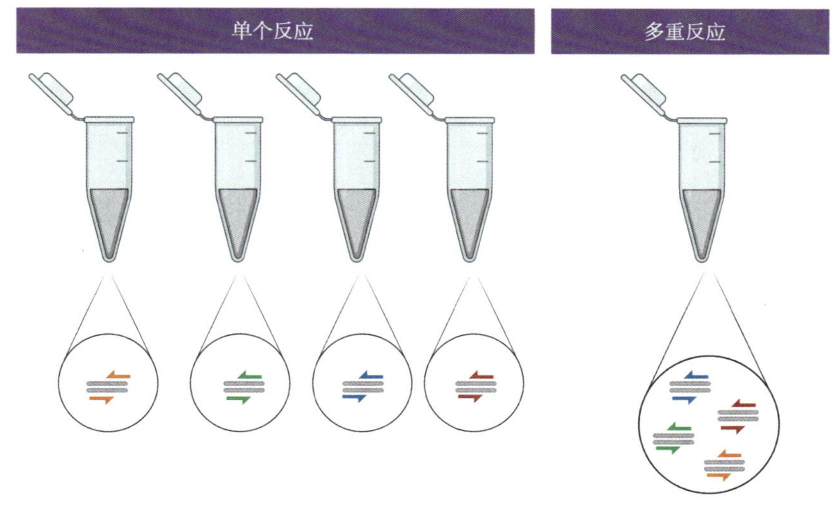

图 6-3-8 单个 PCR 和多重 PCR 的比较(在单个 PCR 中，每个反应使用一个引物对扩增一个目的片段。而在多重 PCR 中，每个反应使用多个引物对扩增多个目的片段)

当一个 PCR 管中有多个引物对时，如在多重 PCR 中，由于无法仅针对一个引物对或目的片段进行反应优化，而是要考虑所有引物和靶标，因此可能会出现非特异性扩增和效率降低。因此，为尽量减少由非特异性扩增导致的错配，应精心设计引物。首先，引物序列应尽可能与目的序列一一对应，并且所有引物的 Tm 相差不应超过 5℃。在多重 PCR 开始前，应通过单个 PCR 反应验证每个引物对的特异性和扩增效率。此外，扩增子应具有不同的大小，以便通过凝胶电泳进行分离和鉴定。除了引物设计和扩增子大小外，使用热启动 DNA

聚合酶和专为多重 PCR 设计的缓冲液也有助于获得成功的 PCR 结果并提高反应特异性(图 6-3-9)。

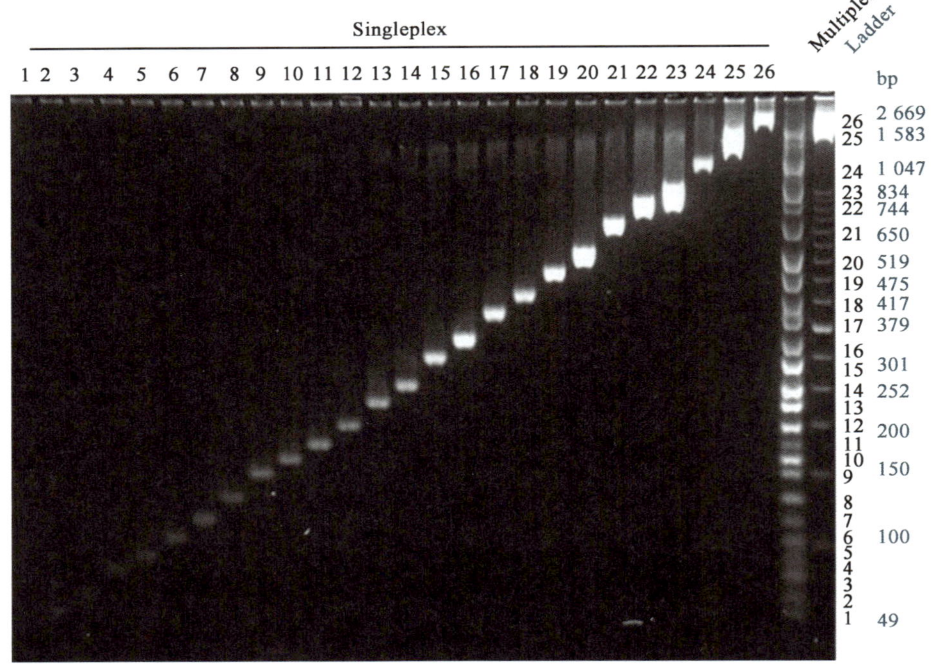

图 6-3-9 通过凝胶电泳对比单个和多重 PCR 结果(该实验中使用 Invitrogen Platinum 多重 PCR 预混液)

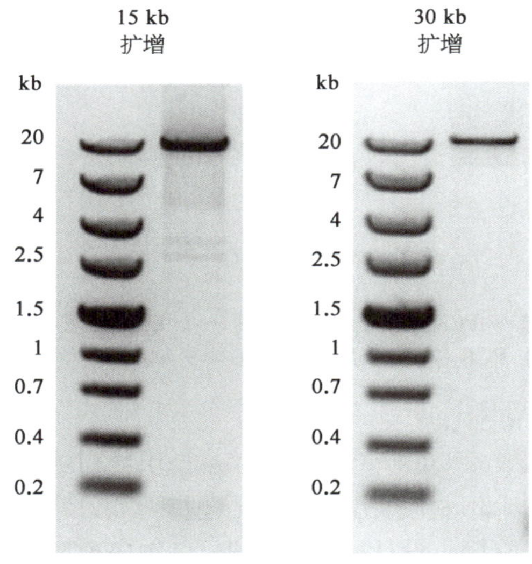

图 6-3-10 使用高合成能力 DNA 聚合酶扩增长片段(从人类 gDNA 样品获得 15 kb 和 30 kb 片段特异性扩增)

尽管多重 PCR 常作为终点法 PCR,但由于其在多重标记和检测中的能力,将其用于实时荧光定量 PCR 也变得越来越流行。另外,多重实时荧光定量 PCR 也常被用于遗传标志物的检测,用于人类身份鉴定。

八、长片段 PCR

长片段 PCR 通常是指扩增大于 5 kb 的 DNA 片段。传统上,长片段 PCR 使用 Taq DNA 聚合酶(用于快速延伸)和高保真酶(用于提高准确性)的混合物。随着具有高合成能力的高保真 DNA 聚合酶的发明,现在能够在更短的时间内实现更准确的长片段 PCR。通过在 DNA 聚合酶中设计较强的 DNA 结合结构域,使其能够在短时间内扩增长片段(如,来自 gDNA 的>20 kb 片段),实现高合成能力(图 6-3-10,表 6-3-3)。此外,极高的保真度(如 Taq 聚合酶保真度>100 倍)有助于确保长片段扩增的低错误率(表 6-3-3)。

表 6-3-3 长片段 PCR 和克隆中使用高合成能力高保真 DNA 聚合酶的优势

特征参数	*Taq* 和校正 DNA 聚合酶的混合物	高合成能力高保真 DNA 聚合酶
延伸速度	60 s/kb	30 s/kb
PCR 时间(20 kb 目的片段,30 个循环)	约 10.5 h	约 5.2 h
保真度(相对于 Taq DNA 聚合酶)	5x	>100 倍
克隆错误率(20 kb, 30 -循环 PCR)	平均每个克隆的错误率为 2.5%	每 4 个克隆中,有 1 个克隆含有一个错误

DNA 聚合酶的高合成能力可显著缩短长片段 PCR 的反应时间(在本例中,时间缩短了一半),而高保真度则有助于减少筛选正确插入片段克隆的工作量。

什么是高保真 PCR? 当扩增>10 kb 的目的片段时,应根据以下 5 个关键点对 PCR 方案进行优化:

1. 确保使用高质量、高纯度的 DNA 样本。
2. 如果 DNA 聚合酶的热稳定性较低,则需要使用更多量的酶,以弥补因延长循环时间导致的活性损失。
3. 降低退火和延伸步骤的温度,有助于引物结合。
4. 适当延长 PCR 步骤的持续时间,有助于模板 DNA 的完全解离及引物的结合。
5. 适当延长 PCR 延伸时间,可确保目标区域的全长复制。

九、反向 PCR

反向 PCR 最初设计用于确定邻近未知区域的序列,它有助于研究基因的启动子序列、致癌性染色体重排(如基因融合、易位和转座)以及病毒基因整合。该方法之所以被称为反向 PCR,是因为引物设计用于向两边延伸,而不像常规 PCR 中朝着彼此延伸。如今,反向 PCR 常被用于定点突变以及复制具有预期突变的质粒。

在研究基因组 DNA 未知序列的传统工作流程中,首先进行限制性酶切消化和连接,再进行反向 PCR,随后对 PCR 扩增子进行测序。在 gDNA 消化过程中,需选用限制性内切酶,以获得长度合适且能自我连接的片段。同时,所选酶不能剪切已知序列,以确保连接发生在侧翼的未知序列之间。使用低浓度的酶切 DNA 片段可优化连接步骤,使其倾向于自我连接而非多片段连接(即形成连环体)。完成自我连接后,从 DNA 已知区域启动反向 PCR。所获得的扩增子每个末端都含有部分已知 DNA 序列,随后可从末端开始测序,检测已知序列的相邻区域(图 6-3-11)。

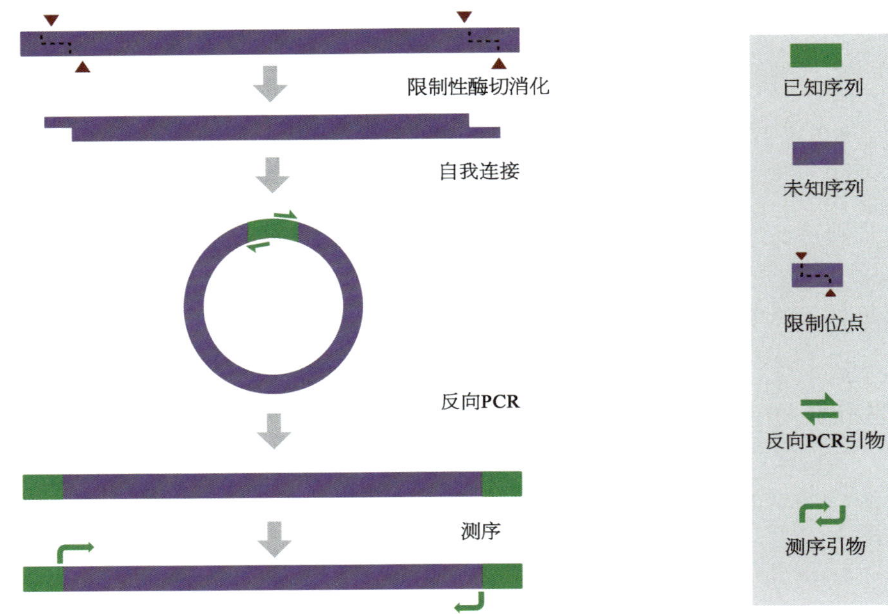

图 6-3-11 用于扩增和鉴定邻近未知序列的反向 PCR

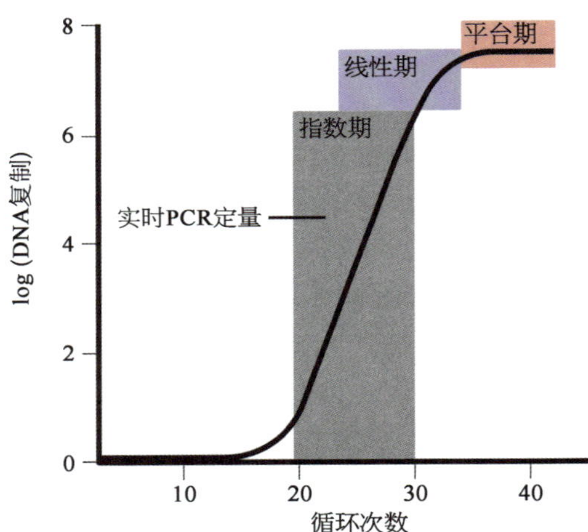

图 6-3-12 PCR 的扩增曲线或反应动力学(在终点 PCR 中,在扩增到达平台期时对扩增子进行检测。而在实时荧光定量 PCR 中,是在指数增长期对扩增子进行定量)

十、定量 PCR

序列的扩增程度(得率)取决于模板起始量。PCR 常用于对样品中的 DNA 进行定量,其中最常见的应用是基因表达定量。终点 PCR 方法虽然可行,但存在一个重大缺点,即需要通过凝胶电泳确定得率,从而限制了检测灵敏度。此外,定量通常在 PCR 末期进行,而此时扩增已进入平台期(图 6-3-12),因此 DNA 凝胶染色强度无法与 DNA 起始量呈线性相关。尽管如此,在到达平台期之前,如果通过终点 PCR 对基因表达进行半定量分析,可以使用连续稀释的 DNA 样品作为起始物,或收集指定 PCR 循环的扩增子,并根据凝胶染色强度估计基因表达量。

直到 1993 年,Higuchi 等人首次报道了使用荧光信号对 PCR 扩增进行实时监测,才克服了终点 PCR 定量的局限性。这一技术为我们今天所熟知的定量 PCR(qPCR)奠定了基础。1997 年,第一款 qPCR 仪进入市场,使 PCR 能够准确定量基因表达和拷贝数。qPCR 通过实时监测指数期目的片段扩增荧光信号(图 6-3-12),克服了终点 PCR 定量的缺点。尽管 qPCR 能够定量检测相对和绝对基因表达,其检测能力仍然对定量性能有所限制。

20世纪90年代，与实时荧光定量PCR同时开发的数字PCR（也称为极限稀释PCR）实现了真正的DNA样品绝对定量。在数字PCR中，高度稀释的DNA样品被分配到多区室芯片中，使每个区室最多含有一个拷贝的靶标。然后，对每个区室内的扩增进行检测，获得阳性或阴性结果（分别为1或0个模板拷贝，即“数字”结果）。最后，使用统计模型（如泊松分布），根据阴性反应部分确定样品的拷贝数，无需定量已知样品（标准品）（图6-3-13）。除了基因表达和拷贝数定量，数字PCR还适用于区分低频等位基因、病毒滴定以及下一代测序文库的绝对定量等应用。

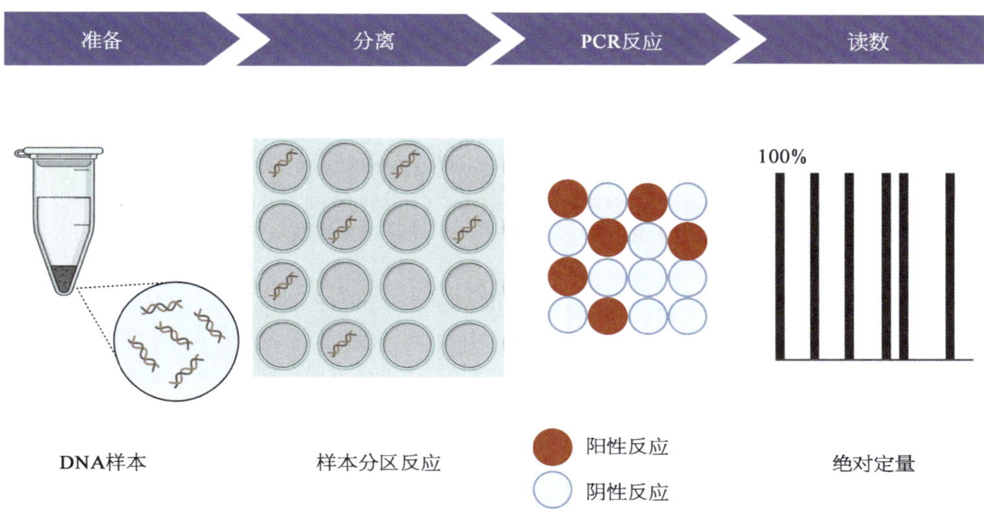

图6-3-13 利用数字PCR进行绝对定量的一般工作流程

总之，改进的PCR实验方案和DNA聚合酶旨在优化PCR扩增结果。尽管PCR的基础概念没有改变，但新型PCR方法将持续推动并简化分子生物学研究。

（焦志刚）

参考文献

[1] Kleppe K, Ohtsuka E, Kleppe R, et al. Studies on polynucleotides. XCVI. Repair replications of short synthetic DNA's as catalyzed by DNA polymerases[J]. J Mol Biol, 1971, 1456(2): 341-361.

[2] Panet A, Khorana HG. Studies on polynucleotides. The linkage of deoxyribopolynucleotide templates to cellulose and its use in their replication[J]. J Biol Chem, 1974, 249(16): 5213-5221.

[3] Saiki RK, Scharf S, Faloona F, et al. Enzymatic amplification of beta-globin genomic sequences and restriction site analysis for diagnosis of sickle cell anemia[J]. Science, 1985, 230(4732): 1350-1354.

[4] Mullis KB, Faloona FA. Specific synthesis of DNA in vitro via a polymerase-catalyzed chain reaction [J]. Methods Enzymol, 1987, 155: 335-350.

[5] Brock TD, Freeze H. Thermus aquaticus gen. n. and sp. n., a nonsporulating extreme thermophile [J]. J Bacteriol, 1969, 98(1): 289-297.

[6] Chien A, Edgar DB, Trela JM. Deoxyribonucleic acid polymerase from the extreme thermophile Thermus aquaticus[J]. J Bacteriol, 1976, 127(3): 1550-1557.

[7] Saiki RK, Gelfand DH, Stoffel S, et al. Primer-directed enzymatic amplification of DNA with a thermostable DNA polymerase[J]. Science, 1988, 239(4839): 487 - 491.
[8] Guyer RL, Koshland DE. The Molecule of the Year[J]. Science, 1989, 246(4937): 1543 - 1546.
[9] Reischl U, Kochanowski B. Quantitative PCR. A survey of the present technology [M]. Mol Biotechnol, 1995, 3(1): 55 - 71.
[10] Longo MC, Berninger MS, Hartley JL. Use of uracil DNA glycosylase to control carry-over contamination in polymerase chain reactions[J]. Gene, 1990, 93(1): 125 - 128.
[11] Slupphaug G, Alseth I, Eftedal I, et al. Low incorporation of dUMP by some thermostable DNA polymerases may limit their use in PCR amplifications[J]. Anal Biochem, 1993, 211(1): 164 - 169.
[12] Lasken RS, Schuster DM, Rashtchian A. Archaebacterial DNA polymerases tightly bind uracil-containing DNA[J]. J Biol Chem, 1996, 271(30): 17692 - 17696.
[13] Steitz TA. A mechanism for all polymerases[J]. Nature, 1998, 391: 231 - 232.
[14] Raeymaekers L. General principles of quantitative PCR[J]. Methods Mol Med, 1999, 26: 31 - 41.
[15] Siebert PD. Quantitative rt-PCR[J]. Methods Mol Med, 1999, 26: 61 - 85.
[16] Buccarelli M, Lulli V, Giuliani A, et al. Deregulated expression of the imprinted DLK1 - DIO3 region in glioblastoma stemlike cells: tumor suppressor role of lncRNA MEG3[J]. Neuro Oncol, 2020, 22(12): 1771 - 1784.
[17] Zheng L, Baumann U, Reymond JL. An efficient one-step site-directed and site-saturation mutagenesis protocol[J]. Nucleic Acids Res, 2004, 32(14): e115.
[18] Liu H, Naismith JH. An efficient one-step site-directed deletion, insertion, single and multiple-site plasmid mutagenesis protocol[J]. BMC Biotechnol, 2008, 8: 91.
[19] Xia Y, Chu W, Qi Q, et al. New insights into the QuikChange process guide the use of Phusion DNA polymerase for site-directed mutagenesis[J]. Nucleic Acids Res, 2015, 43(2): e12.
[20] Herman JG, Graff JR, Myohanen S, et al. Methylation-specific PCR: a novel PCR assay for methylation status of CpG islands[J]. Proc Natl Acad Sci USA, 1996, 93(18): 9821 - 9826.
[21] Huang Z, Bassil CF, Murphy SK. Methylation-specific PCR[J]. Methods Mol Biol, 2013, 1049: 75 - 82.
[22] Don RH, Cox PT, Wainwright BJ, et al. 'Touchdown' PCR to circumvent spurious priming during gene amplification[J]. Nucleic Acids Res, 1991, 19(14): 4008.
[23] Hecker KH, Roux KH. High and low annealing temperatures increase both specificity and yield in touchdown and stepdown PCR[J]. Biotechniques, 1996, 20(3): 478 - 485.
[24] Haff LA. Improved quantitative PCR using nested primers[J]. PCR Methods Appl, 1994, 3(6): 332 - 337.
[25] Ochman H, Gerber AS, Hartl DL. Genetic applications of an inverse polymerase chain reaction[J]. Genetics, 1988, 120(3): 621 - 623.
[26] Pavlopoulos A. Identification of DNA sequences that flank a known region by inverse PCR[J]. Methods Mol Biol, 2011, 772: 267 - 275.
[27] Higuchi R, Fockler C, Dollinger G, et al. Kinetic PCR analysis: real-time monitoring of DNA amplification reactions[J]. Biotechnology (NY), 1993, 11(9): 1026 - 1030.
[28] Wittwer CT, Ririe KM, Andrew RV, et al. The LightCycler: a microvolume multisample fluorimeter with rapid temperature control[J]. Biotechniques, 1997, 22(1): 176 - 181.
[29] Sykes PJ, Neoh SH, Brisco MJ, et al. Quantitation of targets for PCR by use of limiting dilution[J]. Biotechniques, 1992, 13(3): 444 - 449.
[30] Kalinina O, Lebedeva I, Brown J, et al. Nanoliter scale PCR with TaqMan detection[J]. Nucleic Acids Res, 1997, 25(10): 1999 - 2004.
[31] Vogelstein B, Kinzler KW. Digital PCR[J]. Proc Natl Acad Sci USA, 1999, 96(16): 9236 - 9241.

第七章　单核苷酸多态性检测

单核苷酸多态性(single nucleotide polymorphism，SNP)主要指在基因组水平上发生的单个核苷酸变异引起的DNA序列多态性，包括替换、反转、缺失和插入。在人类基因组中，SNP是最常见的遗传变异形式之一，占全部基因变异的90%以上。SNP对个体的遗传特征和疾病易感性具有重要影响。一些SNP可以改变基因的表达水平、蛋白质结构或功能，从而影响个体的生理和病理过程。通过研究SNP与疾病的关联，可以揭示遗传模式和疾病发生机制，为精准医学提供重要依据。近年来，伴随纳米、芯片等新兴技术的发展，新型自动化、高通量的SNP分型方法不断涌现，在个体基因差异比较、疾病相关基因诊断、药物开发与合理用药中，SNP分析的作用不断增强。目前，SNP分析的基本技术已达20余种，但不同方法因原理不同而展现出不同的性能特点。本章主要介绍衍生酶切扩增多态性序列法、荧光探针法、高分辨率熔解曲线法和定向诱导基因组局部突变技术的基本原理及其应用。

第一节　衍生酶切扩增多态性序列法

一、方法原理

酶切扩增多态性序列法(cleaved amplified polymorphic sequence，CAPS)，又称限制性片段长度多态性聚合酶链反应(PCR－restriction fragment length polymorphism，PCR－RFLP)，是一种将PCR技术与RFLP技术相结合的检测方法(图7－1－1)。若突变正好位于某一限制性内切酶的识别序列，可在突变位点两侧设计引物并扩增得到含有相应突变序列的PCR产物。采用特定的限制性内切酶对PCR产物进行处理，从而产生不同的电泳图谱，并对酶切后的片段长度进行多态性分析，用以判断在酶切位点是否存在点突变的一种方法，这是目前最简单的一种检测点突变的技术，应用十分广泛。

CAPS仅能检测位于酶切位点处的SNP。为了解决这个不足，对于那些位于酶切位点以外的SNP，可以采用衍生酶切扩增多态性序列法(derived cleaved amplified polymorphic sequence，dCAPS)进行检测。dCAPS通过在引物上引入错配碱基创造酶切位点，扩增所得的PCR产物能(或不能)被酶水解，从而产生与正常序列不同的片段，进而实现多态性检测。

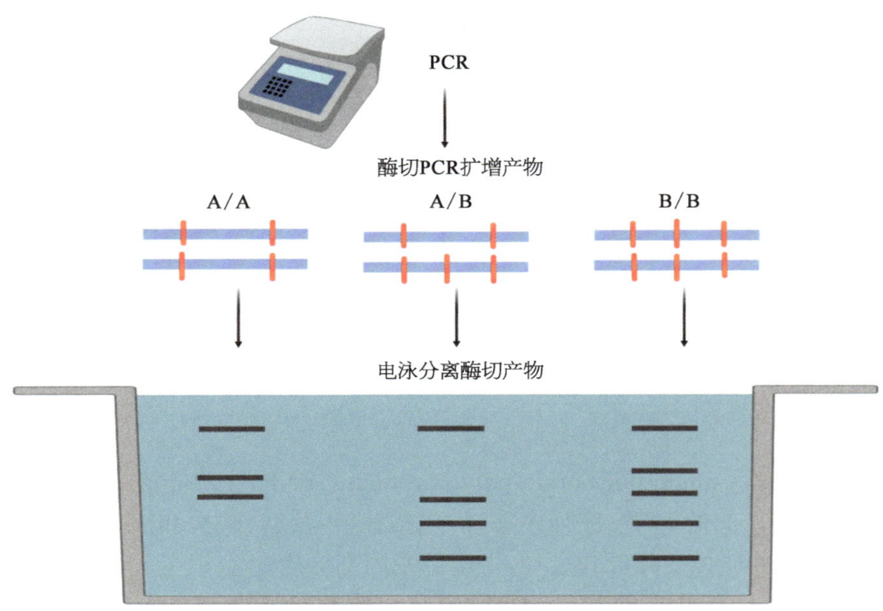

图 7-1-1 衍生酶切扩增多态性序列法原理

二、检测方法

1. 提取基因组 DNA 根据 DNA 和 RNA 在电解液中的溶解度不同，将二者分离。使用 1 mol/L NaCl 进行抽提，得到的 DNA 黏液中加入含少量辛醇的氯仿共振荡，乳化后离心，DNA 位于上层水相。回收水相后，用 2 倍体积的 95%乙醇(或无水乙醇)将 DNA 钠盐沉淀出来。

2. PCR 扩增特定片段 通过对相关等位基因进行 BLAST 比对，获得目的基因特异的 SNP。若 SNP 位于限制性内切酶位点上，在突变位点的两侧设计引物；若 SNP 所处的位置不是限制性内切酶识别位点，在该 SNP 位点的上游或下游设计引物，并引入错配碱基，构成一个可以被限制性内切酶识别的位点。

3. 限制性内切酶酶切 PCR 产物 选择合适的内切酶酶切 PCR 产物，并通过对酶切片段分析建立与目标基因紧密连锁的共显性 CAPS 标记。

4. 凝胶电泳分析内切产物 将 DNA 片段通过凝胶电泳分析，或者将其转移到滤膜上，进行 Southern blot 杂交和结果分析。

三、技术应用

镰状细胞贫血(sickle cell anemia)是世界上首个被揭示的“分子病”，由 β 珠蛋白基因中最常见的错义突变引起的溶血性贫血，属于常染色体隐性遗传病。该病在黑人中具有极高的发病率(1/500)和死亡率，在我国广东、广西、福建、浙江等地也有发现。镰状细胞贫血患者的 β 珠蛋白基因第 6 位密码子存在单个碱基突变，由原来的 GAG 变为 GTG，导致 β 珠蛋白链第 6 位氨基酸残基由谷氨酸转变为缬氨酸，改变后的异常血红蛋白成为镰刀状血红蛋白(HbS)。由于亲水侧链被非极性的疏水侧链所取代，在 β6Val 与 β1Val 之间形成了由于疏水作用产生的局部结构，这使得脱氧的 HbS 进行线性缔合，导致氧结合能力过低，红细胞发生镰形变，失去弹性，无法变形，不能通过直径比红细胞小的毛细血管，进而引起微循环阻塞，造成心、肺、肾脏的严重损伤。

基于 β 珠蛋白基因的点突变，PCR - RFLP 是镰状细胞贫血最常用的分子生物学检测方法。首先需要设计针对 β 珠蛋白基因的特异性引物，提取受检者的 DNA，并对其进行 PCR 扩增，获得 β 珠蛋白基因的扩增片段。扩增片段中必须包括 β 珠蛋白基因的第 5、6、7 个密码子。限制性内切酶 *Mst* II 是在好食念珠菌(*Monilia sitophila*)中发现的第二种限制性内切酶，能够识别序列 CCTNAGG(N 为任意核苷酸)，并断裂其中特定的磷酸二酯键。β 珠蛋白基因第 5、6、7 密码子的第一个核苷酸序列是该限制酶的识别位点，镰状突变发生后该酶切位点消失。扩增产物经 *Mst* II 限制性内切酶酶切后，通过对酶切片段进行电泳分析或 Southern 印迹杂交分析，从而进行诊断。

第二节 荧光探针法

一、方法原理

荧光探针技术是一系列基于荧光共振能量转移(FRET)原理开发的单核苷酸多态性检测技术，主要包括水解探针技术、双杂交探针技术和分子信标技术。

水解探针以 TaqMan 探针为代表，因此又称为 TaqMan 探针技术，是目前临床核酸检测中常用的商品化试剂之一，本节主要介绍 TaqMan 探针技术。在 TaqMan 探针技术的反应体系中，包含一条荧光素标记的探针，探针的 5′端标记荧光报告基团 R(reporter group)，3′端标记荧光猝灭基团 Q(quencher group)。常用的报告基团有 6 -羟基荧光素(6 - carboxyfluorescein, FAM)、四氯- 6 -羟基荧光素(tetrachloro - 6 - carboxyfluorescein, TET)、六氯- 6 -羟基荧光素(hexachloro - 6 - carboxyfluorescein, HET)等，猝灭基团有 6 -羟基-四甲基罗丹明(6 - carboxy - tetramethylrhodamine, TAMRA)、Eclipse 等。根据荧光共振能量传递(FRET)原理，当探针的报告基团 R 和猝灭基团 Q 距离很近时，R 基团发射的荧光会被 Q 基团猝灭，导致没有荧光发射。随着 PCR 扩增反应进行，Taq DNA 聚合酶沿模板合成新链，遇到与模板互补的探针时，Taq 聚合酶的 5′- 3′核酸外切酶活性使得探针的 5′端被水解。此时，R 基团与 Q 基团因水解反应分离，破坏了 FRET 效应，R 基团不再受到 Q 基团的抑制而发射荧光。R 基团的荧光信号强度与 PCR 反应产物的拷贝数成正比，仪器通过检测荧光信号并根据标准曲线计算出初始模板的拷贝数。水解过程发生在新链延长时，因此信号检测是在每个循环的延伸过程中进行的。

双杂交探针技术的反应体系中包含两条荧光标记的探针，其中一条探针的 3′端标记供体荧光基团，另一条探针的 5′端标记受体荧光基团，且其 3′端被封闭，以避免 DNA 聚合酶以其为引物启动 DNA 合成。两条探针与靶序列互补，并首尾排列，彼此相距仅 1～5 个碱基。随着 PCR 反应进行，当两条探针与目的基因同时杂交时，供体荧光基团和受体荧光基团彼此靠近。外来光源刺激供体荧光基团时，根据 FRET 原理，供体荧光基团会激发附近的受体荧光基团，使其发射出另一种波长的信号并被检测系统接收。荧光信号的强度与扩增产物的量成正比，检测系统通过检测该信号实现定量分析。由于受体荧光染料只有在两个探针都与模板杂交时才会被激发并发射荧光信号，检测信号在退火阶段进行，因此该技术对荧光信号的检测具有较高的特异性。

分子信标技术是一种基于FRET原理和碱基互补原则的检测方法。分子信标具有特殊的结构，由环状区（15～30个核苷酸）和柄区（5～8个碱基）组成，5′末端标记荧光报告基团，3′末端标记荧光猝灭基团。没有目的序列时，分子信标呈茎环结构，两端的基团距离非常接近，导致荧光报告基团发出的荧光被淬灭基团吸收并以热量形式散发，因此没有荧光信号。当有目的序列时，分子信标与靶序列特异性结合，环状区与靶序列杂交，形成稳定的双链结构，并使荧光基团与猝灭基团分开，荧光报告基团的荧光不再被淬灭基团淬灭，从而产生可检测的荧光信号。荧光信号的强度与反应产物的量成正比，进而实现对靶片段的定量分析。

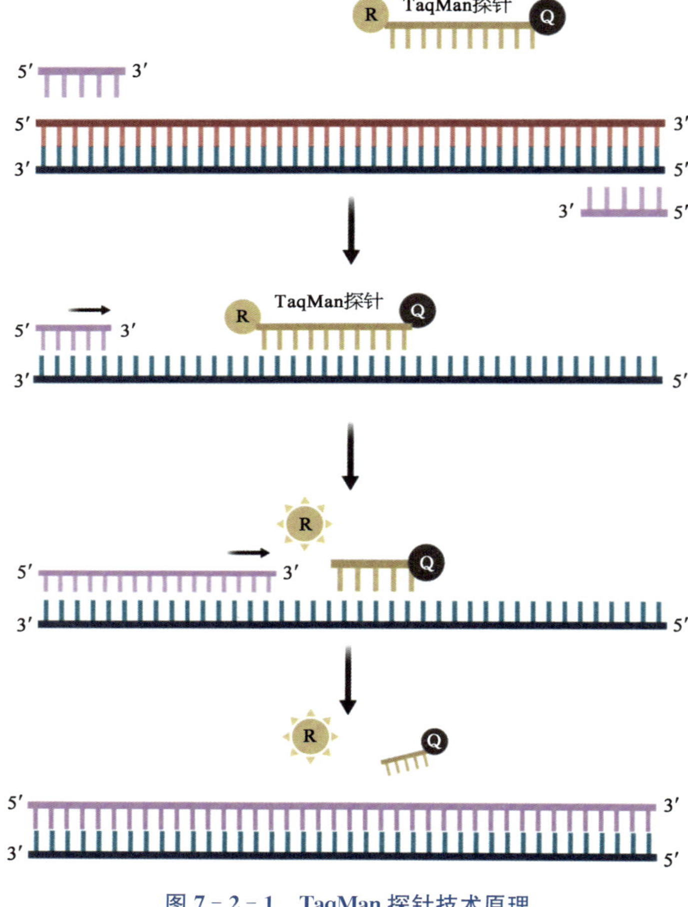

图7-2-1　TaqMan探针技术原理

二、检测方法

SNP位点及基因序列查找、DNA样品制备及质量分析：TaqMan分析通常需要1～20 ng纯化的基因组DNA。引物和探针设计是TaqMan探针技术成败的关键，需遵循以下几个基本原则。

(一) 引物设计原则

首先选择好探针，然后设计引物，使其尽可能靠近探针，最佳情况下探针的5′末端距离引物的3′末端一个碱基。扩增产物的长度一般不超过400 bp，理想长度为100～150 bp。扩增片段越短，成功的扩增反应就越容易获得；较短的扩增片段有助于提高分析的一致性。除此之外，还需遵循以下引物设计的一般原则。

1. 单链引物的最佳长度为15～20 bp，GC含量为20%～80%(45%～55%最佳)。

2. TaqMan引物的Tm值最好为68～70℃，分子信标和杂交探针相关引物的Tm值变化范围比较大，但同一对引物的Tm值差异不应超过2℃。

3. 为减少PCR反应中的非特异性扩增，引物的3′端应避免为G或C，且3′端的5个碱基中不应有2个G或C。

(二) TaqMan探针设计原则

1. 待测SNP位点应位于探针的中部，尽量靠近5′末端。

2. 探针的长度应为20～40 bp，确保探针的Tm值比引物的Tm值高5～10℃，GC含量应为40%～70%，以确保在引物延伸时探针与模板片段完全结合。同时，Tm值应保持在65～72℃，这样Taq酶会展现较强的外切酶活性。

3. 探针的5′端不得包含G，因为即使探针被酶降解，5′端的G碱基与FAM荧光报告基团连接时，仍会淬灭FAM基团的荧光信号，从而导致假阴性结果。

4. 探针的3′端必须进行封闭，防止在PCR反应中作为引物参与延伸。

5. 避免探针中有多个重复的碱基，尤其是4个或更多的G碱基。

6. 探针中的G含量不得超过C含量，因为较高的G含量会降低反应效率。

7. 避免探针与引物之间形成二聚体，通常通过将探针的3′末端完全磷酸化来防止延伸。

8. 设计完成的探针应选择合适的荧光基团和淬灭基团进行标记。

(三) PCR反应

PCR反应程序：95℃ 10 min；92℃ 15 s；60℃ 1 min，循环40次。读取荧光信号并分析数据(表7-2-1)。

表7-2-1 PCR反应体系

DNA模板	1 μL
引物-探针混合液	1.25 μL
TaqMan通用PCR混合液	12.5 μL
ddH_2O	10.25 μL

三、技术应用

乙型肝炎病毒(hepatitis B virus，HBV)感染可引起急性和慢性乙型病毒性肝炎，是病毒性肝炎的常见病原体，也是肝硬化和肝细胞癌的重要致病因子。乙型病毒性肝炎已成为全球性疾病，严重威胁人类健康，并且是我国当前流行最为广泛、危害性最严重的一种疾病。因此，对 HBV 进行高效、准确的检测对于乙型病毒性肝炎的诊断、治疗和预防具有重要意义。

HBV 在复制过程中，由于缺乏校对酶的作用，容易发生核苷酸配对错误，从而导致基因突变频繁发生，产生不同的 HBV 基因型。目前，依据 HBV 核苷酸全序列异质性≥8%或 S 基因序列核苷酸异质性≥4%，将 HBV 分为 A－H 共 8 个基因型。基因型反映了 HBV 自然感染过程中的变异特点，是病毒变异进化的结果。不同的 HBV 基因型在地理区域和种族分布上存在差异，并且表现出不同的病毒学和临床特性。因此，研究和检验 HBV 基因型与亚型具有重要的临床意义。

基于 TaqMan 探针的技术，TaqMan－MGB 探针技术在 3′端连接非荧光性淬灭基团，吸收报告基团的能量后并不发光，大大降低了测定中的本底值，目前已广泛应用于 HBV 基因型检测中。

首先，设计和合成 HBV 基因型 A－H PCR 引物和荧光探针序列，GeneBank 中基因序列编号分别为：A－AP007263、AB602818.1、AB644287.1、AB554023.1、AP007262.1、AB166850.1、AB516393.1。依据 HBV 核苷酸序列确定 *S* 基因核苷酸序列范围：1～840，并应用 DNAMAN 软件输入 HBV 基因型 A～H 的 *S* 基因核苷酸序列，比较序列的同源性。根据比较结果，选择核苷酸序列的 1～250 区间，并在该区间设计和合成 HBV 基因型 A～H PCR 引物及 TaqMan－MGB 荧光探针，详见表 7－2－2。

表 7－2－2　HBV 基因型 A～H 的 PCR 引物和 TaqMan－MGB 荧光探针序列

序号	名　称	PCR 引物	PCR 引物和荧光探针序列
1	HBV－S1	公用上游	5′－CCTGCTGGTGGCTCCAGTTC－3′
2	HBV－S2	公用下游	5′－AATTGAGAGAAGTCCACCAC－3′
3	T－A	基因型 A 荧光探针	5′－FAM－ATATTGCCTCTCAC－MGB－3′
4	T－B	基因型 B 荧光探针	5′－FAM－AGAATACTGTCTCTG－MGB－3′
5	T－C	基因型 C 荧光探针	5′－FAM－TACTGCCTCTCCTA－MGB－3′
6	T－D	基因型 D 荧光探针	5′－FAM－CACTGCCTCTCCCT－MGB－3′
7	T－E	基因型 E 荧光探针	5′－FAM－TACTGCCTCACTCA－MGB－3′
8	T－G	基因型 G 荧光探针	5′－FAM－ACTATTGCCTCTCAC－MGB－3′
9	HBV－S3	公用上游	5′－GTTTGTCCTCTAATTCCAGGA－3′
10	HBV－S4	公用下游	5′－CATCATCTTGGGCTTTCGGAA－3′

（续 表）

序号	名 称	PCR 引物	PCR 引物和荧光探针序列
11	T-F	基因型 F 荧光探针	5′-FAM-ATGCAAAACCTGCACA-MGB-3′
12	T-H	基因型 H 荧光探针	5′-FAM-GGTGCAGGTTGCAG-MGB-3′

应用公用上下游 PCR 引物 HBV-S1 和 HBV-S2，以及 A、B、C、D、E、G 型荧光探针，对同一份血清样本进行 PCR 扩增并分型。由于这一对引物扩增产物的核苷酸序列对于基因型 F 和 H 相同，因此需使用另一对公用上下游 PCR 引物 HBV-S3 和 HBV-S4，以及 F、H 型荧光探针进行基因型 F 和 H 的扩增和分型。每一型特异性荧光探针的序列长度为 14～17 nt，与本基因型序列完全互补，而与其他基因型存在 2～4 碱基的不互补。因此，探针仅能检测出本基因型的阳性有效 CT 值，其他基因型的 CT 值为阴性，从而判断相应的基因型。PCR 循环参数为：94℃ 3 min 预变性，然后 93℃ 20 s、60℃ 20 s 循环 10 次，接着 93℃ 20 s、60℃ 30 s 循环 30 次。

第三节 高分辨率熔解曲线法

一、方法原理

高分辨率熔解曲线分析技术（high resolution melting，HRM）由犹他大学与爱德华科技公司于 2003 年合作开发，是一种应用于 SNP 检测分析的新技术。该技术不仅可以用于未知 SNP 的分析，还可以用于已知 SNP 的检测，基于野生序列和突变序列的 Tm 不同，产生不同熔解曲线的特点进行设计，能够检测核酸突变和多态性。在 PCR 反应中引入双链 DNA 特异性荧光染料（如 SYBR Green I、LC green 等），模板 DNA 经过 PCR 扩增后，温度逐渐升高；升温开始时荧光最强，随着温度上升，双链 DNA 逐渐解链，荧光量逐渐减少；当温度升至熔解温度（Tm）时，荧光量急剧下降。仪器采集荧光信号，并通过数学变换生成熔解曲线，曲线的波峰所在温度即代表所检 DNA 分子的 Tm。如果存在 SNP 位点，会产生不匹配的异源双链 DNA，该双链 DNA 在升温过程中会先解开，荧光染料从局部解链的 DNA 分子上释放，呈现不同的熔解曲线形状和波峰。如果出现两个波峰，说明所检 DNA 片段的两条链都存在突变。

该技术不需要标记探针，就可以快速、准确地进行 SNP 分型。当检测点突变时，PCR 产物无需纯化处理，扩增产物可直接在仪器上（如荧光定量 PCR 仪、变性高效液相色谱仪等）进行分析。此外，HRM 技术还可应用于短片段重复序列的分析、序列匹配、突变扫描、甲基化和 RNA 编辑等方面的研究。由于其灵敏度高、特异性好、速度快、通量高、重复性好且费用低等优点，HRM 技术在国内外广泛受到研究者的关注，主要应用于遗传性疾病中致病基因点突变检测、基因多态性分析、病原微生物基因型分析等。

二、检测方法

1. SNP 位点及基因序列查找。

2. 引物设计。

3. DNA 样品制备及质量分析　为获得好的 HRM 结果，每一反应中 DNA 样品的量应尽可能一致。

4. HRM 反应

(1) 制备 PCR 反应体系：见表 7-3-1。

表 7-3-1　PCR 反应体系

10×PCR 缓冲液	2.5 μL
DNA 模板	3×10^9 拷贝/μL
$MgCl_2$	1.5 mmol/L
dNTP 混合物	0.2 mmol/L
正向引物和反向引物	各 0.3 μmol/L
SYBR Green I	1.5 μmol/L
Taq DNA 聚合酶	1.25 U
ddH_2O	补齐至 25 μL

(2) PCR 扩增和 HRM：预变性 95℃ 2 min、95℃ 5 s、60℃ 10 s，40 个循环。再进行 HRM 反应，73～83℃，以 0.1℃逐步升高，每步 2 s。

5. 数据分析

(1) 实时定量扩增数据分析：在分析 HRM 数据之前，应先对实时定量扩增数据进行分析。从实时定量扩增数据中可以轻松识别扩增失败的样本。发现这些异常数据并将其从 HRM 数据分析中除去，有助于提高 HRM 数据集的有效性。建议对实时定量扩增数据进行以下分析。首先，评价 CT 值。如果 CT 值>30，则认为扩增反应过于迟缓。这些数据应视为可疑值进行进一步分析，或作为异常数据舍去。扩增延迟的常见原因包括起始模板量过少或模板严重降解。其次，需要评价终点荧光强度。如果实时定量扩增数据的终点荧光信号明显低于数据集中大部分曲线，即使其 CT 值<30，仍应舍去。在这种情况下，低荧光强度通常反映出荧光染料量不足、反应成分浓度不合适，或反应体系中存在抑制剂等问题。最后，还需要评价扩增效率。采用相对定量分析模式获得某样本的扩增反应效率。如果扩增效率与其他反应明显不同，或<1.4，应将其作为异常数据舍去。

(2) HRM 数据分析：HRM 数据可以通过肉眼或软件自动分析来判断基因型。HRM 结果通常以归一化曲线或异常曲线的形式呈现。通过观察归一化曲线的位移，可以判断是何种纯合子；通过曲线形状的变化，可以判断是否为杂合子。异常曲线有助于通过肉眼判断基因型，因为它能显示样本在某一温度转变点时与对照样本荧光信号的差异。最后，使用专业数据分析软件分析熔解曲线，得出 SNP 分型结果。

三、技术应用

原发性高血压(essential hypertension, EH)是导致慢性心脑血管疾病的重要危险因素,其产生的经济负担在中国疾病治疗总支出中占据较大比重。在 EH 人群中,由上皮细胞钠离子通道(epithelial sodium channel, ENaC)引起的盐敏感性高血压的发病率逐年上升。ENaC 主要由 α、β 和 γ 三种亚基构成,其中 γ 亚基由 *SCNN1G* 基因编码,在血压调节中起着重要作用。文献报道,*SCNN1G* 基因的 6 个基因位点与收缩压变化有关,低钠干预可能有助于降低突变个体的血压。

HRM 法作为一种近年来兴起的全新突变扫描和基因分型遗传分析方法,无需设计探针,只需设计一对特异性引物即可识别等位基因位点,且 PCR 反应结束后不需要对产物进行纯化,检测过程中不受等位基因位点的影响。目前,已有临床研究将 HRM 法应用于 *SCNN1G rs5729* 基因的分布特点检测,为高血压相关基因多态性的快速检测与治疗提供依据。

首先,从 NCBI GeneBank 数据库中查找 *rs5729* 基因序列,利用软件 Primer 5.0 设计引物,在 Primer - BLAST 中评估引物的特异性。上游引物序列为:5′- TGCCAGATGCCAAAGA - 3′,下游引物序列为:5′- ACATAGTCCCAGACCTCCA - 3′,并交由引物合成公司进行合成和纯化。

使用血液基因组 DNA 提取试剂盒提取患者血液基因组 DNA,并进行微量蛋白质核酸分析及琼脂糖凝胶电泳,检测 DNA 样本的纯度和完整性。将基因组 DNA 保存在−20℃冰箱中备用。

首先进行 PCR 反应,PCR 体系为 25 μL,包括 2×Taq PCR Mix 酶 12.5 μL、上下游引物(10 μmol/L)各 1 μL,模板 DNA(20 ng/μL)1 μL,其余双蒸水补足。PCR 反应条件为:95℃预变性 2 min;40 个循环(95℃变性 10 s,退火 20 s,72℃延伸 30 s);72℃延伸 5 min。PCR 反应结束后进行 HRM 反应,反应总体积为 20 μL,内含 2×HRM Analysis PreMix 10 μL,上、下游引物(10 μmol/L)各 0.6 μL,血液基因组 DNA 提取物 1 μL,双蒸水 7.8 μL。反应条件:95℃熔解 2 min;95℃变性 10 s、退火 30 s,40 个循环;72℃延伸 5 min。以 0.1℃/s 的速度从 60℃升温至 95℃,最后降至 20℃并保持 10 s,其他参数为默认,进行试验与分析。以熔解曲线的峰形及位置作为基因分型的指标。

第四节　定向诱导基因组局部突变技术

一、方法原理

定向诱导基因组局部突变技术(targeting induced local lesions in genomes, TILLING)是由美国华盛顿 Fred Hutchinson 癌症研究中心的 Steven 等科学家开发的,该技术将高频率点突变的化学诱变方法与 PCR 筛选技术及高通量检测方法有效结合,用于发现和分析目标区域的点突变,是一种全新的高通量、低成本的反向遗传学研究方法。

TILLING 技术的原理是首先使用化学诱变剂诱发一系列点突变,然后根据目标基因设计特异性引物，进行 PCR 扩增。随后，PCR 产物被变性退火，生成错配的异源双链核酸分子，利用仪器分析技术区分纯合双链和异源双链。通过将多个个体样本的 DNA 混合形成池，在检测到含有突变体的混合池后，再对池中的每个个体分别进行 PCR 扩增，验证是否为假阳性，并确定突变个体。这种方法显著增加了检测通量，降低了假阳性的概率。确定突变体后，可以对目标基因进行测序，根据测序结果再次确认突变是否真实。TILLING 技术的高通量特性为拟南芥 TILLING 项目(Arabidopsis TILLING Project，ATP)提供了强有力的支持。在美国国家基金会植物基因组计划的资助下，ATP 项目组实现了材料、DNA 样品及突变信息的共享，该项目在立项的第一年就为拟南芥研究者提供了超过 100 个基因上的 1 000 多个突变位点。许多国际研究机构也将 TILLING 作为技术平台，开展各自感兴趣的目标生物功能基因组学研究。

二、检测方法

TILLING 技术在植物功能基因组学研究中的应用较为广泛，本节将简单介绍植物中 TILLING 的技术路线。TILLING 的具体操作步骤如下。

1. 化学诱变剂诱导群体点突变　使用化学诱变剂(如甲基磺酸乙酯，EMS)诱导群体产生点突变。EMS 诱导的点突变可产生静息基因、条件型等位基因或只影响特定的蛋白质结构域，这些突变型对阐明目标基因功能具有重要意义。在诱变过程中，需考虑目标群体的遗传组成、诱变剂的种类、处理方式、DNA 提取及建池策略等因素。目标群体应选择遗传组成简单的纯合自交系，并在保证能产生数千子代的前提下，尽量选择单个或尽可能少的供体亲本。诱变剂应选择具有高突变率的化学试剂。EMS 由于突变密度高、使用简便而被广泛应用。需要注意的是，同样的诱变强度在不同物种中突变率差异较大，且诱变可能导致致死或不育，因此应在突变率、致死率和不育率之间找到平衡。

2. 提取基因组 DNA　该过程受诱变剂处理方式的影响，需确保 DNA 样本的质量适合后续分析。

3. 引物设计及 PCR 扩增　根据目标基因序列设计特异性引物进行 PCR 扩增，这是 TILLING 技术中的关键步骤，引物设计的好坏直接影响筛选效果。Nick 等为拟南芥 TILLING 项目专门开发了 CODDLE 程序，能够识别各种形式的序列信息，依据输入的碱基序列生成基因模型和蛋白质保守区域模型，并列出 EMS 诱导植物可能产生的有害突变范围。当选择 1 kb 左右的目标区域后，研究人员可使用 Primer 5.0 程序设计引物。设计的两个引物应分别用 700 nm 和 800 nm 荧光染料标记。TILLING 的最适 PCR 退火温度由引物特性决定，通常较高的退火温度有助于保证扩增产物的特异性。如果目标产物产率较低，可采用巢式 PCR 策略提高产率。

4. 检测并鉴定点突变　结合现代仪器分析技术与 TILLING 技术是检测和鉴定点突变的主要方法。目前，酶学技术与 TILLING 的结合推动了 TILLING 技术的进一步发展。首先，PCR 扩增片段经过变性、退火后形成异源双链核酸分子。利用特异性核酸内切酶(如 CELI)切割错配碱基，获得酶切产物，并用变性的聚丙烯凝胶电泳分离。接着，通过标准的图像处理程序分析电泳图像，得到突变池。利用相同的方法从突变池中筛选突变个体，并对突变个体的 PCR 扩增片段进行测序验证。最后，需要对突变体进行表型鉴定。CELI 是

TILLING 中常用的错配内切酶，属于 S1 核酸酶家族，具有高效切开错配 DNA 的特点。由于 CELI 还具有 DNA5′末端外切酶活性，因此在 TILLING 实验中应仔细控制反应条件，避免底物降解。

三、技术应用

TILLING 技术在医学领域广泛应用于研究多种模式动物的基因功能，如果蝇、斑马鱼、老鼠和秀丽线虫等。有研究验证了 TILLING 技术在大鼠研究中的可行性。雄性大鼠经过 N-乙基-N-亚硝基脲(ENU)处理后，产生了一系列从不育到完全可育的动物。这些经化学处理的雄性与未经处理的雌性杂交产生后代，并通过 TILLING 技术进行分析。研究人员共分析了 768 只动物，检测到 17 个诱导突变，其中 70.5%为错义突变。大鼠进一步繁殖，确定这些突变会导致生殖功能缺陷。在突变群体中，观察到髋关节发育不良和双阴茎等现象。

（余方友）

参考文献

[1] 郑卫东，袁仕伟. 乙型肝炎病毒基因分型与 TaqMan-MGB 荧光探针方法改进[J]. 第三军医大学学报，2012，34(21)：2231-2232.

[2] Gundry CN, Vandersteen JG, Reed GH, et al. Amplicon melting analysis with labeled primers: a closed-tube method for differentiating homozygotes and heterozygotes[J]. Clin Chem, 2003, 49(3): 396-406.

[3] 申风娟，王腾飞，王越淇，等. 盐敏感性高血压及其易感基因相关性的研究进展[J]. 中国老年学杂志，2015，35(16)：4730-4731.

[4] 翟英南，邵博宇，杨畅，等. 原发性高血压 SCNN1G 基因多态性特征分析[J]. 临床心血管病杂志，2020，36(4)：371-374.

[5] McCallum CM, Comai L, Greene EA, et al. Targeted screening for induced mutations[J]. Nat Biotechnol, 2000, 18(4): 455-457.

[6] Rozen S, Skaletsky H. Primer3 on the WWW for general users and for biologist programmers[J]. Methods Mol Biol, 2000, 132: 365-386.

[7] Henikoff S, Comai L. Single-nucleotide mutations for plant functional genomics[J]. Annu Rev Plant Biol, 2003, 54: 375-401.

[8] Smits BM, Mudde J, Plasterk RH, et al. Target-selected mutagenesis of the rat[J]. Genomics, 2004, 83(2): 332-334.

第八章　DNA－蛋白质相互作用

生命的遗传物质主要包括核酸和蛋白质两个方面，核酸包括DNA和RNA。DNA非常稳定，能够存储遗传物质，并代代相传。而蛋白质结构多样，能够执行各种生物化学功能，但不能将遗传物质遗传给下一代。因此，在生命的遗传进化过程中，DNA与蛋白质、RNA与蛋白质的相互作用至关重要。

核酸对生命活动至关重要，它是生命活动的执行者：参与蛋白质的合成、转录后修饰、DNA修饰及基因表达调控等。核酸与蛋白质的相互作用不仅是生物有机体展示生命活动的基本形式之一，也是核酸和蛋白质功能阐释的关键内容。因此，研究它们的相互作用是揭示生命过程的有力手段。

在许多生命活动中，如DNA复制、mRNA转录与修饰以及病毒感染等，DNA与蛋白质之间的相互作用起着重要作用。目前，已有许多重要基因被分离出来，关键问题是揭示环境因子和发育信号如何调控基因的转录活性。为此，需要研究鉴定参与基因表达调控的DNA元件，分离并鉴定这些顺式作用元件特异性结合的蛋白质因子。这些研究涉及DNA与蛋白质之间的相互作用。目前，常用于检测DNA与蛋白质相互作用的技术方法主要包括：ChIP染色质免疫沉淀、DNA亲和层析（DNA pull-down）、双荧光素酶（dual-luciferase）报告基因实验、电泳迁移率变动分析（electrophoretic mobility shift assay，EMSA，又称EMSA凝胶迁移）。

第一节　ChIP染色质免疫沉淀

染色质免疫沉淀法（chromatin immunoprecipitation assay，ChIP）是目前研究体内DNA与蛋白质相互作用的主要技术之一。真核生物的基因组DNA通常以染色质的形式存在，因此阐明真核生物基因的表达机制时，研究蛋白质与DNA在染色质环境中的相互作用是至关重要的途径之一。ChIP不仅能够检测体内转录因子与DNA的动态相互作用，还可以用于研究组蛋白的各种共价修饰与基因表达之间的关系。ChIP技术还可广泛应用于药物开发、有丝分裂研究、组蛋白修饰酶抗体作为“生物标记”、转录调控分析以及DNA损伤与凋亡分析等领域。

一、ChIP 原理

这是一种在全基因组水平研究生命体组织或细胞内 DNA 与蛋白质相互作用的技术。它利用抗原-抗体反应的特异性，能够真实反映基因组 DNA 与蛋白质的结合情况。

二、实验目的

掌握 ChIP 染色质免疫沉淀法的基本概念、原理和操作流程。

三、实验器材

各种规格移液器（0.5～10 μL、10～100 μL、100 μL～1 mL），各种规格 Tip（10 μL、200 μL、1 mL），0.2 mL PCR 管，2 mL 离心管，PCR 仪，超声样品处理仪，离心机，水浴锅，冰盒和制冰机，金属浴等。

四、实验试剂

PBS，甲醛，甘氨酸，细胞裂解液，高盐裂解液，A/G-琼脂糖珠，目的抗体，石炭酸，氯仿，异戊醇，TE 溶液等。

五、实验流程

1. 蛋白质-DNA 复合物的化学交联 常用甲醛对生物大分子复合物进行化学交联。甲醛能够进入细胞，促使蛋白质与 DNA 或蛋白质与蛋白质之间发生共价交联，从而稳定细胞内原本形成的复合物。

（1）室温下，用 PBS 离心漂洗培养细胞 2 次，并将其重悬至约 5×10^5 个细胞/mL（细胞总数约 2×10^7 个细胞/mL）。加入甲醛至终浓度 1%（每 4 mL 培养液中加入 37% 甲醛 67.5 μL），在室温下静置 10 min。注意：控制交联时间。

（2）加入终浓度 0.125 mol/L 的甘氨酸，以终止交联反应。

（3）离心沉淀细胞，并用冰 PBS 漂洗 1 次。

（4）用 6 mL 细胞裂解液重悬细胞。

（5）离心 2 000 rpm，5 min 后收集核粗提取物沉淀。

（6）用 PBS 再次漂洗沉淀，沉淀可用于下一步操作或在−20℃下冷冻储存。

2. 染色质的破碎 细胞内染色质中 DNA 的长度将影响免疫沉淀效果和 DNA 片段的获得，因此可以使用超声物理破碎或限制性内切核酸酶酶切消化，以获得所需长度的 DNA 片段。

（1）用 1.9 mL 高盐裂解液重悬沉淀，然后移入 2 mL 微量离心管，以备超声处理。采用预先选择的最佳条件进行超声处理。注意：超声处理过程中，样品需要始终保持在冰浴中。

（2）在 4℃下，10 000 rpm 离心 15 min，保留上清液，进行蛋白质浓度测定。注意：提前预冷离心机。

（3）使用含 100～500 μg 蛋白质的超声破碎核提取物，加入 50 μL 蛋白 A/G-琼脂糖珠，在 4℃下孵育 30 min，去除非特异性结合成分。以 4℃最大速度离心 5 min。

(4) 在上清液中加入第一抗体，并在4℃下孵育过夜。

(5) 加入50 μL A/G-琼脂糖珠，并在4℃下孵育2 h，12 000 rpm离心20 s，收集球珠并置于冰上。

(6) 用1 mL高盐细胞裂解液漂洗球珠2次，用漂洗缓冲液漂洗沉淀4次，用400 μL洗脱液重悬球珠。

(7) 将试管置于67℃水浴2 h以打开交叉联接，其间混匀数次。离心后移去球珠，上清液继续置于67℃过夜。以10 000 rpm离心3 min，移去残余球珠，保留上清液。

(8) 用500 μL石炭酸/氯仿/异戊醇(25∶24∶1)提取含有DNA的上清液1次，充分混匀。以14 000 rpm离心3 min使两相分离，保留水相，然后用100 μL TE提取有机相1次，并与水相合并。

(9) 用600 μL石炭酸/氯仿/异戊醇再次提取混合水相。

(10) 可使用商品化的试剂盒浓缩DNA。

注：高盐裂解液(1×PBS，1% NP-40，0.5%脱氧胆酸钠，0.1% SDS和蛋白酶抑制剂Cocktail)；漂洗缓冲液(100 mM，pH 8.0，500 mM LiCl，1% NP-40和1%脱氧胆酸)；洗脱液(1% SDS，0.1 mol/L $NaHCO_3$)。

3. 免疫沉淀　抗体的特异性和亲和力对于获得足够纯度的靶蛋白及与之结合的DNA片段至关重要。抗体的非特异性结合会导致最大量的非目标靶点DNA片段随之沉淀，从而引发假阳性，掩盖真实的蛋白质结合位点信息；而亲和力较差的抗体则无法有效沉淀DNA结合蛋白及其靶点DNA片段。另一方面，在甲醛交联过程中，蛋白质构象可能发生改变，这可能会掩盖一些蛋白质的表位，进而影响部分蛋白质和DNA复合体的免疫沉淀反应。因此，一些用于蛋白质印迹或免疫组化的抗体，并不能保证在ChIP实验中一定成功，需要充分测试可用的抗体，以获得最佳效果。

4. DNA鉴定　在免疫沉淀复合物中的DNA分离提取后，可以通过qPCR分析或二代测序来进行鉴定。ChIP-qPCR(已知蛋白和靶序列)需要预设待测的目标序列，通常为一个启动子设计3对引物，以验证该序列是否与实验蛋白结合；此外，对DNA产量没有严格要求，片段大小一般在100～1 000 bp；qPCR检测包括input组、IP组和IgG组。ChIP-Seq(已知蛋白和未知序列)通过高通量测序，在全基因组范围内寻找目的蛋白(如转录因子、修饰组蛋白)的DNA结合位点信息；建库时需要DNA量>10 ng(部分测序公司要求20 ng)，片段大小一般在100～800 bp；测序时检测IP组和input组。

六、注意事项

1. 如果交联效果不佳，可以考虑先使用其他化学交联剂，如二甲基己二亚酰胺化合物(dimethyl adipimidate，DMA)或双琥珀酰亚胺戊二酸酯(disuccinimidyl glutarate，DSG)等处理细胞，以增强后续甲醛交联的效果。

2. 一抗需要选择能够用于ChIP的抗体。选择特异性不强的靶标抗体可能会导致不可预见的结合，并增加背景信号，从而提高检测低丰度或低稳定性相互作用样品的难度。

3. DNA破碎是ChIP实验成功的关键因素之一，超声破碎的效果受细胞类型、细胞浓度及裂解液成分等因素的影响。超声处理后的提取物(液体)应由浑浊转为透明。

4. 确保样品质量可靠，因为即使是最好的抗体也无法结合沉淀不存在的目标物。动物细胞计数>2×10^7，动物组织>1 g，植物组织>4 g；动植物组织样本需在离体后尽快用液氮速冻并保存于−80℃环境中；植物组织应尽量选取新鲜幼嫩部分。

5. 超声处理可能将染色质暴露在容易导致蛋白质变性的恶劣条件下（例如高温和去污剂），这些条件可能破坏抗体抗原表位及基因组 DNA；此外，超声处理的条件稳定性较差，染色质的处理不足或过度处理可能仅有数秒之差。因此，使用此方法较难获得均一大小的染色质片段样品。

6. 操作时应规范，注意个人防护。例如使用甲醛等化学品时，应在通风橱内操作。

第二节　DNA 亲和层析

核酸与蛋白质的互作是细胞功能的核心，涉及蛋白质合成、mRNA 组装等重要的生命代谢过程。因此，研究核酸与蛋白质的互作是生命科学研究的基础工具。DNA 亲和层析（DNA pull-down）是一种识别并分析 DNA 结合蛋白的方法。该实验首先需要针对待研究基因的调控区域设计并制备特异性探针，同时制备细胞核提取物。接着，将探针与核提取物共同孵育，使 DNA 结合蛋白与靶向序列特异性结合。随后，通过亲和素磁珠纯化蛋白-DNA 复合物。最后，针对纯化的蛋白质，使用 Western blot 验证或质谱法（mass spectrometry，MS）鉴定蛋白质类型。当前，DNA pull-down 技术主要应用于寻找已知启动子序列结合的未知蛋白（如转录因子）、纯化 DNA 结合蛋白、鉴定蛋白-核酸相互作用、筛选激动剂或抑制剂，以及研究蛋白质的结构与功能等方面。

一、DNA 亲和层析原理

基于 DNA 的特异性配对和 DNA 结合蛋白的亲和性，生物素标记的 DNA 片段会结合在链霉亲和素磁珠上，随后与细胞核蛋白孵育，纯化出与 DNA 片段相互作用的蛋白。接着，通过洗涤和洗脱步骤得到蛋白产物，并使用 Western blot 或质谱（mass spectrometry，MS）方法进行检测分析。

二、实验目的

掌握 DNA 亲和层析的基本概念、原理和操作流程。

三、实验器材

微量移液器（20 μL、200 μL、1 mL），台式高速冷冻离心机，制冰机，pH 计，电子天平，梯度 PCR 仪，电泳仪，电泳槽，凝胶成像分析系统，垂直平板电泳系统，台式高速离心机，超净工作台，磁性分离架，洗脱操作用热块或水浴等。

四、实验试剂

海藻酸琼脂糖（agarose）、目标 DNA 序列、磷酸盐缓冲盐（PBS，pH=7.2～7.4）、固定化蛋白(如 GST-tagged protein)、宿主细胞(如 E. coli)、未生物素化标记的目标 DNA 片段、亲和素磁性珠以及与目标 DNA 相对应的特异性蛋白探针、洗涤缓冲液(1×PBS,0.1% NP-40)等。

五、实验流程

主要技术流程(图 8-2-1):

体外合成生物素标记的DNA片段
提取核蛋白
孵育
洗涤、洗脱互作蛋白
质谱鉴定

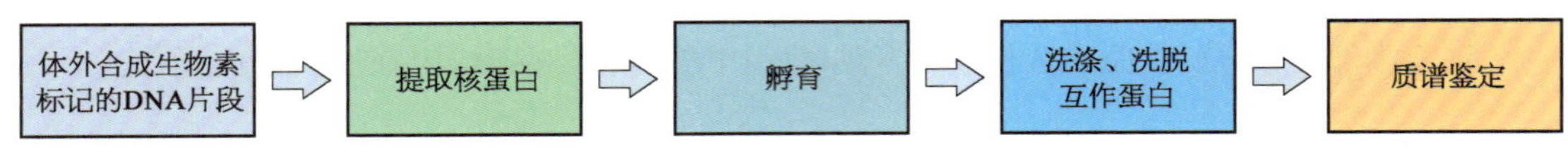

图 8-2-1 主要技术流程

1. 分子探针制备　根据目标 DNA 序列,合成未生物素标记的探针,并确定与其对应的特异性蛋白探针。此蛋白探针可以是 DNA 结合蛋白或其他与目标 DNA 片段特异性结合的蛋白质。

2. 样品处理　获取所需的细胞、组织或生物样品的细胞裂解物;预处理细胞提取物,以去除可能与磁珠竞争结合的生物素化成分。在预处理过程中,建议使用相同体积的磁珠对其进行平衡。

3. DNA 片段与目标蛋白结合　将目标 DNA 片段与对应的蛋白质探针混合,并在 4℃孵育至少 1 h(孵育时间可根据研究需要调整),以促使蛋白质与 DNA 片段形成稳定的复合物。

4. 蛋白-DNA 复合物富集　在亲和素磁性珠中加入蛋白-DNA 复合物,孵育至少 30 min,以确保蛋白-DNA 复合物与磁性珠结合。孵育过程中保持在 4℃并轻度摇晃;在磁性分离架上进行数次洗涤,去除非特异性结合,建议至少洗涤 4～5 次。

5. DNA 片段的洗脱与分析　加入洗脱缓冲液或热水,用热块或水浴加热,将结合的目标蛋白质与 DNA 片段从磁性珠上析出;通过 PCR、凝胶电泳(电泳结束后进行银染,步骤:电泳-固定-致敏-染色-显色-终止,拍照记录跑胶图片以便分析)或质谱鉴定(DNA pull down 富集蛋白可选择蛋白液/胶条进行质谱分析),验证实验效果。

六、注意事项

1. 细胞收集　对于贴壁细胞,用胰蛋白酶 EDTA 消化后,500g 离心 5 min。对于悬浮细胞,通过 500g 离心 5 min 获得。

2. 对照设置　为了确保实验的严谨性和可靠性,需要设置合适的对照组。

3. DNA 探针使用　在 DNA pull down 实验中,常规使用 DNA 双链作为探针。

4. 无 DNase 环境操作　确保所有实验步骤和所使用的试剂都在无 DNase 的环境下进行,以避免 DNA 降解。

5. 探针长度　探针的长度通常为 200～800 bp(合适长度为 50～1 500 bp)。探针过短可能导致磁珠位阻,减少蛋白质的结合;过长则容易产生非特异性结合。

6. 避免气泡干扰　尽量避免气泡的产生,因为气泡可能会干扰实验结果。

7. 孵育时间调整 根据实验需求调整孵育时间，以确保获得有效的结合效果。

8. 低丰度DNA或蛋白质的处理 对于低丰度的DNA或蛋白质，可以考虑增加探针的用量或延长孵育时间，以提高检测的灵敏度。

9. 银染结果判断 银染的结果可以通过比较实验组和对照组之间的差异性条带来进行判断。

第三节 双荧光素酶报告基因实验

双荧光素酶(dual-luciferase)报告基因表达的转录调控常用于研究培养细胞的生物学特性。由于哺乳动物细胞中不含内源性荧光素酶，荧光素酶基因成为理想的报告基因。荧光素酶基因一旦成功转录，便会立即翻译生成功能性的荧光素酶。在分析DNA-蛋白质相互作用方面，双荧光素酶报告基因实验能够检测转录因子与目的基因启动子区DNA的相互作用。某些转录因子仅与靶启动子中特定序列结合，结合后可调控基因表达。双荧光素酶报告基因实验通常使用萤火虫荧光素酶(firefly luciferase)作为报告基因，海肾荧光素酶(renilla luciferase)作为内参基因。这样的报告系统具有高检测灵敏度、广泛的动态范围和灵活的应用优势，使得双荧光素酶实验广泛应用于miRNA靶基因验证、转录因子调控验证、信号转导(验证信号通路是否激活)、ceRNA研究等多个领域。

一、原理

将目的基因的转录调控元件构建到带有萤火虫荧光素酶(firefly luciferase)的表达载体中，形成报告基因质粒，使该调控元件能够调节luciferase的转录表达。然后，将报告基因质粒转染细胞，经过不同处理后裂解细胞，并加入荧光素底物(luciferin)。萤火虫荧光素酶催化荧光素氧化(oxyluciferin)，产生荧光(最强波长约为560 nm)。通过检测荧光强度，可以评估不同处理组对转录调控元件的影响。为避免因质粒转染效率差异导致的误差，通常会转入海肾荧光素酶(renilla luciferase)报告基因质粒作为内参(最强波长约为465 nm)，即双荧光素酶报告系统。简而言之：将目的基因转录调控元件构建到萤火虫荧光素酶报告基因质粒中，并与海肾荧光素酶内参基因质粒共转染细胞，裂解细胞后分别加入荧光素酶底物，生成生物荧光，通过荧光测定仪进行读取。计算萤火虫荧光素酶与海肾荧光素酶的相对比值，可以评估目的基因转录调控元件的调控效果。如图8-3-1所示：

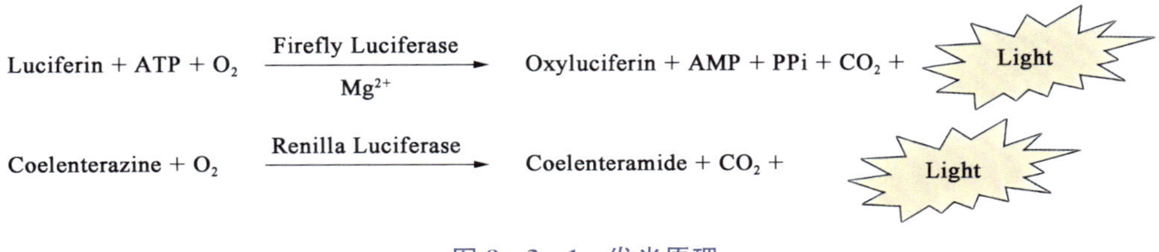

$$\text{Luciferin} + \text{ATP} + O_2 \xrightarrow[\text{Mg}^{2+}]{\text{Firefly Luciferase}} \text{Oxyluciferin} + \text{AMP} + \text{PPi} + CO_2 + \text{Light}$$

$$\text{Coelenterazine} + O_2 \xrightarrow{\text{Renilla Luciferase}} \text{Coelenteramide} + CO_2 + \text{Light}$$

图8-3-1 发光原理

萤火虫荧光素酶催化荧光素氧化生成腔肠酰胺(oxyluciferin)，在此过程中发出生物荧光，可通过酶标仪进行测量。

海肾荧光素酶催化腔肠素氧化生成 coelenteramide，在该过程中也会发出生物荧光，亦可通过酶标仪进行测定。

二、实验目的

掌握双荧光素酶报告基因检测技术的原理，了解双荧光素酶报告基因检测系统在分子生物学研究中的应用及意义。

三、实验器材

各种规格移液器（0.5～10 μL、10～100 μL、100 μL～1 mL）各种规格 Tip（10 μL、200 μL、1 mL）、1.5 mL EP 管、细胞培养板、生化培养箱、制冰机、涡旋振荡器、超净工作台和单管发光检测仪等。

四、实验试剂

Promega 公司 Dual - Luciferase 双荧光素酶报告基因检测试剂盒（E1910）、荧光素酶报告基因和内参基因质粒、细胞培养液、血清、5×裂解缓冲液（passive lysis buffer，PLB）、PBS、超纯水、脂质体和细胞等。

五、实验流程

1. *质粒构建和转染*　构建带有目的序列的萤火虫荧光素酶报告基因质粒，并与海肾荧光素酶内参基因质粒共转染细胞。24 h 后收获样品。

2. *裂解*　用 PBS 清洗细胞两次后，加入适量细胞裂解液（原液为 5×，用双蒸水稀释至 1×。参考体积：6 孔板每孔加入 500～600 μL，12 孔板每孔加入 250～300 μL，24 孔板每孔加入 100～150 μL）。反复吹吸细胞，并在摇床上振荡裂解 15 min。收集裂解液至 1.5 mL EP 管中，在 4℃，10 000*g* 离心 10 min，取上清液至新的 EP 管中。

3. *配置反应底物*

（1）配置萤火虫荧光素酶底物 1（S1）：首次使用时配置，按照试剂盒说明，将底物缓冲液加入装有固体底物的棕色瓶中，摇匀溶解。根据每次实验需求量（如每个 EP 管 1 mL）分装至－80℃避光保存，使用时室温溶解，并同样避光。计算样品数量，按每 50 μL 测定一个样品，将底物分装至 EP 管中。

（2）配置海肾荧光素酶底物 stop&Glo（S2）：每 50 μL stop buffer 中加入 1 μL stop substrate。根据样品数量，按每 50 μL 测定一个样品，按需配置。

4. *测量读值*　取待测样品 10 μL，加入 50 μL 反应底物 S1 中，用移液器轻轻吹打数下（避免产生气泡），然后迅速放入仪器中进行测定（EP 管开盖测量），得到第一个数值（萤火虫荧光素酶活性 S1）。操作完成后，迅速取出 EP 管，加入 50 μL stop&Glo 液，轻轻吹打混匀后迅速放入仪器中，得到第二个数值（海肾荧光素酶活性 S2）。上述操作完成后，仪器显示的二者比值即为所需数据。

六、注意事项

1. 为保证荧光素酶检测试剂的稳定性，建议分装后避光保存，避免反复冻融和长时间暴露于室温。严格按照说明书储存试剂，防止试剂失效。检测时应注意操作速度，避免荧光淬灭。

2. 实验前，各组分(如细胞裂解产物、底物工作液等)需恢复至室温。实验操作过程中应避免光照，并尽量在 30 min 内完成所有步骤。每个样品需充分混匀，且混匀次数和时间应尽量一致。

3. 细胞状态和密度会显著影响转染效率。检测值反映样品中荧光素酶的活性。若检测值过低，可通过增加转染量、调整细胞状态、更换转染试剂或细胞系等方式改善；若检测值过高，应减少载体转染量。

4. 同一荧光素酶载体在不同细胞中的表达效果差异较大，常见表达较高的细胞系有 293T 细胞和海拉细胞。

5. 建议使用非血清型或低血清型转染培养基，以提高转染效率。

6. 为获得最佳检测效果，同一批样品应使用相同的测定时间，通常为 10 s。

第四节 EMSA 凝胶迁移

电泳迁移率变动分析(electrophoretic mobility shift assay, EMSA)是一种用于研究 DNA 结合蛋白与其相关 DNA 序列相互作用的技术，主要用于检测蛋白质与 DNA 序列的结合。该技术不仅适用于 DNA 的定性分析，也可以用于 DNA 的定量分析。最初，EMSA 技术主要用于研究 DNA 结合蛋白，但目前也广泛应用于 RNA 结合蛋白与特定 RNA 序列相互作用的研究。根据实验设计的不同，EMSA 可以分为验证型 EMSA、竞争型 EMSA 和超迁移 EMSA。

一、EMSA 原理

EMSA 是一种分析 DNA 或 RNA 与蛋白质相互作用的技术。在该实验中，纯化的蛋白质或细胞粗提液与 32P 同位素标记的 DNA 或 RNA 探针共同孵育，在非变性的聚丙烯酰胺凝胶上进行电泳，分离 DNA-复合物或 RNA-复合物与未结合的探针。DNA-复合物或 RNA-复合物的迁移速度较慢，相较于未结合的探针。根据研究的结合蛋白的不同，同位素标记的探针可以是双链或单链。当检测转录调控因子类的 DNA 结合蛋白时，可以使用纯化蛋白、部分纯化蛋白或核细胞抽提液；而检测 RNA 结合蛋白时，根据目标 RNA 结合蛋白的来源，使用纯化蛋白、部分纯化蛋白或核/胞质细胞抽提液。在竞争实验中，使用含有蛋白结合序列的 DNA、RNA 片段或寡核苷酸片段(特异性)，以及非特异性片段，来验证 DNA 或 RNA 结合蛋白的特异性。通过比较特异性和非特异性片段竞争时复合物的强度与特征，可以判断是否存在特异性结合。简而言之，EMSA 的原理是：蛋白质与标记的核酸探针结合后，复合物在电泳时的迁移速度较慢，从而与未结合的探针相比，呈现滞后现象。

二、实验目的

掌握 EMSA 的基本概念、原理和实验步骤。

三、实验器材

各种规格移液器(0.5～10 μL、10～100 μL、100 μL～1 mL)、各种规格 Tip(10 μL、200 μL、1 mL)、0.2 mL PCR 管、50 mL 离心管、制胶器、显影仪、PCR 仪、水浴锅、离心机、电泳仪和垂直式电泳槽等。

四、实验试剂

碧云天公司 EMSA/Gel-shift 试剂盒(GS002)、DNA 样品、[γ-32^{P}]-ATP、乙酸铵、无水乙醇、TBE 缓冲液、超纯水、丙烯酰胺、甲叉双丙烯酰胺、甘油、过硫酸铵、TEMED(四甲基乙二胺)、溴酚蓝、T4 多聚核苷酸激酶 Nuclease-Free Water、T4 多聚核苷酸激酶缓冲液、醋酸铵、TE 等。

五、实验流程

(一) 探针的标记

1. 如下设置探针标记的反应体系。

(1) 待标记探针(1.75 pmol/uL):2 μL。

(2) T4 Polynucleotide Kinase Buffer(10×):1 μL。

(3) Nuclease-Free Water:5 μL。

(4) [γ-32^{P}]ATP(3 000 Ci/mmol at 10 mCi/mL):1 μL。

(5) T4 Polynucleotide Kinase(5～10 u/μL):1 μL。

(6) 总体积 10 μL。

(7) 按照上述反应体系依次加入各种试剂,加入同位素后,Vortex 混匀,再加入 T4 Polynucleotide Kinase,混匀。

2. 使用水浴或 PCR 仪,37℃反应 10 min。

3. 加入 1 μL 探针标记终止液,混匀,终止探针标记反应。

4. 再加入 89 μL TE,混匀。此时可以取少量探针用于检测标记的效率。通常标记的效率在 30%以上,即总放射性的 30%以上标记到了探针上。为实验简便起见,通常不必测定探针的标记效率。

5. 标记好的探针最好立即使用,最长使用时间一般不宜超过 3 d。标记好的探针可以保存在－20℃环境中。

(二) 探针的纯化

通常为实验简便起见,可以不必纯化标记好的探针。在有些时候,纯化后的探针会改善 EMSA 的电泳结果。如需纯化,可以按照如下步骤操作。

1. 对于 100 μL 标记好的探针,加入 1/4 体积即 25 μL 的 5M 醋酸铵,再加入 2 倍体积即 200 μL 的无水乙醇,混匀。

2. 在−80℃至−70℃沉淀1 h，或在−20℃沉淀过夜。

3. 在4℃，12 000g～16 000g 离心30 min。小心去除上清，切不可触及沉淀。

4. 在4℃，12 000g～16 000g 离心1 min。小心吸去残余液体。微晾干沉淀，但不宜过分干燥。

5. 加入100 μL TE，完全溶解沉淀。标记好的探针最好立即使用，最长使用时间一般不宜超过3 d。标记好的探针可以保存在−20℃。

(三) EMSA 胶的配制

1. 准备好倒胶的模具。可以使用常规的灌制蛋白电泳胶的模具，或其他适当的模具。最好选择可以灌制较薄胶的模具，以便于干胶等后续操作。为得到更好的结果，可以选择可灌制较大EMSA胶的模具。

2. 按照如下配方配制20 mL 4%的聚丙烯酰胺凝胶(注意：使用29∶1等不同比例的Acr/Bis对结果影响不大)。

(1) TBE buffer(10×)：1 mL，重蒸水16.2 mL。

(2) 39∶1 acrylamide/bisacrylamide(40%，w/v)：2 mL。

(3) 80%甘油：625 μL。

(4) 10%过硫酸铵(ammonium persulfate)：150 μL。

(5) TEMED：10 μL。

3. 按照上述次序加入各个溶液，加入TEMED前先混匀，加入TEMED后立即混匀，并马上加入制胶的模具中。避免产生气泡，并加上梳齿。如果发现非常容易形成气泡，可以把一块制胶的玻璃板进行硅烷化处理。

(四) EMSA 结合反应

1. 如下设置EMSA结合反应。

(1) 阴性对照反应：① Nuclease-Free Water：7 μL。② EMSA/Gel-Shift 结合缓冲液(5×)：2 μL。③ 细胞核蛋白或纯化的转录因子：0 μL。④ 标记好的探针：1 μL。⑤ 总体积：10 μL。

(2) 样品反应：① Nuclease-Free Water：5 μL。② EMSA/Gel-Shift 结合缓冲液(5×)：2 μL。③ 细胞核蛋白或纯化的转录因子：2 μL。④ 标记好的探针：1 μL。⑤ 总体积：10 μL。

(3) 探针冷竞争反应：① Nuclease-Free Water：4 μL。② EMSA/Gel-Shift 结合缓冲液(5×)：2 μL。③ 细胞核蛋白或纯化的转录因子：2 μL。④ 未标记的探针：1 μL。⑤ 标记好的探针：1 μL。⑥ 总体积：10 μL。

(4) 突变探针的冷竞争反应：① Nuclease-Free Water：4 μL。② EMSA/Gel-Shift 结合缓冲液(5×)：2 μL。③ 细胞核蛋白或纯化的转录因子：2 μL。④ 未标记的突变探针：1 μL。⑤ 标记好的探针：1 μL。⑥ 体积：10 μL。

(5) Super-shift 反应：① Nuclease-Free Water：4 μL。② EMSA/Gel-Shift 结合缓冲液(5×)：2 μL。③ 细胞核蛋白或纯化的转录因子：2 μL。④ 目的蛋白特异抗体：1 μL。⑤ 标记好的探针：1 μL。⑥ 总体积：10 μL。

2. 按照上述顺序依次加入各种试剂，在加入标记好的探针前先混匀，并且室温(20～

25℃)放置 10 min,从而消除可能发生的探针和蛋白的非特异性结合或者让冷探针优先反应。然后加入标记好的探针,混匀,室温(20～25℃)放置 20 min。

3. 加入 1 μL EMSA/Gel-Shift 上样缓冲液(无色,10×),混匀后立即上样。

(五) 电泳分析

1. 用 0.5×TBE 作为电泳缓冲液,按照 10 V/cm 的电压预电泳 10 min。在预电泳过程中,如果有空余的上样孔,可以加入少量稀释好的 1×EMSA 上样缓冲液(蓝色),以观察电泳是否正常进行。

2. 将混合了上样缓冲液的样品加入上样孔内。在多余的某个上样孔中加入 10 μL 稀释好的 1×EMSA/Gel-Shift 上样缓冲液(蓝色),用于观察电泳进程。

3. 按照 10 V/cm 的电压进行电泳。确保电泳过程中胶的温度不超过 30℃,如果温度升高,应适当降低电压。电泳至 EMSA/Gel-Shift 上样缓冲液中的蓝色染料溴酚蓝移至胶的下缘 1/4 处时,停止电泳。

4. 剪取一片大小与 EMSA 胶相近或稍大的厚滤纸。小心取下夹有 EMSA 胶的胶板,用吸水纸或普通草纸大致擦干胶板边缘的电泳液。小心打开两块胶板中的上面一块,将滤纸从 EMSA 胶的一侧逐渐覆盖住整个 EMSA 胶,轻轻按压滤纸和胶板。待滤纸被胶微微浸湿(约不足 1 min),轻轻揭起滤纸,EMSA 胶将随着滤纸一起被揭起。将滤纸面朝下,放平,再在 EMSA 胶上面覆盖一层保鲜膜,确保保鲜膜与胶之间没有气泡。

5. 使用干胶仪器对 EMSA 胶进行干燥处理。干燥后,可以使用 X 线片或其他适当仪器设备进行检测。

六、注意事项

1. EMSA 实验对探针序列设计有一定要求,探针长度通常以 25～60 bp 为宜,一般不超过 80 bp。若探针过长,容易导致非特异性结合,进而产生假阳性。

2. 应尽量使用精准度高的移液器,确保实验中各个步骤上样的精准性。

3. 若使用重组蛋白,尽量选择在上清液中表达,因为包涵体中的蛋白在复性过程中可能无法完全复性,导致其空间结构未能恢复,可能影响蛋白与 DNA 的结合。

4. 操作者应注意个人防护,穿实验服并佩戴一次性手套等必要防护装备。

5. 样本要求:细胞数目 $>10^7$,动物组织 >200 mg,植物组织 >1 g;动植物组织样品需在离体后尽快液氮速冻并储存于 −80℃;植物组织应选取幼嫩且新鲜的部分。

6. DNA -复合物或 RNA -复合物比非结合的探针在电泳过程中移动得更慢。

7. 同位素标记的探针根据研究的结合蛋白的不同,可以是双链或单链。

(王晓玲)

参考文献

[1] 邓昊,等. 医学科研信息分析与实验技能[M]. 北京:人民卫生出版社,2022: 146 - 156.
[2] 丁香园. 丁香实验[EB/OL]. [2000 - 01 - 01](2025 - 02 - 26). https://pro.biomart.cn/lab-web/.

第九章　蛋白质免疫印迹

第一节　技术原理

一、概述

蛋白质免疫印迹（Western-blot）是一种用于检测混合物中特定蛋白质的存在及其含量的分析技术，诞生于20世纪70年代，广泛应用于分子生物学和生物化学研究。其基本原理是通过特异性抗体与经过凝胶电泳分离的目标蛋白质抗原的结合，分析抗体结合的位置及含量，从而确定目标蛋白在组织或细胞中的表达情况。具体步骤为：首先利用SDS聚丙烯酰胺凝胶电泳（SDS－PAGE）根据蛋白质分子量进行分离；然后通过电转移将凝胶中的蛋白转移到固相支持膜上；接着使用封闭液封闭非特异性条带，再依次加入针对目标蛋白的一抗和带有标记物的二抗，最后通过标记抗体示踪物质观察结果，从而对目标蛋白进行定性和相对定量分析（见图9－1－1）。

二、蛋白质免疫印迹的简略流程

1. 样品制备　首先，获取含有目标蛋白的样本是Western-blot实验的第一步，也是决定实验成败的关键步骤之一。待测抗原通常来源于动植物组织匀浆或细胞样本，需使用裂解液在冰上裂解，才能获得足够量的目标蛋白。

2. 蛋白质电泳分离　获取的蛋白样本与上样缓冲液（阴离子去污剂SDS、还原剂DTT和β-巯基乙醇）混合，并通过高温变性。SDS与多肽结合，使蛋白质变性并带上负电荷，从而掩盖蛋白本身的内在电荷。样本中的蛋白质通常通过聚丙烯酰胺凝胶电泳（SDS－PAGE）进行分离，根据分子量的不同，蛋白质将被分离成不同的带状条带。

3. 转膜　分离后的蛋白质被转移到聚偏二氟乙烯膜（PVDF）或硝酸纤维素膜（NC）上。通过电转印法，将蛋白质从凝胶迁移到固相支持膜上，形成与凝胶相同的蛋白质条带，便于后续操作。

4. 封闭　为了减少抗体与非特异性蛋白的结合，转印后的膜通常会放入封闭液中进行封闭。封闭液通常包含异源性蛋白质或去污剂，如0.2% Tween－20、2% BSA、10%马血清或5%脱脂奶粉等，能够防止抗体在后续步骤中非特异性结合到膜上的非目标蛋白。

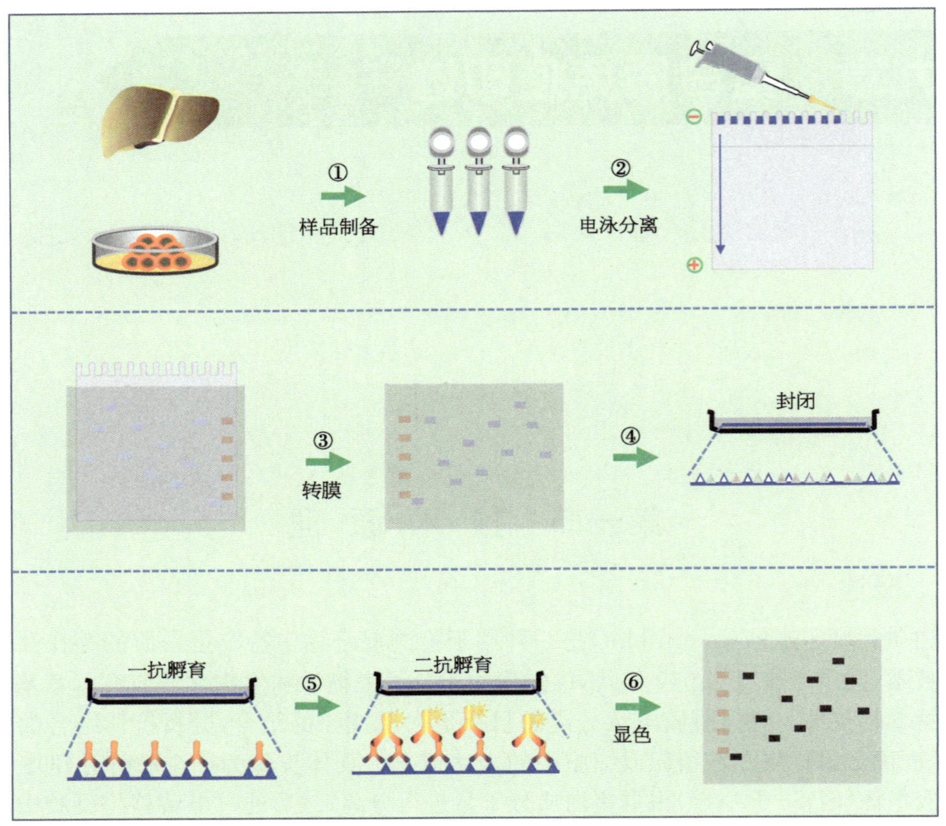

图 9-1-1 Western-blot 实验的流程

5. 抗体杂交　封闭后的膜孵育在特异性抗体的溶液中，这些抗体能够与目标蛋白结合。由于抗原-抗体反应的高度特异性，只有目标蛋白才能与抗体特异性结合。

6. 洗涤　为了去除未结合的抗体和其他非特异性结合物质，膜需要在洗涤缓冲液中进行多次洗涤。

7. 信号检测　抗体结合的蛋白质通过带有标记物的抗体进行检测。最常见的标记物是荧光素或酶的底物，它们通过产生荧光或颜色反应来显示目标蛋白的位置。最后，比较蛋白条带的强度或密度，可以进行定量分析，从而评估蛋白质的相对丰度或表达水平。

第二节　具体操作步骤

Western-blot 实验流程可大致分为样品制备、凝胶电泳与转膜、抗体孵育和显色（信号检测）四个步骤。

一、样品制备

样品制备是 Western-blot 技术的第一步，待测样本通常来源于动物组织或植物组织匀浆、细胞培养上清或细胞样本，这些样本通常含有多种杂蛋白的混合物。因此，针对不同样本类型，应采取适当的提取与保存方法，以确保提取到足够的目的蛋白进行免疫检测分析。

1. 样本准备　准备足够量的待检样本是成功的关键。样本量过少会导致目的蛋白含量不足，或目标蛋白本身含量过低，进而影响检测；样本量过大则会导致信号过强，难以准确比较。不同类型的细胞和组织样本要求不同：一般情况下，细胞数量应＞1×10^{6} 个，动物组织＞30 mg，菌体湿重＞10 mg，植物组织＞100 mg，血清样本体积应＞50 μL。

此外，裂解液的用量也会影响蛋白提取的效果。对于细胞（包括贴壁和悬浮细胞）和微生物样本，裂解液必须足以确保充分裂解，这取决于样本数量和目标蛋白在细胞中的浓度。例如，对于 1×10^{6} 个悬浮细胞，建议使用 80～200 μL 的裂解缓冲液。

为了避免蛋白质降解，最好使用新鲜样本进行制备。如果不能立即进行蛋白提取，应该在去除培养基后迅速用液氮冷冻样本，并将其存储在－80℃（最多可保存 1 个月），或保存在液氮中（可保存 3 个月）。这种处理方法有助于保持蛋白质的稳定性和完整性。对于动物组织和植物器官样本，如果量较大或取样时间间隔较长，建议先用液氮进行速冻保存。如果不能及时处理样本，可以在液氮速冻后将其存储在－80℃，保存时间约 6 个月；或者存入液氮罐中，可保存约 1 年。

（1）贴壁细胞

1）去除培养皿或培养瓶中的培养基，用预冷 PBS（即 1×PBS）轻轻洗涤 2 次，吸除 PBS 溶液。加入适量裂解缓冲液，轻轻吹打混匀细胞样本，并将样本连同裂解缓冲液一起收集，在冰上裂解 30～60 min。

2）对于贴壁牢固的细胞，可以使用细胞刮刀刮取细胞，连同培养基一起收集。将其在 4℃条件下以 1 000～2 000 rpm 离心 5～8 min，弃去上清后加入适量裂解缓冲液，在冰上裂解 30～60 min。

3）为减少细胞碎片，也可用胰酶消化细胞后收集细胞，2 000 rpm 离心 5 min 后收集沉淀，用预冷 PBS 轻洗细胞沉淀。后续处理同悬浮细胞，但需要注意，胰（蛋白）酶消化方法不适用于细胞膜上的膜蛋白，因其可能影响目的蛋白的稳定性。

（2）悬浮细胞

1）收集培养皿或培养瓶中的细胞，在 4℃条件下以 1 000～2 000 rpm 离心 3～5 min。

2）去除细胞培养基，留下细胞沉淀，用预冷 PBS 轻轻洗涤 2 次，并在 4℃条件下以 1 000～2 000 rpm 离心 3～5 min。

3）去除上清后（取出细胞沉淀，按照上述参考比例加入适量裂解缓冲液），轻轻吹打混匀，在冰上裂解 30～60 min。

（3）组织蛋白样本

1）将组织样本用预冷 PBS 洗净，去除组织上的脂肪等杂质。将其放入匀浆器中，用剪刀剪成小块或加入钢珠后，使用高速振荡研磨仪进行破碎。根据组织重量，按照 1 mg 组织加入 10 μL 裂解液（含磷酸酶和蛋白酶抑制剂）进行添加。不同组织的蛋白含量不同，可能需要调整裂解液的添加量。

2）对于硬度较大或韧性较强的组织样本，如骨、肌肉、皮肤、尾巴、韧带等，可以先剪碎组织，再用液氮研磨后加入适量裂解液。

3）组织样本处理后，在冰上放置 15～60 min，随后在 12 000 rpm 条件下离心 3 min，取上清液。

2. 裂解液　不同裂解缓冲液溶解蛋白质的能力各不相同。含有十二烷基硫酸钠（SDS）和其他离子去污剂的裂解缓冲液具有较强的溶解能力，能够更容易地获得较高的蛋白提取率。因此，提取不同目的蛋白时应选择不同的裂解液（见表 9-2-1）。例如，若目的蛋白为线粒体等细胞器蛋白，建议选择 RIPA 裂解液。此外，选择裂解缓冲液时还需考虑所选抗体是否能够识别变性样品。如果抗体无法识别变性样品，应使用不含去污剂或选用相对温和的非离子去污剂（如 NP-40、Triton X-100）的裂解缓冲液。

表 9-2-1　蛋白裂解液的选择

样品/蛋白质	蛋白裂解液
全细胞	NP-40
可溶性的胞浆蛋白	Tris-HCl
细胞质（细胞骨架）	Tris-Triton
膜结合蛋白	NP-40 或 RIPA
细胞核蛋白	RIPA
线粒体等细胞器蛋白	RIPA

NP-40 和 RIPA 是最常用的两种蛋白裂解缓冲液，其中 RIPA 缓冲液的溶解强度较高，适用于全细胞提取物和膜结合蛋白。提取细胞核蛋白时，RIPA 缓冲液的效果通常比仅含 NP-40 或 Triton X-100 的缓冲液更好。然而，过强的裂解缓冲液可能会破坏蛋白质与蛋白质之间的相互作用，从而影响免疫沉淀分析和 pull-down 实验的结果。在使用不含去污剂的缓冲液制备细胞裂解物时，需进行机械剪切（如匀浆器）处理。

常用裂解缓冲液配方如下。

1）NP-40 裂解缓冲液配方：150 mM NaCl、150 mM Tris（pH 8.0）、1% NP-40（或 Triton X-100）、蛋白酶抑制剂。

2）RIPA 裂解缓冲液配方：150 mM Tris（pH 8.0）、1% NP-40、0.1% SDS、蛋白酶抑制剂。

3）Tris-Triton 裂解缓冲液（细胞骨架蛋白）配方：100 mM NaCl、10 mM Tris（pH 7.4）、1 mM EDTA、1 mM EGTA、1% Triton X-100、0.1% SDS、0.5%脱氧胆酸钠、蛋白酶抑制剂。

3. 蛋白定量和保存　蛋白定量的方法有很多种，如 BCA 蛋白定量检测法和 Bradford 蛋白定量检测法，并有相应的蛋白定量试剂盒可供选择。测定后的蛋白样本可以直接在 −80℃ 冰箱中进行冻存，或者加入含阴离子去污剂十二烷基硫酸钠（SDS）的上样缓冲液，在高温(95～100℃)下变性 5 min 后保存。

二、凝胶电泳与转膜

蛋白质的电泳分析一般通过聚丙烯酰胺凝胶的分离来实现，聚丙烯酰胺形成的网格比用于琼脂糖凝胶电泳的琼脂糖网格更密，有利于根据不同分子量的蛋白质电泳迁移率的差异来分离蛋白质。蛋白质样品加样到凝胶之前，须加入 SDS 和还原剂[β-巯基乙醇、二硫苏糖醇(DTT)]并加热，将蛋白质解离变性。SDS 与多肽结合能使其变性，断开分子间的氢键，破坏蛋白的结构。同时，SDS 携带大量负电荷，并使蛋白样本带上负电荷，从而掩盖蛋白样本本身的电荷，消除不同蛋白分子间的电荷差异，蛋白质仅根据其分子量的不同而被分离。另外，DTT 也可以破坏半胱氨酸残基之间的二硫键，消除蛋白结构之间的差异。

1. PAGE 凝胶的制备与电泳　在过硫酸铵(APS)和四甲基乙二胺(TEMED)的催化下，丙烯酰胺-双丙烯酰胺混合物聚合形成类似网状的结构，蛋白质根据其分子量的大小通过凝胶孔隙迁移。丙烯酰胺总量的百分比越高，孔径越小，蛋白样本的电泳迁移速率越慢，有利于提高大分子蛋白的分辨率。因此，针对不同分子量的目的蛋白，须选择不同浓度的聚丙烯酰胺凝胶(表 9－2－2)。

表 9－2－2　分离胶浓度与蛋白分子量的关系

适合分离的蛋白分子量(kD)	丙烯酰胺浓度(%)
4～40	20
12～45	15
10～70	12
15～100	10
25～200	8

SDS－PAGE 电泳的凝胶主要分为浓缩胶和分离胶。浓缩胶又称堆积胶，具有堆积作用。由于其丙烯酰胺浓度较低，孔径较大，样品在迁移过程中经过大孔径凝胶后被浓缩至一个狭窄的区带。分离胶的作用是分离蛋白分子，利用电荷效应和分子筛效应。当样品从浓缩胶进入分离胶时，由于蛋白质分子量的不同，其在分离胶中的泳动速度也不同，从而实现蛋白样本的分离。

灌注 SDS 聚丙烯酰胺凝胶的简略步骤如下。

1) 组装玻璃板并加入纯净水进行检漏，确保不会漏胶。

2) 按表(9－2－3)配置所需浓度的丙烯酰胺/双丙烯酰胺分离胶溶液，注意 TEMED 具有促凝作用，一旦加入后，须立即快速混匀混合液并进行灌注。混匀时避免产生过多气泡，因为氧气会抑制丙烯酰胺的聚合反应。

表 9-2-3 分离胶的制备配方

试剂	丙烯酰胺浓度			
	8%	10%	12%	15%
H_2O	4.6	4.0	3.3	2.3
30% Acrylamide-0.9% BIS	2.7	3.3	4.0	5.0
1.5 M Tris-HCl(pH 8.8)	2.5	2.5	2.5	2.5
10% SDS	0.1	0.1	0.1	0.1
10% APS	0.1	0.1	0.1	0.1
TEMED	0.006	0.004	0.004	0.004
Total volume(mL)	10	10	10	10

3）将混合好的分离胶溶液倒入组装好的玻璃板之间的间隙中，但不要灌注满，应为浓缩胶留出足够空间。

4）加入异丙醇作为覆盖液灌注满，覆盖液可以去除表面的气泡，防止氧气扩散进入凝胶抑制聚合，并压平分离胶界面。

5）等待 30～60 min 后，倒出覆盖液，尽量排尽凝胶顶部的液体，并用滤纸边缘吸走残留的液体。

6）按表 9-2-4 配置适当体积的浓缩胶，使用移液管加入浓缩胶至与玻璃板齐平，立即插入干净的梳子，避免引入气泡。

表 9-2-4 浓缩胶的制备配方

试剂	4 mL	5 mL	6 mL	8 mL
H_2O	2.7	3.4	4.1	5.5
30% Acrylamide-0.9% BIS	0.67	0.83	1.0	1.3
1.0 M Tris-HCl(pH 6.8)	0.5	0.63	0.75	1.0
10% SDS	0.04	0.05	0.06	0.08
10% APS	0.04	0.05	0.06	0.08
TEMED	0.004	0.005	0.006	0.004 8

7）室温静置 30 min 后，轻轻拔出梳子，确保加样孔笔直端正。

将 SDS 聚丙烯酰胺凝胶组装到电泳槽上，在上下槽中加入 Tris-甘氨酸电泳缓冲液。

按照顺序向加样孔加入蛋白样品和蛋白 Ladder，并将电泳槽连接到电泳仪。浓缩胶的电泳电压低于分离胶的电泳电压，一般推荐先在低电压(80～90 V)下电泳，直到样本溴酚蓝到达浓缩胶底部(约 15 min)，然后改为高电压(120～140 V)继续电泳，直到溴酚蓝接近分离胶底部，结束电泳。

2. 蛋白转膜　蛋白转膜的目的是将分离后的蛋白从凝胶中转移到固相支持物(薄膜)上，以便进一步进行抗体孵育等后续操作。固相支持物能够牢固结合蛋白质且不影响其抗原活性，可以是硝酸纤维素滤膜(NC 膜)或聚偏二氟乙烯膜(PVDF 膜)。一般地说，NC 膜韧性较差，背景更干净；而 PVDF 膜韧性更好，不易碎裂，蛋白结合能力也更强，但可能存在一定的荧光背景影响。PVDF 膜具有高度疏水性，需要用甲醇浸湿活化，使用前还需用转膜缓冲液冲洗 PVDF 膜。膜的孔径通常有 0.2 μm 和 0.45 μm 两种，对于分子量<20 kD 的蛋白，建议选择 0.2 μm 孔径的薄膜，以更有效地防止转移过程中蛋白的丢失。

电转印转膜法是一种常用、快速且高效的转膜方法，包含两种方式：湿式/槽式转印法和半干式转印法。湿式转印法必须将凝胶和滤膜完全浸没于缓冲液中，而半干式转印法则是凝胶和滤膜只与浸透了缓冲液的滤纸和电极接触。一般地说，两者的转印效率都较高，半干式转印法操作更简单，时间更短；湿式转印法更为稳定，能够更好地保留目的蛋白的抗原活性，并且不会因膜的干燥而失败，更适合分子量大于 100 kD 的大分子量蛋白。

以实验室更常用的湿式转印法为例，简略步骤如下。

1) 在电泳结束前，应准备好转膜所需的工具，如转膜缓冲液(0.025 mol/L Tris，0.052 mol/L 甘氨酸，20%甲醇)、PVDF 膜(或 NC 膜)、转膜仪、电转印夹、托盘、海绵垫、滤纸、剪刀、镊子等。

2) 电泳结束后，取出凝胶，去除浓缩胶，观察蛋白 Ladder，切取目标蛋白条带所在的凝胶，放入转膜液中备用。

3) 在托盘中加入约 2/3 容积的转膜缓冲液，将海绵滤纸放入其中浸泡，在电转印夹中依次放入润湿的海绵垫与滤纸，排除气泡，活化的 PVDF 膜或 NC 膜放在阳极侧，上置切好的凝胶，再放润湿的滤纸，轻轻碾压去除气泡，最后放上海绵垫，形成“三明治”结构，合上电转印夹(图 9-2-1)。

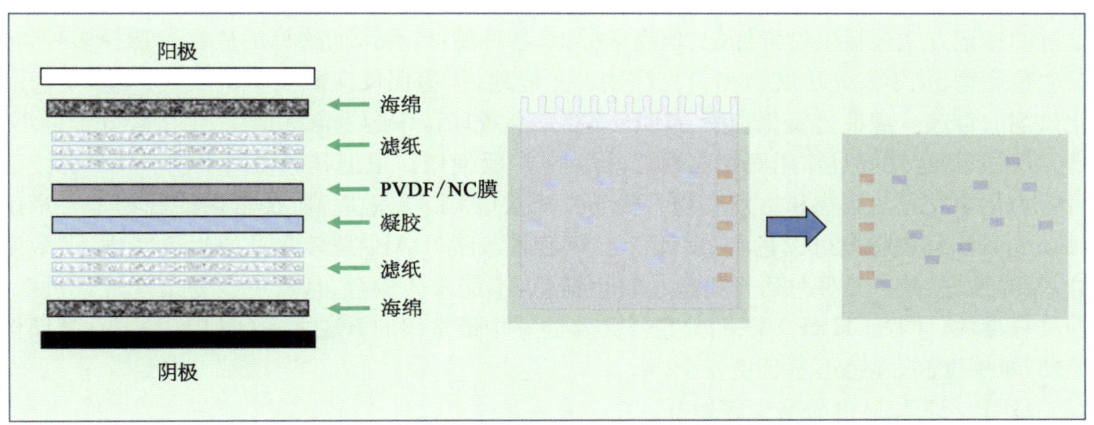

图 9-2-1　湿式转印法示意图

4）电泳槽加满转膜缓冲液，插入电转印夹，电转印夹黑色的一面对准装置黑色的一面，将电泳槽盖好，确保正负极对准，放入冰水浴中，以防止转膜过程中过热。

5）连接至电源，一般在恒流 200～500 mA 的条件下转膜 1～3 h；若蛋白分子量较大，可适当延长转膜时间。

三、抗体孵育

免疫印迹反应的成功与否直接取决于抗体是否能顺利识别抗原表位。转膜结束后，需要先对膜进行封闭，以防止抗体非特异性结合。抗体可分为多克隆抗体和单克隆抗体。一般地说，大部分多克隆抗体能识别多种抗原表位，而单克隆抗体则只能识别一个抗原表位，特异性更高。转印后的膜先与未标记的特异性抗体（俗称一抗，Ab1）结合，再与标记的抗 Ab1 抗体（俗称二抗，Ab2）孵育，二抗能放大一抗的信号。二抗通常标记如辣根过氧化物酶，通过与相应的底物相互作用来检测目的蛋白的信号强度。

抗体孵育的过程如下。

1. 转膜结束后，关闭电源，从转膜仪中取出转印完成的 PVDF 或 NC 膜，用 TBST 漂洗数次。

2. 配制封闭液，用 TBST 溶解脱脂奶粉，配制成 5％的脱脂牛奶作为封闭液，将膜放入孵育盒中，于脱色摇床上以 60 rpm 室温孵育 2 h。

3. 弃去封闭液，用 TBST 漂洗数次后，加入用 TBST 或 5％ BSA 配置好的一抗，在 4℃条件下，于脱色摇床上 60 rpm 孵育过夜。

4. 收集抗体，加入 TBST，于脱色摇床上 80 rpm 室温漂洗 10 min，重复 3～4 次。

5. 弃去漂洗液，加入用 TBST 配置好的相应二抗，在 4℃条件下，于脱色摇床上 60 rpm 孵育 1 h。

6. 孵育完毕后，将膜取出放入 TBST，于脱色摇床上 80 rpm 室温漂洗 10 min，重复 3～4 次。

四、显色（信号检测）

显色是免疫印迹的最后一步，通过利用二抗标记物可半定量地判断目的蛋白的含量。二抗的标记方式包括生物素标记、地高辛标记、各种酶标记等，而酶标的底物可选择多种，包括生色底物、化学发光法底物和荧光底物。一般地说，酶促反应既安全又反应迅速，是商品化试剂的首选。辣根过氧化物酶（HRP）是蛋白免疫印迹中的主流标记物，由于其分子量小、特异性强、稳定性好且作用底物范围广，得到了广泛使用。根据其底物的不同，HRP 标记法可分为化学发光法底物和生色底物。化学发光法（ECL）灵敏度高，最常用的底物是鲁米诺（Luminol），其灵敏度可以达到 pg 级。二氨基联苯胺（DAB）是最常见的生色底物，灵敏度高，特异性好，缺点是显色后光照数小时会褪色，不能永久保存，且显色容易出现背景过深，并具有毒性。因此，HRP－ECL 显色法是实验室中最常用的方法之一（图 9－2－2），其操作简便、敏感度高、显色迅速且更安全。

HRP－ECL 显色简略步骤如下。

1. 准备显色所需的材料，如显影液、保鲜膜、镊子、EP 管、滤纸、移液枪及枪头等。

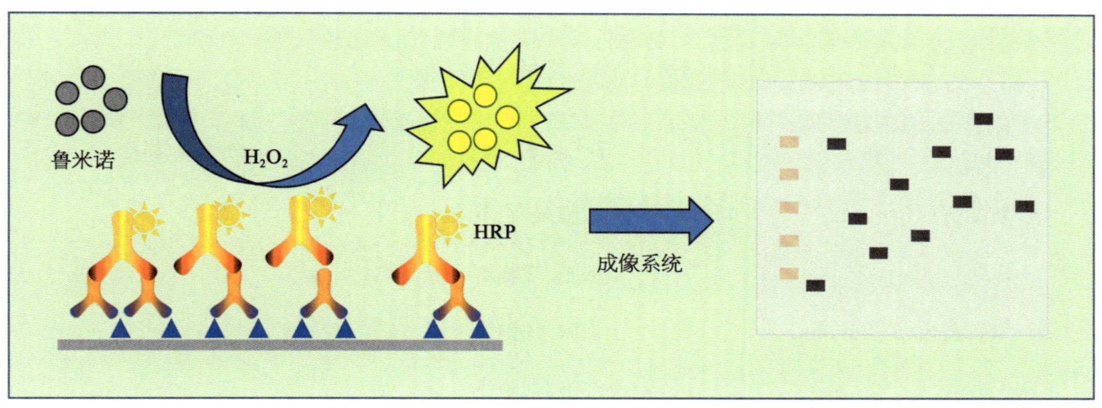

图 9-2-2　HRP-ECL 显色示意图

2. 在暗室内将 ECL 试剂 A 液和 B 液等量混合均匀，配置适量体积的 ECL 显色液。

3. 将抗体孵育后的 PVDF 或 NC 膜取出，用滤纸吸走多余的 TBST 液体，在膜的左上角剪角做好标记，放置在保鲜膜上。

4. 将配置好的发光液均匀滴在膜表面，液体要覆盖住膜，但不要过多，反应 1 min 后，用吸水纸将发光液从一侧吸除。

5. 用保鲜膜将膜盖住，使用化学发光仪器进行显影。

第三节　内参蛋白的选择

内参是 Western blot 分析中不可忽略的一部分，直接反映不同样本间的蛋白差异，确保目的蛋白表达量的相对含量。内参能够校正蛋白质定量、上样操作等过程中可能出现的实验误差，从而使实验结果更加准确。内参通常选用由管家基因编码表达的蛋白，这些蛋白在不同组织和细胞中的表达相对恒定。因此，在检测目的蛋白在不同样本间的表达水平变化时，必须通过内参作为参照物进行判断。常用的内参抗体包括 β-actin、Tubulin 和 GAPDH 等。内参的选用需要考虑目的蛋白的来源、分子量、表达位置和表达水平等因素。

一、样本来源

针对不同种属来源的蛋白，选用的内参也不同。

1. 哺乳动物的组织或者细胞样本，通常选择 β-actin、β-tubulin、GAPDH 等。

2. 植物来源实验样本，则可以选择 plant actin、Rubisco 等。

二、内参的表达位置和分子量

选择内参蛋白时，一般考虑目的蛋白与内参蛋白分子量错开，相差 5 kD 以上，便于同时孵育不同的抗体。常见内参的表达位置和分子量大小可参考(表 9-3-1)。

表 9-3-1 常用内参的选用

内 参	表达位置	分子量(kD)
β-肌动蛋白(β-actin)	全细胞/细胞质	42
GAPDH	全细胞/细胞质	36
β-微管蛋白(β-tubulin)	全细胞/细胞质	50
HSP70	全细胞/细胞质	70
HSP90	全细胞/细胞质	90
VDCA1/孔蛋白	线粒体	32
COX IV	线粒体	17
HSP60	线粒体	60
PCNA	细胞核	36
Lamin B	细胞核	66～72
HDAC1	细胞核	65
Histone H3	细胞核	15～17
TATA 结合蛋白 TBP	细胞核	38
钠钾 ATP 酶 ATP1A1	膜蛋白	97～110
Albumin	全血	75
Rubisco	植物组织	55

三、内参的表达水平

有些细胞在特定条件下内参的表达可能会出现异常,或在病理状态下,某些内参蛋白的表达水平也会受到干扰。此类受条件影响的表达水平变化的蛋白不适合用作内参。例如,Lamin 不适合作为凋亡实验的内参;由于组织缺氧、糖尿病等因素可能导致 GAPDH 表达增高,因此 GAPDH 不适合作为代谢通路受到影响的实验内参;β-actin 不适合作为心脏和骨骼肌样品的内参,可选用 α-actin;在加入抗癌药物(如长春新碱、紫杉醇)时,Tubulin 的表达容易受到影响,因此不适合作为相关实验的内参;Lamin B 不适合作为胚胎干细胞的内参,而 PCNA 则不适合作为非增殖细胞的内参。

第四节　注意事项与常见问题分析

一、注意事项

（1）蛋白提取的原则是低温、快速、裂解充分。在提取过程中，应尽可能完全提取目的蛋白或降低样本复杂度。

（2）在冰上进行裂解时，需加入适量的蛋白酶抑制剂，以减少蛋白酶的水解作用。对于磷酸化蛋白的提取，还需要添加蛋白磷酸酶抑制剂。

（3）裂解后，建议进行短暂的超声处理，以使裂解更加充分。

（4）切胶时，需将目的蛋白和内参一起切入胶中。且由于修饰可能导致蛋白的分子量发生变化，因此切胶时要确保足够的安全距离，避免误切除目的蛋白条带。

（5）在使用转膜器材之前，要将海绵、滤纸、膜和转膜夹等清洗干净，避免结晶盐离子对转膜均匀度的干扰。操作过程中可以借助切胶板来调整胶的位置，避免直接用手操作。

（6）在制作转膜的“三明治”结构时，需格外注意每一层的气泡，并可以使用工具仔细排除气泡。某些肉眼可见的小气泡在转膜过程中由于发热膨胀，可能仍会影响转膜效果。

（7）转膜滤纸和海绵使用多次后，需及时更换，以提高转膜效率。转膜结构松散，胶与膜贴合不紧密或不均匀，都会直接影响转膜效果。

（8）转膜过程需保持低温。由于转膜过程中会产生大量热量，通常需要将转移电泳槽放入冰水中，提前降低温度。

（9）检验转膜效率时，可以参考预染蛋白标记物，或者使用丽春红染色 PVDF 膜，或考马斯亮蓝染色来观察胶上蛋白残留情况。

（10）对于分子量差异较大的蛋白质，可以分批次转膜或使用不同的转膜槽。小分子量蛋白转膜时间过长容易穿过膜，而大分子量蛋白转膜时间过短会导致只有少量转移到膜上。

二、常见问题

1. 现象　细胞提取液中没有检测到目的蛋白，或蛋白含量低。可能原因如下。

（1）目的蛋白在提取过程中被降解，可加入蛋白酶抑制剂来抑制蛋白酶活性。

（2）酶降解可能是由于未保持低温操作，或样品保存不当，样品放置时间过长。

（3）细胞系中可能不表达目的蛋白，或目的蛋白含量较低，可使用阳性对照进行对比。

（4）裂解不充分或加入裂解液的体积过大，导致蛋白浓度过低。

（5）抗体对目的蛋白的识别能力较差，可使用阳性对照进行对比。

2. 现象　条带出现笑脸形状（即两端高中间低）、拖尾、条带向两端溢出、条带倾斜等情况。可能原因如下。

（1）条带出现笑脸形状可能是凝胶不均匀，配胶过程中加入促凝剂后操作过慢，导致聚合不均匀，或电泳迁移过快。

（2）条带出现拖尾可能是蛋白黏性过大，样品中含有不溶性渣滓，可减少上样量，或上样缓冲液量不足。

(3) 条带向两端溢出可通过减少上样量来避免溢出。

(4) 条带倾斜可能是由于电压不稳，或凝胶不均匀所致。

3. 现象　曝光后，膜背景很深，如何解决？可能原因如下。

(1) 降低抗体浓度，减少一抗孵育时间，并尽量在 4℃条件下孵育。

(2) 封闭不充分可能导致膜上存在过多的非特异性位点，可提高封闭液浓度或延长封闭时间。

(3) 适当增加洗涤次数或延长洗涤时间。

(4) NC 膜的背景通常较低，可选择使用 NC 膜进行实验。

(5) 操作过程中避免用手直接接触膜或造成膜的损害，可能导致膜的非特异性吸附。操作时应始终戴干净手套，并用镊子轻柔操作膜。

4. 现象　曝光信号值较低，目的条带非常弱。可能原因如下。

(1) 转膜效率低。转膜结束后，可使用丽春红对膜进行染色，以确认转膜效果，或使用考马斯亮蓝染色来观察胶上蛋白残留情况。

(2) 可适当增加抗体浓度，或延长孵育时间。

(3) 缓冲液中含有叠氮钠，可能影响信号强度。叠氮钠也作为 HRP 抑制剂，直接影响信号强度。

(4) 曝光时间过短或显色液失效，可适当增加曝光时间。

5. 现象　目的蛋白质分子量很小或很大，需注意什么？可能原因如下。

(1) 对于分子量较小的蛋白，容易透过膜，可选择 0.2 μm 的膜，缩短转膜时间和电压。

(2) 对于大分子量的蛋白，需使用更低浓度的分离胶(如 7%～8%)，建议增加电泳电场强度，并延长转膜时间。

6. 现象　曝光后杂带较多。可能原因如下。

(1) 抗体特异性不高，重新选择或制备高特异性的抗体。

(2) 适当减少上样量。

(3) 抗体浓度过高，可适当增加抗体稀释比例。

(何天生)

参考文献

[1] Walker JM. The protein protocols handbooks[M]. 3rd edition. New York: Humana Press, 2009.

[2] Sambrook J, Russell DW. Molecular cloning[M]. 4th edition. New York: Cold Spring Harbor Lab Press, 2012.

[3] 柳忠辉，吴雄文. 医学免疫学实验技术[M]. 3 版. 北京：人民卫生出版社，2008.

[4] 胡四海，张艳. 医学免疫学实验[M]. 2 版. 北京：科学出版社，2016.

第十章　蛋白质-蛋白质相互作用

每一个领域的发展都是基于技术的进步和革新，蛋白质组学亦是如此。蛋白质的可变性和多样性等特殊性质使得蛋白质研究技术远比核酸技术复杂和困难，但正是这些特性参与并影响着整个生命过程。蛋白质是生命活动的体现者，是细胞的功能分子，控制着细胞中的所有生物学系统。然而，蛋白质通常并非"孤军奋战"，绝大多数蛋白质会与其他蛋白质相互作用，共同参与生命的各个过程。蛋白质之间的相互作用控制并介导了细胞的许多生物学活动，如DNA复制、转录、翻译、剪接、分泌、细胞增殖与分化、细胞信号转导和代谢等，因此生命体内的蛋白质之间存在广泛的相互作用。目前，蛋白质相互作用研究可分为两类：第一类是研究蛋白质相互作用网络，细胞内许多活动如信号转导等，都是通过一个复杂而广泛的蛋白质相互作用网络实现的；第二类是分析蛋白质复合体的组成。蛋白质复合体可分为两种类型：结构型蛋白质复合体和功能型蛋白质复合体。当前，蛋白质相互作用研究已成为蛋白质组学研究领域的一个重要内容。

研究蛋白质相互作用的目的：① 从蛋白质相互作用到生物学功能：通过研究蛋白质的直接相互作用，发现相互作用的蛋白质，并分析这些蛋白质的生物学功能。② 从生物学功能到蛋白质相互作用：通过改变生物学现象，分析蛋白质间的遗传相互作用，进一步研究相关蛋白质的相互作用。

当前研究蛋白质相互作用的主要技术方法包括免疫共沉淀(Co-IP)、GST pull-down、酵母双杂交(yeast two-hybrid)、荧光共定位、荧光能量共振转移(FRET)、荧光双分子互补(BIFC)、DUOLINK技术、NanoBiT蛋白质互补技术、蛋白质-蛋白质相互作用检测与生物发光、SNAP和CLIP-Tag技术等。每种方法都有其优缺点和局限性，因此实验者应根据具体实验目的，结合不同技术方法的特点和优缺点进行选择。通过了解各种研究方法的原理和特点，实验者可以根据不同的实验要求和目标，选择最合适的方法。由于生物体的复杂性和技术手段的局限性，迄今为止，还没有任何一种技术方法能完全解决问题。因此，可以根据具体情况联合使用多种技术，使实验结论更加可靠。本章将重点介绍几种较为成熟的蛋白质-蛋白质相互作用研究方法。

第一节 免疫共沉淀

Co-IP 免疫共沉淀(Co-immunoprecipitation)是检测蛋白质间相互作用的经典方法。在该方法中，蛋白质及复合物以天然状态存在，符合体内实际情况，能够更真实地反映蛋白质间的相互作用，从而得到高可信度的蛋白质信息；抗原与相互作用的蛋白质以细胞内相似的浓度存在，避免了过量表达测试蛋白质所引起的人工效应。因此，Co-IP 是目前研究蛋白质在体内相互作用最常用的方法。

Co-IP 可分为外源性免疫共沉淀和内源性免疫共沉淀。两者的区别在于：外源性免疫共沉淀通过用编码相关蛋白质的质粒瞬时转染细胞，进而表达外源性蛋白质进行免疫共沉淀操作；内源性免疫共沉淀则是在非转染细胞中直接进行免疫共沉淀。由于质粒过度表达的蛋白质可能驱动非生理性的两种蛋白质间相互作用，因此内源性免疫共沉淀能更准确地反映两种蛋白质间的生理性相互作用。

与其他分子间相互作用检测方法(如 GST pull-down)相比，Co-IP 实验的优势在于蛋白质的结合在细胞内完成，能够反映天然状态下的蛋白质相互作用，结果更为真实可靠：① 可以选择目标蛋白所在物种、特定组织或模型细胞作为样本，因而 Co-IP 能够反映蛋白在天然组织细胞中的互作关系；② 可以发现复合体中直接或间接互作的多个蛋白，研究复合体组成；③ 与质谱鉴定联合使用时，可初筛出一系列未知蛋白，再通过其他实验进一步验证。

然而，该方法也存在局限性：① 操作相对费力、耗时，且常常需要大量转染细胞；② 免疫共沉淀所得的蛋白质可能并非直接相互作用的蛋白质，而是通过第三方间接相互作用的蛋白质；③ 可能检测不到低亲和力和瞬时的蛋白质-蛋白质相互作用，且所得蛋白质可能仅在某些时刻与靶蛋白相互作用；④ 免疫共沉淀仅对从细胞溶出并留在生理复合物中的蛋白质有效，因此不适合检测构成巨大、不溶性大分子结构的蛋白质-蛋白质相互作用，如核基质。

一、Co-IP 原理

无论是哪种共沉淀方法，其基本原理都是相同的：当细胞在非变性条件下被裂解时，细胞内许多蛋白质间的结合能够保留下来。这一特点可用于检测和确定生理条件下蛋白质间的相互作用。Co-IP 作为基于抗体和抗原之间专一性作用的经典方法，是研究蛋白质相互作用的有效手段，能够确定两种蛋白质在完整细胞内的生理性相互作用。例如，通过免疫沉淀蛋白质 X(也称为诱饵蛋白)的抗体，如果蛋白 Y(也称为靶蛋白)能与蛋白 X 结合，它也可能被沉淀下来。随后，通过 Western blot 技术，使用抗蛋白 Y 的抗体就能检测到蛋白 Y 的条带。

二、实验目的

学习和掌握免疫共沉淀的原理及应用，掌握细胞培养技术、真核转染技术以及免疫共沉淀操作技术。

三、实验器材

微量移液器(20 μL、200 μL、1 mL),台式离心机,低温离心机,蛋白凝胶电泳系统,凝胶成像系统,水平摇床,振荡器,恒温金属浴、磁力架、RIPA 裂解液、WB 实验相关设备等。

四、实验试剂

293T 细胞(以该细胞做转染为例)、转染质粒(Flag - A,HA - B)、Flag 抗体、2×loading buffer、5×SDS loading buffer、裂解缓冲液、EDTA、PMSF、TritonX - 100、NaCl、蛋白酶抑制剂、磷酸酶抑制剂、细胞培养基、Opti - MEM 无血清培养基、血清、胰酶、PBS、Flag - beads、TBST、转染试剂等。

五、实验流程

1. 细胞的铺板与转染

(1) 提前一晚将 293T 细胞铺板至 6 cm 皿中,铺板量应根据转染试剂的要求调整。

(2) 用各实验室相应的转染试剂将以下质粒组合分别转染 2 皿细胞: Flag 空载+HA - B;Flag - A+HA - B。

2. 免疫沉淀

(1) 转染 24 h 后,收获细胞,每皿加入 500 μL 裂解液,收集细胞至 1.5 mL EP 管中,并在冰上超声破碎细胞。

(2) 超声处理后,4℃,12 000g,离心 30 min,取 400 μL 上清液用于免疫沉淀,80 μL 上清液用作总蛋白,并加入等体积的 2×loading buffer。

(3) 将 400 μL 上清液加入裂解液清洗三遍的 beads 中,加入 0.3~0.5 μg flag 抗体,4℃孵育 3~4 h。

(4) 4℃,2 000g,离心 3 min,去除未结合的液体,留下 beads 沉淀,并用预冷的蛋白裂解液清洗沉淀 3 次,每次 5 min。

(5) 最后一次去除清洗液,往沉淀中加入 60 μL 2×loading buffer,和总蛋白一起在沸水中煮沸 15 min。

3. Western Blot 检测 通过 SDS - PAGE 分离样品,利用全蛋白样品作为对照,检测 flag - A 和 HA - B 蛋白是否发生结合。

六、注意事项

1. 如果没有特异性 IP 级别的抗体,需要构建重组标签质粒,并使用标签抗体进行实验。
2. 无论是内源性还是外源性的 Co - IP,都要设置对照组。
3. 样品种类实验风险: 过表达细胞样品>内源细胞样品>内源组织样品>植物样品(通常为转基因植物,标签抗体也难达到较高特异性)。
4. 如果抗体与被检测蛋白发生交叉反应,应及时更换抗体,以防止假阳性条带的产生。
5. 检测不到阳性条带的原因可能包括: 两种蛋白结合太弱、被检测蛋白的表达量过低、裂解液使用不当、细胞株使用不当等。

6. 用于免疫共沉淀的细胞裂解液裂解强度不可过强，以免破坏蛋白质间的相互作用。

第二节 GST pull-down 分析方法

Pull-down 分析是一种体外研究两个或多个蛋白质之间相互作用的方法，广泛应用于验证酵母双杂交、Co-IP 等方法筛选出的蛋白质相互作用，以及筛选已知蛋白质的相互作用蛋白。常规使用 Pull-down 分析技术的主要目的有两个：一是作为“验证”工具，二是作为“发现”工具。进行 Pull-down 分析的基本要求是必须具备一个已纯化并带有标签的蛋白质作为诱饵蛋白(bait)，用于捕获(capture)和沉降(pull-down)诱饵蛋白的捕获物蛋白(prey)。

根据不同的诱饵蛋白标签(例如，GST 标签是较大分子量的蛋白质之一)，Pull-down 实验可分为多种类型，常见的如 GST pull-down 分析和 His pull-down 分析等。本章节主要介绍 GST pull-down 实验。GST pull-down 实验基于谷胱甘肽硫转移酶(GST)，该蛋白可以与谷胱甘肽(GSH)结合。通过将 GSH 固定在琼脂糖珠上，形成 GSH-琼脂糖珠，已知蛋白 X 与 GST 融合表达，获得的 GST-X 可与 GSH-琼脂糖珠结合。如果环境中存在与 X 蛋白互作的蛋白 Y，则会形成“琼脂糖珠-GSH-GST-X-Y”复合物，从而可以分离并检测与 X 蛋白互作的蛋白。其他 pull-down 分析方法与此类似，但在实验溶液使用上有所不同。

GST pull-down 实验的优势包括：① 在样本中无 IP 级别抗体且无法使用标签抗体验证时，尤其适用于植物研究领域；② 可以验证两个蛋白是否直接相互作用；③ 可以与 Co-IP 或酵母双杂交实验共同验证同一问题。

一、GST pull-down 原理

利用重组技术将诱饵蛋白与 GST(谷胱甘肽硫转移酶)融合，得到的融合蛋白通过 GST 与固相化在磁珠上的 GTH(谷胱甘肽)亲和结合。因此，当与诱饵蛋白有相互作用的蛋白与该固相复合物混合时，目标蛋白就会被吸附并分离。

二、实验目的

学习和理解利用 GST pull-down 分析技术筛选与诱饵蛋白相互作用的蛋白质的实验原理；掌握使用 GST pull-down 分析技术在体外鉴定两个相互作用蛋白质的方法，验证两个已知蛋白的相互作用，或筛选与已知蛋白相互作用的未知蛋白。

三、实验器材

微量移液器(20 μL、200 μL、1 mL)，大容量立式摇床，制冰机，pH 计，小型台式低温离心机，细胞培养箱，超净工作台，细胞培养皿，1.5 mL 离心管，电泳仪，垂直板电泳槽，SDS-PAGE 和 Western blot 所需设备等。

四、实验试剂

用于研究的细胞，培养基，预先纯化制备的 GST 融合钓饵蛋白，谷胱甘肽-琼脂糖

(glutathion-agarose)球珠,抗捕获蛋白的抗体,PBS,PMSF,Triton - 100,NaCl,$MgCl_2$,$CaCl_2$,KCl,Na_2HPO_4,HEPES,NaF,EDTA,巯基乙醇,蛋白酶抑制剂,细胞裂解液,SDS - PAGE 和 Western blot 所需试剂等。

五、实验流程

1. 裂解细胞

(1) 在培养瓶中培养细胞至 80%汇合度。

(2) 1 000 r/min 离心 5 min 收集细胞,用 10 mL PBS 洗涤 2 次。

(3) 细胞沉淀中加入 1 mL 裂解缓冲液,置冰上 20 min。

(4) 4℃ 12 000g 离心 10 min,将上清液转移入新的 EP 管。

2. GST 融合钓饵蛋白的结合

(1) 100 μL 细胞裂解液用 900 μL 裂解缓冲液稀释,加入 10 μg GST 融合钓饵蛋白。

(2) 4℃摇晃过夜。

(3) 加入 80 μL 谷胱甘肽-琼脂糖球珠(50%悬液),4℃混摇 4 h。

(4) 4℃ 750g 离心 5 min。

(5) 用 1 mL 洗涤缓冲液洗涤球珠;4℃ 750g 离心 5 min;重复洗涤 2 次。

3. 洗脱

(1) 用 30 μL 2×SDS 样品缓冲液重悬沉淀的球珠。

(2) 95℃加热 5 min。

(3) 离心取上清液,该样随后用于 SDS - PAGE 以及 Wester blotting 分析。

4. SDS - PAGE 和 Western blotting

(1) 将胶浸于转移缓冲液中平衡 10 min。注意:如检测小分子蛋白,可省略此步,因小分子蛋白容易扩散出胶。

(2) 依据胶的大小剪取膜和滤纸 6 片,放入缓冲液中平衡 10 min。如用 PVDF 膜需用纯甲醇浸泡 3～5 s。

(3) 装配转移三明治:海绵、3 层滤纸、胶、膜、3 层滤纸、海绵,每层放好后,用试管赶去气泡。切记:胶放于负极面(黑色面)。

(4) 将转移槽置于冰浴中,放入三明治(黑色面对黑色面),加转移缓冲液,插上电极,100 V,1 h(电流约为 0. 3 A)。注意:应再次检查三明治和电极是否装配正确,电源是否接通。

(5) 用 25 mL TBS 洗膜 5 min,室温,摇动。

(6) 置膜于 25 mL 封闭缓冲液中 1 h,室温,摇动。15 mL TBS/T 洗 3 次(5 min/次)。

(7) 加入合适稀释度的一抗,室温孵育 1～2 h 或 4℃过夜,缓慢摇动。15 mL TBS/T 洗 3 次(5 min/次)。

(8) 加入合适稀释度的碱性磷酸酶(AP)或辣根过氧化物酶(HRP)标记的二抗,室温孵育 1 h,缓慢摇动。15 mL TBS/T 洗 3 次(5 min/次);后再用 15 mL TBS 洗 1 次。

(9) 蛋白检测(显色法或发光法,按相应试剂说明操作)。

5. 实验结果及分析　以条带是否显现判定蛋白之间是否存在相互作用。

六、注意事项

1. 需对蛋白的具体基因/蛋白名称、基因序列的合成难度进行评估。

2. 如诱饵蛋白与捕获物蛋白样品浓度低，存在弱或瞬时性结合，或未加入适当的辅助因子，可能导致无法分离出相互作用的蛋白质。

3. 若 GST pull-down 实验过程中背景条带过多，可增加冲洗次数，或提高去垢剂 Tween - 20 的浓度。

4. 蛋白表达难度可通过以下因素判断：是否有跨膜区、无序性、亲疏水性和可溶性。

5. 重组蛋白活性：重组纯化的蛋白可能在包涵体中表达，且蛋白处理不当可能导致失活；纯度：>80%；总量：>500 μg；浓度：>0.1 mg/mL。

6. 注意设置对照，包括总蛋白、非融合 GST 的 pull-down 样品等。若实验失败，可以通过 Western blot 分析总蛋白裂解液、"五、实验流程"的"1. 裂解细胞"中的步骤"(4)"和"2. GST 融合钓饵蛋白的结合"中的步骤"(4)"收集的上清液、GST 对照的洗脱液、球珠、细胞裂解液对照的洗脱液以及洗脱后的球珠成分来找出问题所在。

7. 蛋白酶抑制剂 PMSF、巯基乙醇和丙烯酰胺等为剧毒物质，务必按规定操作。

8. 不同类型的 pull-down 分析使用的实验溶液不同，需优化实验条件并参考相关文献。

第三节　酵母双杂交

酵母双杂交系统(yeast two-hybrid system，Y2H 系统)是一种在酵母细胞内直接检测蛋白质-蛋白质相互作用且灵敏度很高的分子生物学方法。该系统由 Fields 和 Song 等人于 1989 年提出并建立，基于当时对真核生物转录起始过程调控的认识(即细胞内基因转录的起始需要转录激活因子的参与)。此技术自问世以来得到了广泛应用，并为以往因耗时和烦琐的物理测定与基因筛选限制而无法实现的许多设想提供了可能。酵母双杂交系统如今已成为鉴定和分析蛋白质-蛋白质相互作用的最常用和最有效的工具之一，广泛应用于信号传导、细胞周期调控及基因表达调控等多个领域。

酵母双杂交系统最有价值的应用是利用 BD - X(蛋白)筛选由 AD - Y(蛋白)构成的 cDNA 文库，以发现新的蛋白质间相互作用并研究新基因。该技术不仅可以用于鉴定新的蛋白质相互作用，证实可疑的相互作用，确定相互作用的结构域，还可以直接获得编码相互作用蛋白的基因。

相比其他蛋白质筛选系统，酵母双杂交系统具有以下实验优势。① 文库构建方式灵活，文库片段大小可控，单双杂文库通用。② 筛选方式多样，互作强弱可控，阳性结果可进一步验证，且酵母体内验证灵敏度高，结果更可靠。③ 该实验在真核活细胞内进行，在一定程度上代表细胞内的真实情况。④ 作用信号在融合基因表达后直接检测，省去了蛋白纯化的烦琐步骤。⑤ 能检测微弱或暂时的蛋白质间相互作用。⑥ 可分析细胞核、细胞质及膜结合蛋白等多种不同亚细胞部位及功能蛋白。

然而，酵母双杂交系统也存在一定的局限性。① 产生假阳性，如某些蛋白质表面可能含有低亲和力区域，这些区域能与其他蛋白质形成稳定复合物，导致报告基因的表达，进而产生假阳性结果。② 产生假阴性，某些蛋白质间的相互作用或其正确折叠和功能依赖于翻译后加工(如糖基化、磷酸化、二硫键形成等)，或者依赖非酵母蛋白的辅助。③ 该系统的分析主要局限于细胞核内，因此对某些细胞外蛋白和细胞膜受体蛋白的研究有所限制。

一、Y2H 原理

许多转录因子(如酵母转录因子 GAL4)包含两个相互独立的功能结构域，即 DNA 结合结构域(binding domain, BD)和转录活化结构域(activation domain, AD)。这两个结构域分开时仍各自具有功能，但不能激活转录。只有当它们通过适当的方式在空间上接近时，才能恢复 GAL4 转录因子的完整活性，并激活下游启动子，从而使启动子下游的报告基因得到转录。具体来说，转录因子通过 BD 和 AD 分别与 DNA 上的特异性序列结合，启动相应基因的转录。BD 与 AD 之间的连接(相互作用)能够有效地激活转录。由非共价键连接的两个结构域可以通过蛋白质之间的相互作用将 BD 和 AD 连接，从而启动转录；反之，也可以通过报告基因的表达来评估这两个结构域连接蛋白之间是否存在相互作用。

二、实验目的

了解酵母双杂交系统的原理及应用，学习并掌握通过共转化和杂合方法鉴定酵母细胞内蛋白质相互作用的技巧，熟悉酵母双杂交文库筛选的操作流程、方法及实验中的注意事项。

三、实验器材

电热恒温培养箱，超净工作台，台式高速离心机，高速冷冻离心机，恒温水浴锅，恒温水浴摇床，高压灭菌锅，除菌用滤器，pH 计，电转化仪，电转化杯，涡旋混匀器，不同规格锥形瓶，50 mL、15 mL 离心管，100 cm 培养皿，醋酸纤维素膜或滤纸。

四、实验试剂

酵母 AH109 或 Y187，E. coli TG1，cDNA 文库，NaCl，PEG4000，DMSO，甘油，醋酸锂，SDS，Lyticase，酚-氯仿(1∶1)，无水乙醇，鱼精 DNA，1 mol/L3-氨基三唑，吡喃半乳糖苷衍生物(X-α-gal 或 X-β-gal)，胰蛋白胨，酵母抽提物，琼脂，葡萄糖，各种氨基酸，酵母氮碱等。

五、实验流程

1. 酵母感受态细胞的制备和载体的转化(小规模转化)

(1) 从 YPD 平板上挑取生长 1～2 周、直径 2～3 mm 的新鲜酵母 AH109 单克隆，接种至 1 mL 灭菌去离子水中，剧烈振荡以分散酵母团。

(2) 将上述酵母细胞转移至 30 mL YPD 培养液中。

(3) 在 30℃、250 r/min 条件下振荡培养过夜，直到细胞达到稳定期(OD600>1.5)。

(4) 取适量上述培养物，转入 150 mL YPD 培养液中，培养至 OD600 为 0.2～0.3。继续在 30℃、250 r/min 条件下振荡培养，直到 OD600 达到 0.5±0.1。

(5) 转移至 50 mL 离心管中，在室温下以 4 000g 离心 5 min，弃去上清液。将细胞重悬于 25～50 mL 灭菌 TE 或蒸馏水中，剧烈振荡后重复离心并弃去上清液。

(6) 将细胞重悬于 0.75 mL 1×TE/LiAc 中，得到酵母感受态细胞，冰浴保存备用。

(7) 将 0.1 mL 酵母感受态细胞加入 1.5 mL EP 管中，振荡均匀后，加入 0.6 mL 灭菌 PEG/LiAc 溶液，继续高速振荡混匀。

(8) 在 30℃、200 r/min 条件下振荡培养 30 min。

(9) 加入 70 μL DMSO，轻轻颠倒混匀(避免剧烈振荡)。然后进行 42℃热休克 15 min，立即冰浴冷却 2 min。

(10) 以 4 000g 离心 5 min，尽量弃尽上清液，将细胞重悬于 0.5 mL 1×TE(pH 为 7.5) 中备用。

2. 转化混合物的铺盘和筛选

(1) 将上述转化混合物涂布于适当培养基平板上(直径 100 mm 的培养皿)。

(2) 30℃倒置培养至长出克隆，其中在 X-α-gal 培养基上显蓝色的克隆为阳性。也可不加 X-α-gal，按下文步骤(3)进行 β-半乳糖苷酶滤膜印法筛选。

(3) β-半乳糖苷酶滤膜印迹实验确定阳性克隆。

1) 准备 Z 缓冲液/X-β-gal 溶液。

2) 用镊子将一干燥的灭菌硝酸纤维素滤膜(或滤纸)置于上述菌落盘上，轻轻用镊子压膜以便克隆黏附到滤膜上。

3) 当滤膜均匀地润湿后，小心地将滤膜从培养基上取出，放入液氮中。

4) 在完全浸入液氮中约 15 s 后，将滤膜取出并将有克隆的一面朝上放入洁净培养皿(或皿盖)中。

5) 加 1～2 mL Z 缓冲液/X-β-gal 溶液，至滤膜全部润湿。

6) 30℃静置孵育。在 8 h 内检查蓝色克隆的出现。

3. 阳性克隆的鉴定和证实

(1) 将半乳糖苷酶阳性的克隆划线接种于 SD/-Leu/-Trp/X-α-Gal 盘上；长出克隆后再进行 β-半乳糖苷酶滤膜印迹法鉴定。同时储存阳性克隆于－70℃。

(2) 30℃倒置培养 4～6 d。观察克隆颜色的变化或用 β-半乳糖苷酶滤膜印迹测定来显示克隆颜色的变化。

(3) 重复上述步骤(1)和步骤(2)2～3 次。

4. 酵母质粒的分离

(1) 在阳性克隆酵母盘上扩增一定数量的酵母，刮取约 30 μL，加入 50 μL TE(pH 7.0)，涡旋振荡以悬浮细胞。

(2) 加入 10 μL Lyticase 裂解液(5 U/μL)，旋涡振荡或使用吸管反复吹打混匀。

(3) 在 37℃、250 r/min 下振摇孵育 1 h。

(4) 加入 10 μL 20% SDS，涡旋振荡 1 min。

(5) 进行冷冻(－20℃)/融化一次，涡旋振荡以充分裂解细胞。

(6) 用 TE 补足至 200 μL。

(7) 加入 200 μL 酚-氯仿(1∶1)，高速涡旋振荡 5 min。

(8) 以 10 000g 离心 10 min，转移水相至新的 EP 管中。

(9) 加入 1/10 体积的 5 mol/L NH4Ac 溶液和两倍体积的无水乙醇。

(10) 在−70℃下冷冻 1 h。

(11) 以 10 000g 离心 10 min，弃去上清液。

(12) 干燥 DNA 沉淀后，溶解于 20 μL 灭菌水中。

5. 酵母质粒的电转化

(1) 将 2～5 μL 酵母质粒加入 40 μL 感受态酵母细胞中，混匀后冰浴。

(2) 将混合液转入冰预冷的电转化杯中，设置适当的电转化参数(如 1.8 kV，25 μF，200 Ω)，进行电击。

(3) 迅速将细胞液转入 1 mL SOC 培养液中，轻轻混匀。37℃ 250 r/min 振摇孵育 1 h。

(4) 以 4 000g 离心 5 min，弃去上清液，保留约 100 μL 培养液，轻轻重悬后涂布于 LB/Amp 培养皿平板，37℃倒置培养过夜。细菌质粒按常规方法提取，并进行小规模转化实验，以验证阳性克隆与已知基因的相互作用。

6. 阳性克隆的分类　使用插入 cDNA 片段两端的限制性核酸内切酶酶切质粒，通过琼脂糖凝胶电泳鉴定插入片段的大小，并以此进行克隆分类。

7. 代表性克隆与诱饵的共转化　从每类中挑选代表性克隆与诱饵共转化，以证实在酵母中是否存在相互作用(方法同小规模转化实验)。

8. 对确认的阳性克隆质粒进行测序。

9. 将测得的序列进行 Blast 比对。如为未知的 cDNA 序列，可进一步进行其他生物信息学分析。

10. 对获得的相互作用蛋白质对进行进一步验证，使用免疫共沉淀、GST pull-down 等方法。

六、注意事项

1. 双杂交互作蛋白的序列分析应根据蛋白是否跨膜，选择合适的核系统或膜系统进行分析。

2. 文库筛选时，需考虑物种类型在数据库中的收录情况。如果相关数据较少，可以借助相近物种进行比对分析。

3. 常规酵母双杂交实验中，通常需要设定阴性对照、阳性对照以及显色系统对照，以确保实验结果的可靠性。

4. 由于酵母质粒中 DNA 含量较少且混有杂质，常规化学转化法较难获得转化的细菌克隆，因此更适合使用电转化法。在电转化过程中，应尝试不同的设置，以找到最合适的参数。

5. 在 β-半乳糖苷酶滤膜印迹实验中，阳性克隆应具有 1～3 mm 的直径。如果每个培养盘上只有少数克隆，可以将它们集中到一主盘上进行测定。为了方便定位阳性克隆，可以用尖头镊子在滤膜和培养基上标记几个小洞(不对称分布)作为位置标记。

(王晓玲)

参考文献

[1] 李玉花. 现代分子生物学模块实验指南[M]. 北京：高等教育出版社，2017：305－338.

[2] Brückner A, Polge C, Lentze N, et al. Yeast two-hybrid, a powerful tool for systems biology[J]. Int J Mol Sci, 2009, 10(6): 2763－2788.

[3] 丁香园. 丁香实验[EB/OL]. [2000－01－01](2025－02－26). https://pro.biomart.cn/lab-web/.

第十一章　组织病理学分析

第一节　组织固定与脱钙

活体组织离体后，血液循环和物质代谢停止，产生一系列生物和组织化学反应，导致组织自溶。通过使用固定剂固定，组织中所有细胞及细胞外成分失去生物活性，从而避免组织和细胞的破坏及细胞内外成分的分解，保持离体组织细胞与存活时的形态相似，并保持蛋白质和核酸的基本结构。固定具有渗透、灭活细胞和微生物以及固化组织等多重作用，是保存组织器官，用于病理诊断、科研和教学等工作所必需的过程。固定是良好组织切片的基础，若组织固定不良，将对后续的诊断和研究工作产生严重不良影响。

一、固定目的

1. 抑制组织或细胞自溶，保持离体组织细胞与存活时的形态相似。

2. 使细胞内外成分的活性丧失，保持其原有结构和定位，避免降解和丢失，从而便于进行染色、免疫组织化学检查、细胞遗传学检查、分子病理学检查等。

3. 使组织硬化，有利于切片制作，例如用脂肪和黏液固定后组织硬度增加，有利于后续切片操作。

二、常用的固定方法及固定液

用于固定组织的化学物质称为固定液或固定剂。为了更好地保存细胞和组织的成分，病理学界的前辈们通过不断的实验和总结，创造了许多适用于固定不同细胞和组织成分的固定液。根据不同的实验目的，组织的固定方法和选择的固定剂也有所不同。常用的固定剂包括中性福尔马林液、乙醇固定液、丙酮固定液、AF 液等，而用于电镜观察时则需使用锇酸固定液。

1. 甲醛固定法　甲醛（福尔马林）是最常用的组织标本固定液，也是目前病理工作中应用最广泛的固定液。甲醛易挥发且具有强烈的刺激性气味。市售浓度的甲醛实际含量为37%～40%（商品甲醛）。在配制时，将原液与水按 1∶9 混合成工作液，通常称为 10%甲醛（福尔马林），实际浓度为 3.7%～4.0%的甲醛水溶液，具有较强的渗透能力，固定均匀，对组织收缩较少，能较好地保存脂类和类脂体，特别适用于脂肪、神经及髓鞘的固定。然而，它无法有效保存组织内的尿酸盐结晶和糖原。甲醛原液长期存放会自行分解，特别是在低温环境下（低于－15℃），分解现象尤为明显，产生白色沉淀——副醛（三聚甲醛或多聚甲醛），需经过滤后才可继续使用。甲醛溶液长期暴露在空气中会被氧化生成甲酸，导致溶液呈酸性，原有浓度降低，从而影响固定效果，造成染色不佳。若配制成10％中性缓冲福尔马林固定液，固定较大组织时效果更佳，尤其在免疫组化、原位杂交、FISH、突变分析、PCR和二代测序等检查中，优于10％普通福尔马林固定液及其他各种混合固定液。10％中性缓冲福尔马林固定液能有效避免福尔马林色素的形成。

10％中性福尔马林固定液配制方法：甲醛（37％～40％）100 mL，蒸馏水900 mL，磷酸二氢钠4 g，磷酸氢二钠6.5 g。混合均匀后pH为7.2～7.4。

现有商品化的10％中性福尔马林缓冲液，固定效果更佳。

2. 乙醇固定　乙醇（酒精）是另一种常用的组织固定剂。乙醇为无色液体，可与水按任何比例互溶。作为固定液时，一般使用80％～95％的浓度，这既能起到固定作用，又具有硬化组织和脱水的效果。乙醇固定液的组织渗透能力较弱，固定速度较慢，因此通常不作为常规固定液使用。乙醇对组织的收缩作用较大，固定过久会使组织变脆，且着色效果不佳，不利于染色体的固定。

乙醇固定在保存组织中的核酸方面优于10％中性缓冲福尔马林固定液，尤其能较好地保存尿酸结晶和糖原。无水乙醇常用于固定此类组织，但取材时需确保组织足够薄。乙醇能沉淀蛋白质等物质，还具有分色和还原作用，因此在病理制片过程中是不可或缺的试剂。然而，乙醇能溶解脂肪、类脂体、血红蛋白及其他色素，因此不适合用作检测细胞内脂肪、类脂体及色素的固定剂。

3. 丙酮液　丙酮又名本酮或醋酮，是一种极易挥发、易燃的无色液体。作为固定液，丙酮适用于固定脑组织和冷冻组织切片。在石蜡切片中，因固定不佳或染色效果不理想时，丙酮可用于重新固定，从而改善染色鲜艳度和固定效果。丙酮能使蛋白质沉淀，渗透力强，常用于组织化学中酶的固定，尤其适用于磷酸酶、酯酶及氧化酶的固定。

4. AF液　AF液是由95％乙醇（A）90 mL和浓甲醛（F）10 mL混合配制而成。该固定液兼有脱水作用，常用于骨髓活检组织的固定，也适用于皮下组织中肥大细胞的固定。固定后，可直接用90％乙醇进行脱水处理。

5. Bouin固定液

Bouin固定液是由饱和苦味酸水溶液（1.22％）75 mL、甲醛液25 mL和冰醋酸5 mL配制而成。Bouin固定液是一种常用于实验室的固定液，适用于活检的小标本，具有强渗透力，能均匀固定组织并减少收缩。此液特别适用于睾丸组织和皮肤的固定，能够保持组织细胞结构完整，同时提供良好的染色效果。

冰醋酸能固定染色质，苦味酸能适当硬化组织，甲醛则调节前两种试剂对组织的膨胀作用。因此，此固定液对脂肪固定效果良好，尤其适用于含脂肪的淋巴结、乳腺组织及脂肪标本的固定，固定后可直接转入95％乙醇进行脱水。

三、固定的注意事项

组织固定是组织标本制备的关键环节之一，固定不及时、固定不良或固定液选择不当都会导致无法挽回的后果，影响切片质量以及后续染色、免疫组化和分子检测试验等工作。以下是标本固定过程中的一些注意事项。

1. 选择适宜的固定液　固定组织时要注意选择合适的固定液，不同的固定液对组织内有效成分的保护效果不同。例如，需做糖原染色的组织应直接使用无水乙醇或丙酮固定。为了保证固定效果，固定液量应充足，一般情况下，要求固定液的用量应为组织体积的6～10倍，大标本的固定液量应不少于其总体积的5倍。

2. 固定时间　固定的组织越新鲜越好。手术切取的活体组织及内镜下的活检组织应尽快投入固定液中(离体时间不超过30 min)，以便有效地保存组织细胞的形态结构和抗原性。小标本一般需固定6～8 h，手术标本应固定18～24 h，以确保充分固定。多数组织应在24 h内取材，最长不得超过48 h。固定时间过长会对后续工作造成不利影响。

3. 及时剖开　手术切取的大标本应立即投入固定液，后根据自然状态钉板或剖开固定，以确保重要检查部位得到充分固定。对于较大的实质性脏器或肿瘤，应在取材描述完成后，以2 cm厚度呈书页状剖开，剖面处填塞适量的纱布或棉花。未及时切开固定会导致组织自溶，造成蛋白和核酸降解，对后续检查工作，尤其是免疫组化、细胞遗传学及分子生物学等实验造成严重影响。

4. 适宜的取材　根据组织块的大小和厚度来决定固定时间。原则上，组织厚度不超过4 mm(3 mm更合适)时，固定时间为3～24 h。未能及时进入脱水程序的组织应保存于70%乙醇中。

四、脱钙

病理实验制片过程中，含钙高的组织质地较硬，这会妨碍使用常规方法制作良好的切片。为了能够进行常规切片，固定后的组织需要去除钙盐，使其软化。

骨组织含钙量较高，因此脱钙是制作骨组织切片的关键环节，尤其是对于需要进行免疫组化分析的骨组织。为了确保骨组织既能充分脱钙，又能保护其抗原不受破坏，通常需要先固定骨组织，再进行脱钙处理，或者使用兼具固定与脱钙作用的试剂处理，随后才能进行常规制片。

(一) 骨脱钙方法

常见的脱钙方法主要有单纯酸类脱钙法、混合酸类脱钙法以及有机螯合剂法。

1. 单纯酸类脱钙法　主要有甲酸、硝酸、盐酸等，硝酸和甲酸应用最多。

(1) 甲酸是一种使用范围较广的脱钙剂，通常浓度为10%。脱钙速度较慢，适用于骨髓组织的脱钙，但不适合用于皮质骨。

(2) 硝酸脱钙液的缺点是会形成亚硝酸盐，导致溶液呈黄色，这种颜色会迅速影响脱钙速度，并且组织的黄染会妨碍随后的染色。可以在硝酸中加入0.1%尿素，以防止变黄，从而保持溶液无色。

(3) 盐酸脱钙液的作用速度较快，但易导致组织收缩。使用氯化钠饱和水溶液作为溶剂时，效果较好。

2. 混合酸类脱钙法　两种酸类脱钙剂可以一起使用，或者在单一酸液中加入另一种脱钙剂或少量其他试剂，从而配制成复合脱钙液。这种脱钙液的特点是脱钙效果完全且速度较快，有助于防止纤维组织的过度膨胀，并减少组织破坏对染色结果的影响。通过加入不同的化学成分，可以弥补单一酸类脱钙剂的不足之处。

(1) 含甲酸脱钙液(甲酸-福尔马林液)：配方如下。① 甲酸，5～25 mL；② 福尔马林，5 mL；③ 蒸馏水，加至 100 mL。5%的甲酸是良好的一种常规脱钙剂，速度适当，组织损害小。当甲酸成分增至 25%则增快脱钙速度，加入甲醛可适当保护组织不受酸损害。根据组织的厚度和钙化程度，5%甲酸用 2～4 d 可以完全脱钙。

(2) 含盐酸脱钙液(Von Ebnei 氏液)：配方如下。① 浓盐酸，15 mL；② 饱和氯化钠水溶液，7.5 mL；③ 蒸馏水，加至 100 mL。

(3) 含硝酸脱钙液

配方 1：① 福尔马林，5 mL；② 硝酸(密度 1.41)，7.5～15 mL；③ 蒸馏水，加至 100 mL。此配方中甲醛可以部分抑制硝酸的浸软作用，同时具有固定作用；硝酸脱钙迅速，组织不膨胀，掌握好可以直接脱水，不影响染色。不过最好先洗去硝酸。

配方 2：① 硝酸(用 0.1%尿素稳定)，5～10 mL；② 蒸馏水，加至 100 mL。此配方用作常规脱钙剂，作用迅速，对组织不膨胀，对细胞的保存和染色比前者更好，能适用于多种染色技术，但最好每日早晚更换一次新鲜溶液，一般 1～3 d 完成。

(4) 螯合剂脱钙：EDTA 是用于脱钙的螯合剂。为有机化合物，有结合某些金属的能力，能结合钙盐，15%的溶液即起到脱钙作用，组织用此方法脱钙，对组织破坏性小，即放置数月亦不致引起对组织的破坏，对以后大多数的染色技术皆可得到满意结果。

(二) 骨脱钙步骤

1. *取材* 将骨组织固定于 10%福尔马林 24 h 后再锯取厚度约 0.5 cm 骨片。
2. *固定* 再以 10%福尔马林固定 2 d。
3. 将组织置于脱钙剂中，每日更换新鲜液直至组织软化为止。
4. 流水冲洗 24 h，2%亚硫酸钠水溶液中和至少 3 h，水洗至少 1 h(除酸)。
5. 进行常规脱水，透明处理后浸蜡，切片。

(三) 鉴定脱钙是否彻底

确定脱钙“终点”有以下三种方法。

1. *最常用的是最简单的方法——针刺* 如果很容易被刺透，而且不感到阻力时，说明组织基本上脱钙完全，否则应继续脱钙。靠组织的柔软性测验脱钙作用靠不住，而且这种插入一根针以察觉钙沉淀的方法会造成组织损伤。

2. *用 X 线检查* 看组织内是否仍有钙质。

3. *用化学实验检查* 取 5 mL 脱钙液用 2M 的 NaOH 调整至中性，再加 5%草酸钠或草酸铵 1 mL，液体浑浊表示有钙质。迟至 5 min 仍不浑浊表示脱钙液中不含有钙质。组织中仍有钙质时，一定量的钙离子会溶于脱钙液中，游离的钙会干扰脱钙作用的完成。显然，应在每次试验时完全更换，在试验中必须经过 2～3 h 间隔让钙溶解。

(四) 优质脱钙剂的标准

1. 完全脱钙。
2. 不损伤组织细胞或纤维。
3. 不妨碍以后的染色技术。

4. 适当的脱钙速度。

第二节 组织样品的制备

组织标本取材是病理工作中的关键环节。对于活检小标本，由于组织较少，通常需将送检的所有组织都取材；对于手术标本，则需要按照规范进行取材（参照病理取材规范）。首先，取材医生要核对标本，仔细观察并识别病灶，详细描述并记录标本情况。病变组织应使用锋利的取材刀切取，组织块的大小通常为 2.0 cm×1.5 cm×0.3 cm。过大或过厚的组织块会影响后续的固定、脱水等处理，进而影响切片质量。切取组织时，取材所用的刀、镊子、钳子必须保持清洁，以避免标本污染，且取材刀必须锋利，切忌来回切割，以防止组织变形或肿瘤假浸润。活检组织非常小，直径通常在 0.1 cm 左右。若取材时不加注意，容易遗漏黏附在器皿或滤纸上的标本。取材医生在标本观察时应特别仔细，以免漏诊或遗漏主要病变组织。因此，取材工作至关重要，需经过专门培训后方可上岗。

组织样品制备是指将离体组织通过取材、固定、脱水等步骤，经过前处理后制成可供常规染色、免疫学染色、分子检测及电镜观察的组织切片。根据不同的实验目的，样品制备的流程也会有所不同，本节将重点介绍常规病理组织样品和电镜样品的制备。

一、常规病理组织样品制备

常规病理组织样品制备包括取材、固定、脱水、透明、浸蜡等步骤。

（一）取材

1. *常规病理组织取材* 取材是将送检标本进行客观描述，按照取材规范将病变部位组织切成大小适中、厚薄适度的小组织块装入脱水盒的过程。

（1）组织标本取材设备设施：取材室是污染区，需单独设置，场地≥30 m^2。在取材时，用于标本固定的甲醛会挥发，因此需要专门的通排风设备、消毒系统和排水系统，以便及时将甲醛排出。取材室还需配备专用的取材台、记录桌、标本储存柜、电脑等。取材台应与记录桌电脑相连，并配有录音设备和照相设备，便于录音和拍照。配备基本工具如刀、剪、镊、尺、冲刷器等，同时准备备用的固定液。标本储存柜应便于取用，排风良好，取材工作站电脑应与标本接收工作站、诊断工作站电脑通过局域网连接，便于调取患者信息。

（2）标本核对：记录者与取材医师需互相核对每份标本及病理送检单，核对内容包括患者姓名、性别、送检标本类型及病理编号等，确认无误后，进行取材描述，取材完毕后核对蜡块数，并记录。

（3）标本的检查和描述：送检的组织标本可分为活检小标本（包括经内镜获取的黏膜组织、浅表或深在部位的穿刺物、子宫腔刮取物、经微创手术由器官或肿瘤中切取的不完整组织等）和手术大标本。

1）小标本检查与描述：描述送检标本的数量、大小、色泽、形状及质地等。例如，胃黏膜活检标本描述：送检组织 5 粒，灰白色，每粒直径约 0.5 cm。

2）大标本检查与描述：手术标本检查相对复杂，检查内容主要包括以下几个方面：标本类型、形状、色泽、质地、包膜等。带有脏器的标本要检查病变与脏器的毗邻关系;肿瘤性病变重点观察肿瘤的大小、形状、包膜、肉眼浸润深度、切面的颜色、有无出血坏死、质地以及与周围组织的关系;囊性肿物要测量囊壁厚度,观察囊内外表面是否光滑,有无附壁结节及结节大小,内容物及其性状。若不易描述时,可绘制简略图。

(4) 记录:大体检查和取材要由具备一定经验的病理科医师进行,同时应配备专门人员进行记录。记录的内容包括标本的肉眼描述、份数、组织块的数量,标本是否有剩余,复杂标本要绘制简略图。

(5) 取材一般原则

1) 认真进行大体检查,准确选取病变部位。

2) 显示病变全貌,切取具有代表性的病变区域组织,包括病变周边相对正常的组织和坏死组织等;对有肿瘤的标本,应包括切缘、肿瘤包膜及转移部位等。

3) 组织块的面积通常为 2.0 cm×1.5 cm,厚度不超过 3 mm。组织块过大或过厚会导致固定不充分,从而影响脱水和制片。

4) 骨或钙化组织需先进行脱钙处理;皮肤、血管壁、腔道器官应垂直取材,组织块应包含组织的全层。

(6) 取材注意事项

1) 每例标本取材前后,必须用流水彻底清洗取材台面和所有相关器具,避免交叉污染。

2) 细小标本取材时,可用伊红滴染后放入专用包埋纸包裹,严防标本丢失。

3) 取材刀刃要锋利,避免使用钝刀或齿镊过度挤压组织。取材时动作要轻柔,不能来回切割或过度牵拉组织,以免组织结构变形或内部细胞脱落。

4) 组织块切面应平整,如有线结或钢丝,应拔除。

2. 电镜检查的组织取材　电镜组织取材要求刀片薄且操作迅速,因此根据我们的经验,一次性刀片或刮胡刀片取材效果较好(后者每次使用新的刀片,既经济又实惠)。拿到组织后,找到病变区域,切取 1 mm 的组织块(一般一个病变取 3～4 块,避免挤压),并放入 2.5%～3.0%的戊二醛固定液中充分固定(若固定时间较长,可放入冰箱冷藏保存)。

(二) 组织脱水、透明、浸蜡技术

组织标本处理包括三个主要步骤:脱水、透明和浸蜡。其机制是通过试剂互溶的方式,将组织标本内的水分置换为遇热熔化、遇冷凝结的介质(如石蜡),使组织在常温下维持一定的硬度,从而便于切片。这个过程通常在脱水机中完成。

组织处理方式通常有两种:一种是开放式,即标本从一个液体槽转移到另一个液体槽,多见于手工脱水和半自动脱水机;另一种是密闭式,即标本始终停留在一个固定的处理槽内,液体通过真空泵吸进排出进行交换,从而处理组织。开放式处理存在一定的安全隐患,而密闭式处理则相对安全。

无论采用开放式还是密闭式处理模式,整个过程都应保持清洁,使用的液体应定期更换,保持液面在指定高度,不得高于或低于刻度线。装有标本的包埋盒应集中整齐地放入脱水框内,避免随意散放,以免影响液体与组织的交换。浸蜡过程中,石蜡的温度应控制在高于熔点 2℃左右,并且每天检查、测量并记录温度,防止温度过高导致组织处理过度,造成硬化或破碎等不良变化。

1. 组织脱水　组织内含有大量水分，在透明和浸蜡之前，需使用某些溶剂将组织内的水分逐渐置换出来，以便透明剂和石蜡的渗入。利用溶剂将组织中的水分置换出来的过程称为脱水。

组织脱水是样本制备中的重要环节，脱水是否充分直接关系到切片质量的好坏。病理科应设计一套适合本科室日常工作的脱水程序。脱水不充分会导致石蜡无法完全渗入组织间隙，从而影响组织切片，而过度脱水则会导致组织强烈收缩或发生变形，影响包埋和切片。由于组织大小、细胞密度和含水量的差异，有条件时，一些特殊组织应使用特定的脱水程序。原则上，活检和小标本不能与大组织使用同一脱水程序。

（1）组织脱水剂有2类。

1）非石蜡溶剂的脱水剂：组织脱水后，必须经过透明剂处理，才能浸入石蜡。

2）石蜡溶剂的脱水剂（如正丁醇、环氧乙烷、环乙酮等）：组织脱水后可直接浸蜡，无需使用中间溶剂，如二甲苯。

（2）组织脱水剂及脱水方法

1）乙醇：乙醇是最常用的脱水剂。在充分固定的前提下，乙醇通过“相似相溶原理”，利用浓度差将组织内的水分置换出来。低浓度乙醇水溶液因水分子作为溶质，其渗透性大于溶解性，因此能迅速渗入组织，脱水力强，能使组织硬化，并与媒浸剂二甲苯较好融合。然而，乙醇也容易导致组织收缩、变脆，尤其是无水乙醇，因此组织不宜在高浓度乙醇中停留过长时间或温度过高。充分了解乙醇的特点，有助于在机器脱水或手工脱水中更好地应用。使用乙醇进行组织脱水通常采用低浓度到高浓度的梯度脱水。常用的脱水顺序为：70%乙醇、80%乙醇、95%乙醇Ⅰ、95%乙醇Ⅱ、无水乙醇Ⅰ、无水乙醇Ⅱ、无水乙醇Ⅲ。脱水环节处理得当，可为透明和浸蜡的顺利进行奠定基础，从而获得优质的切片。

2）快速脱水试剂：通过醇类化合物与水互溶的特点，快速置换出组织内部水分，随后利用植物提取物或矿物油与石蜡互溶及其相似的特性，增强了试剂的透明效果，进而有利于浸蜡。

3）丙酮：丙酮的脱水作用比乙醇强，但会对组织块产生较大的收缩，并且价格较高。一般较少用于组织脱水，主要用于快速脱水或同时进行固定与脱水，也常用于冷冻切片的固定及冷冻切片免疫组化染色的固定。

2. 组织透明

（1）目的和原则：组织脱水后，必须使用一种既能与乙醇相结合又能溶解石蜡的溶剂，这种溶剂通过媒介作用使石蜡能够渗透到组织中，从而实现透明。透明过程中的透明剂使组织呈现不同程度的透明状态。在制片过程中，透明时间掌握不当可能导致透明不足或过度透明。透明剂的媒介作用是结合乙醇并使石蜡浸入。在乙醇被透明剂置换的过程中，透明时间应根据组织块的大小、厚度、液体的新旧以及室温来决定。如果乙醇没有完全被置换，透明就不彻底，石蜡也无法完全渗入。相反，如果透明剂浸泡时间过长，组织可能变脆、干燥，即使浸蜡时间足够，仍然得不到理想的切片。特别是对于胃肠镜取材或穿刺小组织，更要防止过度透明。

（2）组织透明剂的种类及使用方法

1）二甲苯：二甲苯是最常用的透明剂。它是一种无色透明的液体，易挥发，折光率为

1.497，透明力强，但使用不当会导致组织收缩变脆。二甲苯不与水相溶，但能与无水乙醇、石蜡等其他有机溶剂混溶。在组织处理过程中，二甲苯通过置换乙醇、接引石蜡的作用，起到透明效果。经过二甲苯透明后，组织中的乙醇被二甲苯替代，因二甲苯的折射系数接近于组织蛋白的折射系数，组织块变得透亮，因此称为透明。在浸入二甲苯透明前，需要先用无水乙醇与二甲苯的混合液浸泡 30 min。对于脂肪组织，脱水效果更佳。二甲苯Ⅰ和二甲苯Ⅱ的透明总时间应控制在 1.5 h 左右。如果使用封闭式脱水机，可以适当缩短透明时间。

2）异丙醇：异丙醇是一种有机化合物，呈无色透明液体，具有类似乙醇和丙酮混合物的气味。它能溶于水及多数有机溶剂，如醇、醚、苯、氯仿等，具有固定、脱水及透明等多重作用。挥发性较强，常用于快速脱水和透明。

3）苯甲酸甲酯：苯甲酸甲酯难溶于水，但能溶于醚。组织块脱水至 95%乙醇后，可以直接转用苯甲酸甲酯进行透明处理。其透明处理时间较长（12～24 h），对组织的收缩和硬化影响较小，适用于火棉胶切片。

（3）组织透明前经过无水乙醇和二甲苯混合液处理的意义：二甲苯在常规组织处理过程中起到溶脂作用，并将脂肪从组织中萃取出来。人体组织中，成年肌肉组织的含水量为 75%～80%，而脂肪组织的含水量为 10%～30%。作为媒介作用的二甲苯，由于不溶于水，当组织内含有较多水分或前期脱水不充分时，二甲苯可能被水阻隔，无法进入组织。这时，组织表面会形成一层水膜或其他物质，阻碍二甲苯的渗透，影响其脱脂作用。通过使用无水乙醇和二甲苯的混合液进行处理，二者协同作用可同时完成脱水和脱脂。这样可以确保脂肪或脂肪包裹的组织在充分的时间内得到有效脱水和透明，同时将脂肪完全萃取出来。

3. 组织浸蜡　组织经过脱水、透明后，用石蜡、火棉胶、明胶等支持剂浸入组织内，使组织变硬并将组织包裹在内，有利于切片。这个过程称为浸蜡。浸蜡的目的是置换组织中的透明剂，代之以石蜡渗入组织内部，把软组织变为硬度合适的蜡块，以便切成薄片。

浸蜡方法是将透明后的组织块移至液体石蜡中，经数次石蜡浸泡后（一般为 3～4 步）置换出组织内的透明剂，使纯净的石蜡浸入组织内。浸蜡的时间要根据组织的类型、大小、温度而定。浸蜡用的石蜡熔点一般为 58～60℃。如果浸蜡的温度适宜，浸蜡时间就可每步 50～60 min，3～4 步即可。

浸蜡剂有三类。

（1）石蜡：是现代病理技术室使用最广泛的浸蜡剂。市售的石蜡品种很多，但所用石蜡必须质量上乘，纯净无杂质，硬度和韧性一定要达到要求。普遍应用的石蜡熔点为 58～60℃。穿刺小组织、小动物组织采用的石蜡熔点要低一些，一般 56～58℃比较适宜。

（2）火棉胶：为三硝基纤维素的商品名，目前使用火棉胶包埋组织的情况较少。

（3）明胶：有片型及粉型，均以淡黄色的质量较好，作为支持剂现在使用较少。

第三节　组织切片的制备

病理组织样本经取材、脱水、透明、浸蜡处理之后，需要使用特定的介质包裹固定组织块，使组织块具备一定的硬度和韧度，再用切片机制作切片。病理切片方法包括：石蜡切片、冷冻切片、超微切片等切片方法。本节主要介绍病理技术学中最常见的石蜡组织切片的制备。

一、石蜡组织包埋

组织块经过固定、脱水、透明后，将组织浸透在一种介质内，最后借用模具把组织用包埋剂包成块的过程称为包埋。经过包埋的组织能达到一定的硬度和韧度，有利于切成薄片。石蜡包埋是临床病理诊断中最常用的包埋方法。

1. 包埋石蜡的选择　包埋石蜡与日常生活中所见到的石蜡有所不同，病理包埋用石蜡是用新鲜石蜡和一定比例的蜂蜡混合制成。目前病理包埋石蜡熔点主要有 54～56℃、56～58℃、58～60℃和 60～62℃四种，最常用的包埋石蜡熔点为 58～60℃、60～62℃，包埋效果最为理想。应选择无杂质、半透明状的石蜡。同时，应根据浸蜡和包埋选择不同熔点的石蜡。

2. 包埋模具的选择　组织包埋是在包埋机进行石蜡组织包埋。组织包埋机的模具分为不锈钢模具和铸铁模具，且有大、小、深、浅 4 种型号，可根据组织块的大小和厚度来选择合适的不锈钢包埋模具。

3. 包埋方法　根据组织块的大小，选取合适的不锈钢包埋模具，注入蜡液并置于操作区，取出包埋盒内的组织，用干净的热镊子将组织放入包埋框的底部。底部石蜡刚开始凝固时，压平组织。迅速盖上包埋盒并注入蜡液，以增强包埋盒的稳固性。最后，将其放入冷冻台冷却并脱模。

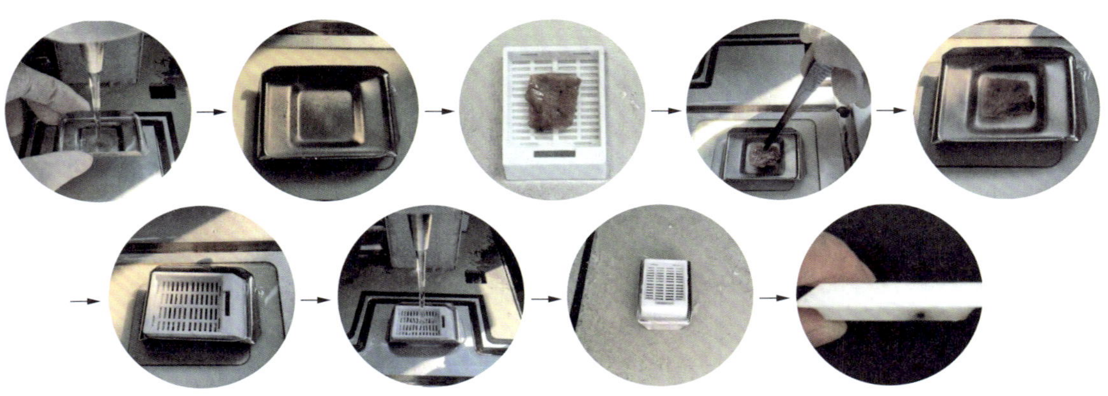

图 11-3-1　石蜡组织包埋方法

4. 包埋注意事项

(1) 要将最大最平的组织面朝下置于包埋模具。

(2) 长轴组织横向包埋方便切出高质量切片。

(3) 囊壁样组织以竖立方向包埋，才能切到组织全层。

(4) 第二次加蜡要适量。

二、石蜡组织切片

一般的石蜡组织切片厚度为 4～5 μm，脑组织一般 6～8 μm，有特殊要求的组织可切

1～2 μm。由于石蜡包埋的组织块便于长期保存，因此石蜡组织切片仍是当今各种切片制作中最常用、最普遍的方法。

1. *切片前的准备工作* 准备好切片所需的工具，包括：载玻片、切片刀、毛笔、弯镊、漂片用纸。同时，准备好仪器设备，将恒温展片池水加至正常水位，并调节温度至40～42℃；打开冷冻台，设置温度−20～−10℃；打开烘烤片箱，设置温度为60～70℃。

2. *石蜡组织切片机* 适用于石蜡组织块的切片，主要包括轮转式切片机和推拉式滑动切片机两大类。其主要零部件包括：样品夹、切片手轮、快进手轮、刀座、切片厚度调节器等。如图所示为轮转式切片机。

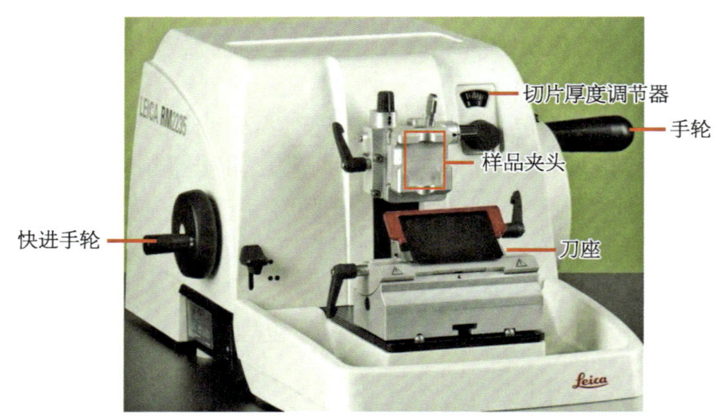

图 11-3-2 轮转式切片机

3. *石蜡切片的操作* 先将切片刀安装在持刀座上，之后将蜡块固定于支持器上，调整蜡块与刀刃至适当位置；用左手转动粗修轮调整标本夹与刀架的距离，右手松开手轮，均匀地转动，粗修到组织暴露最大面积。左手平握毛笔，右手均匀地顺时针转动手柄，蜡带切出来后，用毛笔轻轻拖起，待蜡带有一定长度后暂停。右手用镊子轻托蜡带近刀端，左手用毛笔将蜡带轻轻顺刀口挑下，将其正面朝上，平整地摆放在展片池水面上。

4. *捞片* 捞片机的温度一般设置在40℃左右，注意保持水面干净，以防污染切片。捞片的位置要适当，组织面要放在载玻片下2/3的交界处，注意整齐美观。

5. *展片(烤片)* 切片完成后，先将载玻片斜插在带槽的模板上沥水，几分钟后放在展片机(烤片机)上烘烤，温度一般设置在65℃左右即可。切片完成后也可以装入染色架直接放入恒温烤箱内烘烤，时间20～30 min，温度一般设置为70℃即可。

6. *石蜡组织切片的注意事项*

(1) 将切片机各个零部件的螺旋拧紧；

(2) 切片厚度一般为3～5 μm，对于特殊组织如淋巴结、鼻咽和扁桃体，切片厚度为2～3 μm，脂肪组织切片厚度为5～6 μm；

(3) 切片操作时动作要轻缓，用力均匀，才能保证切出高质量的切片；

(4) 切片温度控制，蜡块需要冰敷以增加组织蜡块的硬度，有利于切片，但冷冻过度会导致组织干裂，影响切片质量；

(5) 切片刀需要锋利，一般使用一次性切片刀；
(6) 切片后进行封蜡，有助于蜡块长期保存，减缓组织抗原的丢失；
(7) 理想切片标准：切片完整、薄而均匀、无皱褶、无刀痕、贴片位置恰当。

第四节　常用组织样本染色技术

任何组织的切片，如果不进行染色，几乎是无色半透明的状态，无法分辨细胞核及其他细微结构。因此，染色在病理组织形态学的诊断、科学实验研究和教学工作中具有重要的实用价值。本节内容主要介绍病理诊断中最常用的苏木精-伊红染色法，又称为 HE 染色。

一、苏木精染色原理及配制方法

1. *苏木精来源及染色原理*　苏木精，又称苏木素，是从苏木精树（haematoxylin compechianum）的树心木提炼出来的一种天然染料。苏木精在单独使用时着色能力较差，但仍是最常用的染细胞核的组织学染料。在常规苏木精-伊红染色中，苏木精经过氧化变成酸性染料苏木红，苏木红与二价或三价的金属盐或氢氧化物结合，形成带正电荷的蓝色色素。只有在这种情况下，苏木红才能与细胞中带负电荷的脱氧核糖核酸结合完成染色。苏木红和媒染剂的结合不仅能较好地显示细胞核成分，还可与组织中的其他物质结合。

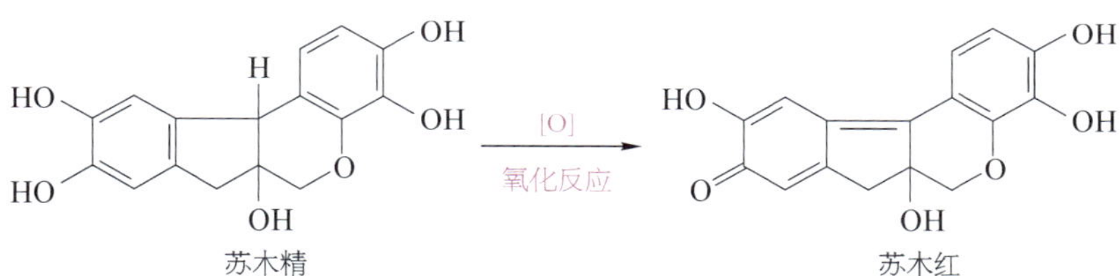

图 11-4-1　苏木精氧化成苏木红的化学反应

2. *常用的苏木精染色液的配制*

(1) Harris 苏木精液

A 液：将苏木精溶于无水乙醇中，加热至完全溶解。B 液：将硫酸铝钾溶于蒸馏水中加热溶解；A 液倒入 B 液中加热使溶液尽快沸腾，去火后缓慢加入氧化汞，防止溶液溢出。然后再煮沸 1～2 min，立即浸入冷水冷却后备用。临用时，每 96 mL 苏木精液加入 4 mL 冰醋酸，过滤后即可使用。

染色特点：染色时间较短，一般为 5 min 左右，染液对细胞核染色较深。染色液配置好之后，染液液面会出现一层氧化膜，在每天使用前需要用纸将氧化膜刮除，以免影响染色结果。至于染液的保存时间，一般使用数周即可。

(2) Mayer 苏木精液：将苏木精加入 45℃左右的热水中彻底溶解，再将碘酸钠和硫酸铝钾加入，搅拌均匀，使固体颗粒彻底溶解，最后加入柠檬酸和水合氯醛，混合均匀，过滤，盛装于细口瓶中，放置于 4℃可保存 1～2 年，使用前取出放置于室温即可。

染色特点：苏木精使用量较小，无氧化膜形成。染液对细胞核的染色清晰，属于进行性染色，然后之后无需再进行分化操作。染色时间较短，一般为 3～5 min。常用于特殊染色中，如糖原染色、酶组化和免疫组化等染色后的复染，尤其适用于不能经过酸处理时的细胞复染。

(3) Gill 苏木精液：将苏木精溶于乙二醇中，稍加热溶解。硫酸铝钾溶于蒸馏水中，加热至完全溶解。再将两种液体混合均匀，加入碘酸钠和冰醋酸，迅速冷却后过滤即可应用。

染色特点：属于半氧化苏木精染液，染色过程为进行性染色，无需再进行分化操作。染液适用于细胞学涂片染色，染色时间约为 3 min。

二、伊红染色原理及配制方法

1. 伊红的染色原理　伊红是一种酸性细胞质性染料，细胞质的染色与 pH 密切相关。伊红带有负电荷，而细胞质在染色过程中需要带正电荷。通过在染液中加入适量冰乙酸，可以使细胞质带正电荷（阳离子），从而使其能被带负电荷（阴离子）的染料染色。伊红是一种化学合成的酸性染料，在水中分解为带负电荷的阴离子。它与蛋白质氨基上的正电荷（阳离子）结合后，可以染色细胞胞质、红细胞、肉组织、嗜伊红颗粒、结缔组织等，呈现不同程度的红色或粉红色。这种染色与蓝色的细胞核形成鲜明对比，因此伊红是染色细胞质的理想染料。

2. 伊红染液的配制

(1) 水溶性伊红液：将 1 g 水溶性伊红 Y 溶解于少许蒸馏水中，用玻璃棒搅拌溶解后，加入蒸馏水至 100 mL。

(2) 醇溶性伊红液：将 1 g 醇溶性伊红 Y 溶解于少量 95％乙醇中，用玻璃棒搅拌彻底溶解后，再加入 95％乙醇补足至 100 mL。

三、分化与返蓝

1. 分化　苏木精染色后，必须进行分化处理。分化是使用特定试剂，通过酸性物质破坏苏木精的醌型结构，促使色素与组织解离，从而去除细胞核中过多结合的染料、细胞质中吸附的染料以及不需要着色的部位，为伊红的染色做准备，这个过程称为分化。

不论是手工操作还是机器控制，分化时间应根据分化液的新鲜程度来调整。如果使用的是新鲜配制的分化液，分化时间应较短；反之，分化时间则需适当延长。苏木精染色时间较长时，分化时间也应相应延长；反之则缩短。分化的目的是确保细胞核、核仁及染色质清晰可见，整个过程必须在显微镜下监控。分化不可过度，适当分化后应立即放入自来水冲洗，以终止分化过程。

2. 返蓝　苏木精染色后，经过 1％盐酸乙醇液分化，切片处于酸性环境中，呈红褐色。将切片置于弱碱性自来水中冲洗，或使用返蓝液（0.5％氢氧化氨水溶液），切片处于碱性环境中时，红褐色会转变为蓝色。这是因为苏木红与铝形成的蓝色色素在酸性环境中呈离子状态，表现为红色，而在碱性环境中，染料以结合状态存在，呈蓝色。

四、苏木精-伊红染色操作程序及注意事项

在苏木精-伊红染色手工操作时，不同的组织所需染色时间不同，特别是细胞核多的淋

巴结组织和腺体等组织染色后，所需分化时间要比正常组织长些，直到显微镜下控制满意为止。

(一) 染色操作程序

1. 切片入二甲苯Ⅰ脱蜡 10 min。
2. 二甲苯Ⅱ脱蜡 10 min。
3. 二甲苯Ⅲ脱蜡 10 min。
4. 无水乙醇Ⅰ 3 min。
5. 无水乙醇Ⅱ 3 min。
6. 95%乙醇 3 min。
7. 85%乙醇 3 min。
8. 75%乙醇 3 min。
9. 自来水冲洗。
10. 苏木精染液 8～10 min。
11. 自来水冲洗。
12. 1%盐酸乙醇分化数秒(镜下控制)。
13. 自来水冲洗。
14. 0.5%氨水返蓝数秒。
15. 自来水冲洗 1 min，镜下控制细胞核分化程度。
16. 1%伊红水溶液 1～3 min。
17. 自来水冲洗。
18. 85%乙醇脱水 10 s。
19. 95%乙醇脱水 10 s。
20. 无水乙醇Ⅰ脱水 30 s。
21. 无水乙醇Ⅱ脱水 30 s。
22. 无水乙醇Ⅲ脱水 1 min。
23. 二甲苯Ⅰ透明 1 min。
24. 二甲苯Ⅱ透明 1 min。
25. 中性树胶封固。

(二) 染色结果

组织切片经过苏木精-伊红染色后，细胞核呈蓝紫色，细胞质、胶原纤维、肌纤维等根据 pH 的不同呈现不同深浅的红色，红细胞和角蛋白等呈明亮的橙红色。

(三) 染色注意事项

1. 脱蜡要彻底，时间宁长勿短。

2. 二甲苯的容器要密闭，严禁液体外溢，避免或减少二甲苯对人体的毒害，必须在通风柜中进行操作。

3. 苏木精-伊红染色时间应根据组织类型、组织的新旧、固定液的不同、固定时间、环境温度、染色液的新旧、切片厚薄及染片数量来决定。淋巴结等细胞核密集的组织应缩短染色时间，而脑、肌肉、心肌等胞质占比大的组织则要延长染色时间。新鲜组织易着色，陈旧组织较难着色,甚至不着色。

4. 苏木精染色后不宜在水中停留时间过长,需在显微镜下控制染色效果。

5. 伊红染色后水洗时间要短,否则易脱色。

6. 苏木精-伊红染色的成败关键在于盐酸乙醇分化及返蓝,必须在显微镜下控制,严格掌握时间。进行分化时,当肉眼观察组织切片由深蓝色变为红色至粉红色时即恰到好处,再冲水返蓝。

7. 切片脱水时,在低浓度乙醇中的时间不宜过长,否则会导致伊红分色及褪色;在无水乙醇中的脱水时间应稍长,保证最后一步乙醇纯净,防止水分带入二甲苯。二甲苯后两步宜慢,以利于无水乙醇彻底脱净。

五、切片质量评估

1. 切片组织完整。
2. 切片厚薄均匀。
3. 切片染色对比清晰;红、蓝分明。
4. 切片无刀痕、无裂隙、无颤痕。
5. 切片平坦、无皱褶、无折叠。
6. 切片无污染。
7. 切片封胶适中、无气泡、透明度好。
8. 切片无松散、裱贴位置适当。
9. 切片整洁、标签(号码)端正牢固。
10. 切片(激光)打号清楚、扫描准确。

第五节　组织样本染色常见问题及对策分析

在组织切片制备过程中,经常会出现一些问题,这些问题会影响切片质量,而切片质量的好坏直接影响病理医生在显微镜下的诊断判断,也会影响科学研究中的实验结果。以下将分析石蜡组织切片中常见的问题(图 11-5-1)。

一、组织切片掉片(脱落)

1. 组织样本的问题,例如凝血块、血栓、干涸或过硬的组织等,切片染色时容易脱落。应对措施:使用黏附载玻片固定切片,将组织切片尽量薄切。

2. 组织脱水和透明度不彻底,石蜡未完全浸入,组织发白发软,进入水或染色时会膨胀,导致脱落。应对措施:重新进行脱水、透明和浸蜡,必要时更换脱水机试剂。

3. 切片过厚也容易脱落。应对措施:根据切片标准调整厚度。

4. 烤片温度低且时间短,组织切片与玻片黏附差,在脱蜡时容易脱落;烤片温度过高且时间过长,会导致组织切面烤焦、收缩变形,出现皱褶,亦易脱落。应对措施:调整烤片温度和时间。

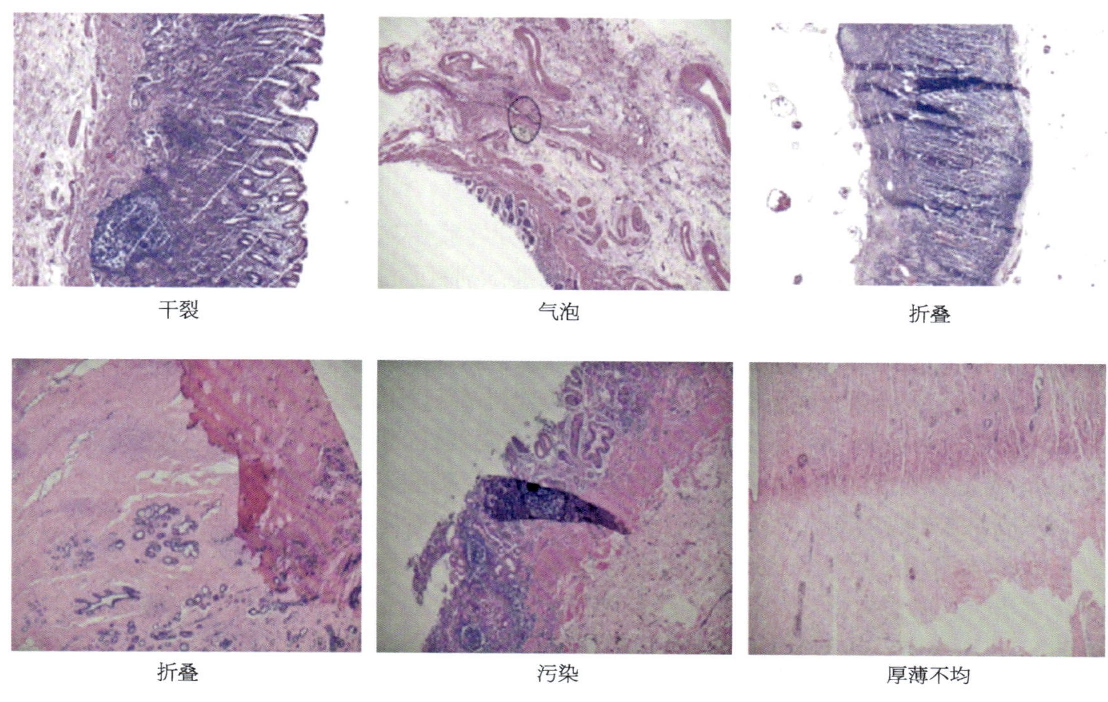

图 11-5-1 一些常见的切片问题

5. 切片脱蜡后未经从高浓度乙醇到低浓度乙醇逐步缓冲至水，冲水过猛或摇动过度，也容易导致切片脱落。应对措施：按照染色技术操作规程要求，水洗时动作轻缓。

二、切片染色不均的原因

1. 组织取材固定不当可能导致染色不均。应对措施：确保组织标本固定彻底，组织块大小适中。

2. 组织脱水不彻底，染色时会出现片状灰染现象。应对措施：重新进行脱水、透明和浸蜡，必要时更换脱水机试剂。

3. 切片厚薄不均也可能导致染色不均。应对措施：检查切片机是否有螺旋松动，切片时确保用力均匀，保证切片厚薄一致。

4. 染色液或分化液不足，染色时组织切片未能完全浸染。应对措施：在染色前检查染色液是否充足。

5. 组织切片上有气泡，显微镜下观察时可能出现染色不均的现象。应对措施：捞片时避免产生气泡。

三、切片有污染的原因

1. 捞片时将其他组织蜡片碎屑裱在同一张切片上。应对措施：使用捞片纸及时清除细碎的组织蜡片，保持摊片池清洁。

2. 在切片过程中，组织蜡片粘上其他组织的碎屑并裱在切面上。应对措施：切完组织蜡块后及时清理刀台。

3. 染色液和试剂的污染,染色液中的色素颗粒和试剂沉渣、污物会导致染色时切片污染。应对措施：过滤染色液或使用滴染式染色。

四、其他常见问题

1. 切片模糊不清,呈云雾状。可能原因：切片在脱蜡液中脱蜡不彻底或脱水不彻底。应对措施：更换试剂,确保各个步骤中液体的标准试剂量。

2. 切片染色完成后,出现大片浅粉色及白色斑点。可能原因：脱蜡试剂二甲苯与乙醇混合,导致组织切片表面存在脱蜡液脂滴的区域,该区域苏木精液不能着色,但经过分化后脂滴脱落,可染上伊红颜色,俗称“小太阳”。应对措施：更换试剂,确保各个步骤中液体的标准试剂量。

3. 细胞核染色过浅。可能原因：苏木精陈旧,室温过低,苏木精氧化不足,导致不容易上色。应对措施：染色前进行预染,及时更换染色液,控制染色时间。

4. 伊红过染。可能原因：伊红染色液浓度过高;染色时间过长;切片在乙醇脱水步骤中操作过快。应对措施：染色前进行预染,控制染色时间。

5. 切片中出现蓝黑色沉淀物。可能原因：苏木精染色液中的金属膜黏附在玻片上。应对措施：每天染色前刮除苏木精染色液的氧化膜或使用半氧化苏木精染色液。

6. 显微镜下可见切片内有大量水珠。可能原因：切片染色后脱水不完全。应对措施：更换脱水试剂,重新进行切片脱水。

7. 组织切片存在较多刀痕。可能原因：切片刀存在较多豁口;包埋石蜡中存在杂质;组织样本存在钙化。应对措施：及时更换刀片;选用优质石蜡;组织样本存在钙化时及时进行脱钙处理。

（李伟松）

第十二章　流式细胞术

流式细胞术是一种高效的单细胞分析和分选技术，自问世以来，以其卓越的性能和广泛的应用领域备受关注。它能够快速、准确地筛选出特定类型的细胞，分析单个细胞，研究其功能和特性，或检测细胞中的分子表达。这项技术已经广泛应用于细胞生物学、分子生物学、免疫学、血液学、肿瘤学、遗传学、药学、动物学、植物学、海洋生物学及临床医学等多个学科领域，成为生命科学、医学和药学研究的重要工具，帮助科学家深入了解细胞生物学和疾病机制，为解决生命科学和医学领域的难题提供有力支持。

第一节　概　　述

一、基本概念

流式细胞术（flow cytometry，FCM）是一种以流式细胞仪为检测手段，能够高效、快速、精确地对快速直线流动中的单个细胞（或生物学颗粒）进行多参数定量或定性分析和分选的生物学技术。

二、发展概况

流式细胞仪起源于对细胞计数自动化的研究。1934 年，Moldaven 迈出了从显微镜技术向流式细胞术发展的第一步，最早提出了流动细胞计数和自动化细胞检测的设想，并试图使用光电仪记录流过毛细管的细胞数量。1947 年，Coulter 发明了现今被称为库尔特原理的细胞计数方法，并利用这一原理制造出可快速、自动计数白细胞和红细胞数量的血细胞分析仪。1953 年，Crosland-Tayler 成功设计了一种鞘流系统。该系统将待测红细胞悬液缓慢注入一个快速流动的液流中，使该液流包裹在红细胞液流的外侧形成鞘流，而细胞液流始终处于轴流状态，即使在直径较粗的管道中，其中心细胞液流也比较窄，从而避免了管道的阻塞。同时，细胞液流的轴流状态使测定聚焦成为可能。这一鞘流技术奠定了现代流式细胞术中液流系统的基础。20 世纪 60 年代末，Kamemtsky 等提出了细胞分选技术，即快速、定量地分析细胞群的物理化学特征，并根据这些特征精确分选细胞。20 世纪 70 年代，Herzenberg 研制出可检测荧光素标记抗体染色的较弱荧光信号的细胞流式分选。1972 年，第一台单激光流式细胞分析仪诞生，1973年，斯坦福大学与BD公司合作成功发明了世界上第一台商用流式细胞仪，从此流式细胞术被广泛应用于细胞生物学、分子生物学、免疫学、遗传学、药学及临床医学等众多领域。20世纪80、90年代，三色、四色等多色流式细胞术出现，流式细胞仪逐渐从科研单位进入医院的检验科和中心实验室，广泛应用于患者的免疫分型、微小残留检测等分析，成为现代化临床检验仪器的一部分。

流式细胞术分析参数多、检测通量高、方法灵活多变等特点，非常契合药物研发各个环节的需求，使其可以在早期靶点机制验证、抗体发现和表征、临床前药理药效评价、临床生物学标记物(Biomarker)研究中发挥重要作用。

三、检测原理

流式细胞术的检测建立在抗原和抗体反应的基础上。含荧光标记的待检生物样品悬液通过流式细胞仪，利用特定波长的激光束照射高压驱动的液流，激发高速匀速运动的带有荧光标记的微粒，并检测微粒由此产生的散射光信号和荧光信号，根据信号的强弱波动获取相应的生物学信息。根据这些信息，可以将具有特定性状的微粒分选出来，再进行分析或培养。其三大核心要素是流式细胞仪、生物样品和荧光染料(或荧光素偶联抗体)。

流式细胞术检测的是独立悬浮于液体中的细胞，即单细胞悬液。要检测组织中的细胞，必须先将其制备成单细胞悬液，并用荧光素偶联抗体进行标记，方可进行流式细胞术检测。流式细胞术也不能直接检测分子，需要用人工合成的颗粒代替细胞，将待检分子的抗体与人工颗粒结合，间接检测分子。例如，流式编码微球芯片技术(cytometric bead array, CBA)可对多重蛋白进行定量检测，能够同时对样本中的多个指标进行定性、定量检测，广泛应用于细胞因子检测等。

四、流式细胞术的应用

流式细胞术的应用主要包括科研应用、临床应用和生物产业应用等。

1. 科研应用

(1) 细胞凋亡检测：在正常细胞中，细胞膜上的磷脂酰丝氨酸(PS)位于胞浆侧。当细胞进入凋亡中期时，PS会外翻。Annexin V是一种Ca^{2+}依赖的、对PS具有高度亲和力的磷脂结合蛋白，因此可以通过荧光标记的Annexin V检测PS的外翻(图12-1-1)。在凋

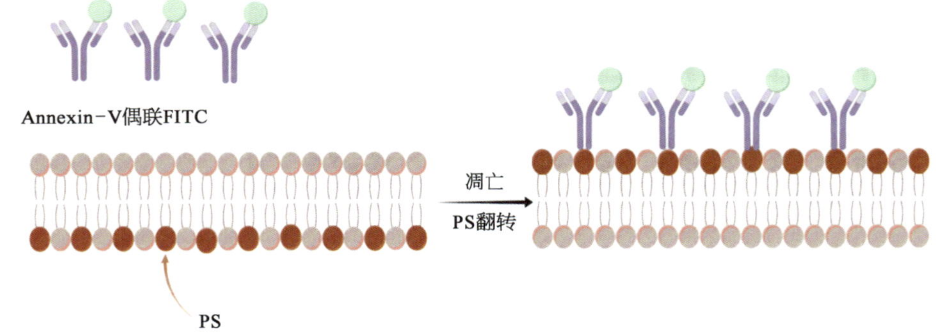

图12-1-1 细胞膜磷脂酰丝氨酸(PS)外翻示意图

亡末期，细胞膜的结构受损，原本不透膜的核酸染料[如碘化丙啶(PI)、氨基放线菌素(7-AAD)等]也能进入细胞，从而产生信号。通过分别检测 Annexin V 和不透膜核酸染料的信号，可以对凋亡中期和末期细胞的比例进行定量(图 12-1-2)。

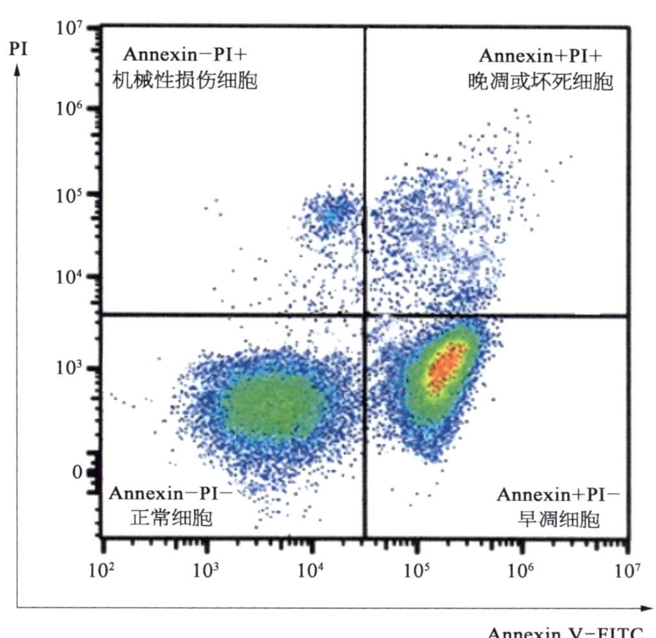

图 12-1-2 流式细胞术细胞凋亡检测分析示意图

(2) 细胞 DNA 含量检测：细胞核 DNA 含量随着细胞增殖周期的不同时相发生变化。S 期细胞由于 DNA 含量高于 G1 期细胞，会按比例吸收更多的染料，发出更亮的荧光，直到 DNA 复制结束。因此，G2 期细胞的亮度约为 G1 期细胞亮度的 2 倍。常用的 DNA 染料包括 PI、7-AAD、Hoechst 33342、4′,6-二脒基-2-苯基吲哚(DAPI)、DRAQ5 和 DRAQ7 等。DNA 含量多的细胞发出较强的荧光信号，而 DNA 含量少的细胞荧光信号较弱。通过对细胞瞬间的快速测定，可以判断细胞所处的细胞周期时相，并分析群体细胞中处于不同周期时相的细胞比例，以研究细胞周期、DNA 复制和染色体倍性等。这一方法常用于分析药物对肿瘤细胞的影响、肿瘤的生长速度与患者预后等。

(3) 细胞增殖检测：CFSE、BrdU、Ki67 等是用于检测细胞增殖的常见方法和标记物。这些方法能够帮助科研人员和临床医生研究细胞的增殖状态和活跃性。荧光染料羟基荧光素二醋酸盐琥珀酰亚胺脂(5,6-carboxyfluorescein diacetate succinimidyl ester, CFSE)是一种可穿透细胞膜的荧光染料，在活细胞内与胞内蛋白共价结合，水解后释放出绿色荧光，却不再具有膜通透性。它可用于追踪细胞分裂后代的分布。通过标记细胞的细胞膜，CFSE 允许研究人员观察到细胞的分裂和增殖过程。BrdU(Bromodeoxyuridine)是一种类似于胸腺嘧啶的核苷酸类似物，被广泛用于检测 DNA 合成的细胞。BrdU 被添加到正在进行 DNA 复制的细胞中，然后可以使用抗 BrdU 抗体或其他方法对其进行检测。Ki67 是一种细胞核抗原，广泛应用于评估细胞增殖活性。Ki67 在细胞周期的活跃阶段(G1、S、G2 和 M 期)表达，而在细胞静止期(G0 期)不表达。细胞增殖的检测可以通过这些方法来定量和观察细胞增殖情况，对研究细胞生物学、肿瘤学及其他疾病的发病机制具有重要意义。

(4) 免疫表型分析：分化簇(Cluster of differentiation, CD)指白细胞膜上的抗原或抗原识别的抗体，又称为白细胞分化抗原。这些抗原通常是细胞膜上的穿膜蛋白或糖蛋白。目前，“CD”不仅代表白细胞表面抗原，还包括红细胞、血小板和髓系细胞表面抗原，以及其他组织细胞表面或细胞内的抗原。利用抗原与抗体反应的原理，采用不同的流式抗体对样本进行检测，能够实现对不同细胞的分型分析。流式细胞术可以同时分析免疫细胞混合群体的多个参数。

大多数免疫细胞具有特定的系列特异性 CD 标记，被称为谱系标记物。例如，T 细胞标志物(CD3、CD4、CD8)、B 细胞标志物(CD19、CD20)、单核细胞标志物(CD14、CD11b)以及 NK 细胞标志物(CD56、CD161)。

除了定义免疫细胞群的谱系标记外，其他标记还用于表征每个细胞群的功能。这些标记包括活化标记(CD25、CD62L、CD69)、记忆标记(CD27、CD45RO)、组织归巢标记(α4/β7)和趋化因子受体标记(CXCR4、CCR5、CCR6、CCR7)。免疫表型实验通常还包括细胞内标志物，例如 FoxP3、细胞因子(TNF - α、IFN - γ、IL - 2)、增殖标志物(Ki67、CFSE)和抗原特异性标志物(主要组织相容性复合物)。目前的流式仪器和试剂能够进行最多 64 种颜色的免疫表型实验，但最常见的实验范围是 12～15 种颜色。

1) 细胞因子检测：胞外细胞因子测定采用 CBA 或液相芯片的方法，将捕获抗体与微球或液相芯片结合，通过抗原与抗体的特异性反应实现对多种细胞因子的检测。CBA 检测系统采用聚苯荧光编码微球(有磁性/非磁性)连接特定的捕获抗体，捕捉待测物，再加入荧光标记的抗体，形成夹心复合物，最后通过流式细胞仪进行检测。

2) 细胞分选：细胞分选利用具有细胞分选功能的流式细胞仪来分离和纯化细胞或颗粒，以供进一步分析。任何可以标记荧光的细胞或颗粒均可通过细胞分选仪进行分离，分选后的细胞可以放置在 96 孔板、384 孔板、试管或载玻片中进行进一步处理。

3) 其他检测：流式细胞术的科研应用还包括死/活细胞检测、线粒体检测、外泌体检测等。

2. 临床应用

(1) 淋巴细胞亚群分析：可以了解机体在不同条件下的免疫功能状态，主要包括细胞免疫功能和体液免疫功能。临床上，流式细胞术主要用于辅助诊断免疫系统受到明显干扰的相关疾病，分析疾病的发病机制，监控疾病进程，评估疗效及监测预后等。主要检测项目包括淋巴细胞亚群(TBNK)、T 细胞分型、调节性 T 细胞检测等。

(2) HLA - B27 检测：强直性脊椎炎患者通常 HLA - B27 抗原表达为阳性，HLA - B27 抗原是强直性脊柱炎的重要标志物，因此 HLA - B27 的检测在该病的诊断中具有重要意义。

(3) 白血病免疫分型：白血病的免疫分型已成为诊断血液恶性肿瘤的重要标准之一。国际上公认的通用方法是流式细胞术(FCM)。FCM 分析白血病免疫表型具有快速、特异、准确、重复性好的优点，能够区分细胞起源、划分其分化发育阶段等，对白血病的诊断与分型、治疗方案选择、预后判断以及发病机制研究等具有重要价值。主要检测项目包括白血病、淋巴瘤等。

(4) 造血干细胞分析：造血干细胞移植已广泛应用于治疗各种恶性血液疾病、遗传性疾病、实体肿瘤、重症联合免疫缺陷病等。移植后造血功能的重建主要取决于输入造血干细胞的数量和质量。临床上，快速而准确地检测移植物中的造血干细胞水平能够确保移植成功，在造血干细胞移植中具有重要意义。CD34 分子为造血干细胞的表面特异性标志物，可用于造血干细胞计数。

(5) 细胞因子检测：在临床上，流式细胞术也用于胞外细胞因子测定。细胞因子是由免疫细胞(如单核细胞、巨噬细胞、T 细胞、B 细胞、NK 细胞等)及某些非免疫细胞(如内皮细胞、表皮细胞、纤维母细胞等)在刺激下合成并分泌的小分子蛋白，具有广泛的生物学活性。通过对多个细胞因子进行相关性分析，可对机体免疫状态进行整体评估，为医师提供有价值的辅助诊断信息，并为肿瘤、免疫性疾病及感染性疾病患者制定更有效的治疗方案。

(6) 其他检测：流式细胞术在临床还应用于：阵发性睡眠性血红蛋白尿症诊断(CD55/CD59 检测)、血小板相关分析(血小板计数、血小板免疫表型分析)、感染性疾病诊断(CD64 检测)、程序性死亡受体-1(PD-1/CD279)检测等。

3. 生物产业应用　流式细胞术生物产业应用主要为生物医药和医疗器械研发使用。

第二节　基本操作、注意事项与常见问题分析

一、细胞对照的设计

为避免假阳性或假阴性结果，流式细胞术必须设计对照，包括生物学对照、空白对照、同型对照(isotype control, IC)、补偿对照(单阳性对照)和减一阴性对照(fluorescence-minus-one control, FMO)。

1. 生物学对照　以 Annexin V/PI 检测凋亡为例，实验包括两组细胞，一组给予药物处理(Treat 组)，另一组给予 DMSO 溶剂(Vehicle 组)，Vehicle 组即为生物学对照。

2. 空白对照　以不加荧光染料的细胞(正常或处理细胞皆可)作为空白对照，用于排除样本是否自带荧光背景。空白对照在各个检测通道上的信号必须为阴性。

3. 同型对照　同型对照组使用与流式抗体具有相同种属、亚型、荧光标记物、剂量和浓度，但对目标靶点无特异性结合的抗体。其主要用于消除抗体与抗原的非特异性结合造成的背景染色。流式抗体与靶标的结合是通过抗体的 Fab 端与靶标特异性结合完成的。单核细胞、巨噬细胞、树突状细胞和 B 细胞等表达 Fc 受体，Fc 受体可非特异性结合抗体，导致假阳性。为了防止这种非特异性结合，通常需加入 Fc 受体封闭剂，之后再加入目标抗体的同型对照，确保仅观察到抗原特异性结合。

4. 补偿对照　在多色流式实验中，当荧光染料的发射光谱重叠时，流式细胞仪会检测到来自多种荧光染料的荧光，这可能会干扰实验结果的数据分析。为修正光谱重叠，需要设置单阳管(单染管，即只添加一种荧光抗体的样本管)进行荧光补偿，以确保检测的荧光仅来自目标荧光染料。通常，实验中设置的荧光种类越多，所需的单阳管数量也越多。例如，三

色荧光(APC、PE、FITC)实验中,需要设置三个单阳管。

5. 减一阴性对照(荧光减一对照) 这种特殊的阴性对照是在多色流式分析时,对某一个通道特别设置的阴性对照。它通常用于研究不同细胞亚群表达某些重要的表型分子或细胞因子等。如果只使用双色荧光,可以用单阳性对照代替;但若使用三种及以上的荧光色,就需要设置FMO对照,以评估其他荧光染料的干扰和补偿本底,帮助正确设置阳性门。多色荧光会出现荧光散布问题,亮的荧光素在补偿和交叉激光激发后会特别明显,干扰其他通道的信号。FMO对照是通过在实验设计中的所有荧光中去掉一个荧光后的样本,减少一个通道的荧光抗体,帮助衡量其他通道的荧光漏溢情况。FMO还可作为某些指标的阴性对照,用于排除全染的背景影响,便于更准确地设定阳性门,特别是在表达水平较低,需要从较大百分比的阴性群体中识别阳性群体时。

二、细胞样本制备

流式细胞术的实验检测对象是单细胞悬液。制备合格且分散的单个细胞悬液是流式细胞术样本制备的关键。需要将样品制备成细胞悬液,既要将组织分散为单个细胞,又必须保持细胞的固有生物化学成分及生物学特性。

1. 样本制备的要求

(1) 保证样本新鲜,尽快完成样本制备和检测。一般在室温 1 h 内处理或及时用固定剂或低温对组织进行保存。

(2) 针对不同的细胞样本进行适当洗涤、酶消化处理清除杂质,使细胞彼此分离形成单细胞状态。

(3) 新鲜实体瘤组织可选用酶促分解、机械分散法(又分为剪碎法、网搓法、研磨法)或化学分散法来获得足够数量的单细胞悬液。

(4) 石蜡包埋组织应先切片、脱脂、水化、消化,终止消化过滤后再用前述方法制备单细胞悬液。

(5) 单细胞悬液的细胞数最好是 10^5～10^7/mL,不多于 10^7/mL。

2. 仪器操作的流程

(1) 上机前检查:打开电源,包括流式细胞仪电源和电脑电源。检查供液槽和废液槽:供液槽应含足够的缓冲液,废液槽应清空。机器处于可应用状态时,指示灯变成绿色。

(2) 计算机部分:使用系统软件,设定所要检测细胞的数量:一般设(1～2)×10^4 个细胞,命名本次实验。

(3) 主机设定:调节电压,选择检测的波长和表达方式,如用一种荧光抗体,一般选直方图(histogram);如用两种荧光抗体,常选点状二维图(dot plot)或轮廓线图(contour plot)。分选流式还需选取目的细胞群。

(4) 细胞上样:将装有细胞的待测管放置到机器吸管处。可根据细胞的浓度选择测定的速度(低、中或高)。所有的数据将自动存入计算机中。

(5) 使用后的清洗:所有样品测定结束后,使用清洁液清洗管路,最后将双蒸水管放置机器吸管孔处后关闭机器。将废液槽中的废液弃去,并清洗废液槽。

3. 检测结果的分析 实验结果图通常包括单参数直方图、双参数直方图、二维等高图、假三维等高图、三参数直方图、多参数分析等几种类型，还可以通过标准曲线进行定量分析。

（1）散点图：散点图用于分析两个参数，分别将这两个参数分布在 x 轴和 y 轴上，细胞计数通过点图或轮廓图显示。散点图既可以展示频率分布，也可以通过不同颜色标识给定位置的细胞密度。通过象限划分，散点图可以被分为四个部分。右上象限表示荧光标记均为阳性或双阳性细胞，左下象限表示两种标记均为阴性细胞，左上和右下象限分别表示仅对 y 轴参数或 x 轴参数阳性的细胞。

（2）等高线图：等高线图与散点图类似，也用于表示两个通道的信息，其优势在于能够更直观地体现细胞密度。与地理上的等高线图类似，等高线越密集表示细胞数目密度变化越快。等高线图能够清晰地显示细胞群体的集中区域，密度环线的中心区域通常代表细胞群的聚集点。某些情况下，等高线图比散点图更能直观地体现细胞的分群情况。

（3）单参数直方图：直方图的横坐标代表荧光信号或散射光信号的相对强度，坐标可以是线性或对数坐标；纵坐标通常表示细胞数量（count）。在表型分析中，荧光信号的强度反映细胞抗原的丰度。在检测细胞自表达的荧光蛋白时，荧光信号的强度代表目标基因的表达量。在核型或细胞周期分析中，荧光信号的强弱反映 DNA 或染色体的含量。

（4）门（gate）：门是流式分析中的一个重要概念。在数据分析过程中，设定门意味着在细胞分布图中选择一个特定范围或一类特征相同的细胞群体（或排除其他细胞群体），对其进行单参数或多参数分析。设定合适的门可以帮助有效分析和定位感兴趣的细胞，提高实验的准确性和可重复性。根据细胞分布的特征，门的形状可以多样，常见的有线性门、矩形门、圆形门、椭圆形门、多边形门和四象限门（十字门）等。选择合适的荧光染料和引物，以确保细胞分类准确，并设定适当的门限阈值筛选目标细胞。

三、流式细胞术的注意事项

1. 样本制备注意事项

（1）新鲜组织标本应及时处理和保存，以避免组织在室温下放置过久，导致中心组织坏死或细胞自溶，从而影响流式细胞术（FCM）的检测结果。

（2）酶学法应注意实验条件的选择及其影响因素，包括酶的溶剂、消化时间、pH、浓度等，均会对酶消化过程产生影响。

（3）不同实体组织需采用不同的制备方法。例如，富含细胞的组织（如淋巴肉瘤、视神经母细胞瘤、脑瘤、未分化瘤、髓样瘤以及一些软组织肉瘤等），使用单纯机械法即可获得大量高质量的单分散细胞。

（4）酶学方法中，酶的选择尤为重要。对于含有大量结缔组织的肿瘤（如食管癌、乳腺癌、皮肤癌等），应选用胶原酶进行消化。

（5）检测非特异性荧光染色细胞的活性和状态：流式细胞仪不仅可探测细胞表面的荧光，也可检测细胞内的荧光。因此，若要检测细胞表面的分子，必须保证细胞的活性，并尽量保持细胞静止，通常在 4℃ 下操作。否则，荧光抗体可能进入死细胞内，产生非特异性的结果。

（6）细胞数目应该达到 2×10^4 个，细胞数目过少会影响实验结果的准确性。制备时，离心次数不宜过多，防止细胞丢失。

2. 检测注意事项

(1) 采用杂交瘤抗体时，封闭抗体的使用是必不可少的，因为大多数免疫细胞表面都表达 Fc-R。细胞与抗体相互作用后，使用 FACS 缓冲液清洗 2～3 次，以去除游离的抗体。

(2) 若同时检测两种以上的分子，必须选择不同波长的荧光素标记抗体。同一种细胞需同时进行双标记时，应进行双标记的同型对照，且两种抗体标记的荧光颜色必须不同。

(3) 流式检测过程中，细胞离心和重悬的次数较多，需注意动作轻缓，避免过多损伤或破损细胞。收样时应避免用枪头剧烈吹打细胞，既可避免细胞损伤，也能减少细胞损失。

(4) 污染液等物质具有一定毒性，操作时应注意防护。

(5) 虽然固定后的细胞可以保存较长时间再进行检测，但为了避免不可控因素的影响，最好尽早进行上机检测。

(6) 定期进行仪器质控，检查质控微球的变异系数值，以尽可能排除因机器设置问题导致的峰形加宽。

(7) 通过电压脉冲信号的宽度、高度、面积等参数，区分实体组织标本中的粘连细胞群体，最大限度地减少粘连细胞带来的假阳性结果。

(8) 上机测试前最好使用 200 目筛网进行过筛，以避免细胞聚集堵塞机器管道。

四、流式细胞术的常见问题分析

1. 无信号或荧光强度弱　其原因可能包括：补偿问题、用于检测的抗体不足、抗原的表达位置未明确，无法接近细胞内靶标、靶蛋白不存在或低水平表达、荧光淬灭、一抗和二抗不匹配、流式细胞仪激光器未对齐等。

2. 荧光强度高　荧光强度过高的原因可能是抗体浓度过高，过量抗体被捕获，或者封闭不充分。

3. 背景高/阳性细胞百分比高　背景高或阳性细胞百分比高可能是由于增益设置过高或补偿过低。应使用阳性对照正确设置流式细胞仪，利用补偿减少小颗粒背景信号并降低增益，以减少信号；此外，抗体过量时，应降低抗体浓度，并在洗涤缓冲液中加入去污剂，确保去除过量的抗体。

（薛龑　林东红）

第十三章　分子克隆技术

第一节　分子克隆的基本工具

分子克隆技术在分子生物学和医学研究中扮演着重要角色，同时也是基因工程实验的基础技术。这项技术广泛应用于多个研究领域，包括基因治疗和分子诊断。分子克隆的核心操作是将目标DNA片段插入不同类型的载体中，这一关键步骤不仅在揭示基因功能和推动转基因研究中具有至关重要的作用，还为疫苗制备和基因治疗等领域提供了不可或缺的技术支持。

分子克隆技术依赖于一系列重要工具，如DNA聚合酶、限制性内切酶和DNA连接酶等。高保真DNA聚合酶是一种特殊的DNA聚合酶，其主要特点是在DNA复制过程中表现出极高的精确性和较高的热稳定性，极大地促进了体外PCR技术的发展。限制性内切酶，俗称“分子剪刀”，能够识别双链DNA中的特定序列，并在这些序列的特定位置切割DNA链，实现精确的DNA切割。DNA连接酶则被比喻为“DNA的针线”，因为它能够连接DNA链的断裂部分，就像用针线缝合布料一样。DNA连接酶在连接DNA片段时，精确地将两个不同的DNA片段拼接在一起，形成一个完整的DNA链。高保真DNA聚合酶和限制性内切酶等工具的使用，使得分子克隆成为一种广泛使用的实验技术。近年来，无需使用限制性内切酶的克隆方法，如In-Fusion法的开发，为基因克隆提供了更多的便利。

一、DNA聚合酶

DNA聚合酶在PCR中扮演着关键角色，它们能够从单链DNA模板中合成新的互补链。所有DNA聚合酶都表现出5′-3′聚合酶活性，意味着它们能掺入核苷酸，并引导引物在5′-3′方向上进行延伸，这一特性使DNA聚合酶成为PCR反应的核心组成部分。1988年，首次报道Taq DNA聚合酶能够在高于75℃的温度下保持酶活性，从而在PCR扩增过程中避免了手动添加新酶，实现了工作流程的自动化。热稳定DNA聚合酶的发现是PCR技术的一项重大突破，它为长时间反应的稳定性提供了保障，并推动了PCR方法的进一步改进。Taq DNA聚合酶因此被《科学》杂志评为1989年的“明星分子”。

高保真DNA聚合酶的开发显著降低了DNA复制时出错的概率，从而确保DNA序列的完整性和准确性。常见的 DNA 聚合酶类型包括 Taq 系列、Pfu 系列、Vent 系列和 KOD 系列等。在进行 PCR 实验时，如何选择合适的耐热 DNA 聚合酶是首要考虑的问题，也是决定实验成功与否的关键因素。不同品牌的 DNA 聚合酶在特异性、保真性、热稳定性、扩增速度以及扩增片段长度等方面存在差异。

1. Taq DNA 聚合酶　适用于普通 PCR、TA 克隆。Taq DNA 聚合酶具有 5′-3′ DNA 聚合酶活性和对双链 DNA 的 5′-3′外切核酸酶活性，但不具备 3′-5′外切酶活性。由于缺乏 3′-5′外切酶活性，它无法纠正某些单核苷酸错配，因此保真性较低。该酶产生的 PCR 产物在 3′末端附加一个“A”碱基，这一特性使得其适合直接用于 TA 克隆。

2. Vent DNA 聚合酶　适用于长片段 PCR。Vent DNA 聚合酶具有 5′-3′ DNA 聚合酶活性，但不具备 5′-3′外切酶活性。值得注意的是，该酶具有 3′-5′外切酶活性，能够去除错配碱基，具备校对功能，保真度比 Taq DNA 聚合酶高 5～15 倍。该酶在 95℃下温育 1 h 后，仍能保持 90%以上的聚合酶活性，且在 97.5℃下的半衰期长达 130 min。此外，Vent DNA 聚合酶在扩增长片段(>12 kb)方面表现出较强的能力。

3. Pfu DNA 聚合酶　适用于克隆表达、测序、定点突变。Pfu DNA 聚合酶是一种广泛使用的高保真热稳定 DNA 聚合酶，能够催化核苷酸在 5′-3′方向上聚合，形成双链 DNA。除了聚合活性外，Pfu DNA 聚合酶还具有 3′-5′外切酶校正活性，在聚合反应中若出现碱基错配，它能够精确地切除错误的碱基。与其他 DNA 聚合酶相比，Pfu DNA 聚合酶的错误率更低，约为每碱基对 1×10^{-6}，这使其成为高度准确的 PCR 反应的理想选择，适用于克隆表达、定点突变、SNP 分析等。尽管 Pfu DNA 聚合酶在扩增较长 DNA 模板时表现较差，但它在 2 kb 以内的 DNA 片段扩增效果尤为出色，且产生的 PCR 产物为平端，无末端磷酸化。

4. KOD DNA 聚合酶　适用于克隆表达、长片段 PCR、定点突变、高 GC 含量的模板。KOD DNA 聚合酶源自日本鹿儿岛县小宝岛的超嗜热原始菌(*thermococcus kodakaraensis*)，其 3′-5′核酸外切酶活性优异，具有高扩增能力和高保真性。KOD DNA 聚合酶的耐热性远超 Taq DNA 聚合酶，经过 100℃高温处理 1 h 后，仍能保持约 70%的活性。其保真性比 Pfu DNA 聚合酶更高，约为 Taq 酶的 50 倍，同时扩增速度也非常快，达到 Pfu 酶的 6 倍，每秒可扩增 100～138 个碱基。因此，它能够在较短时间内获得高产量的扩增产物，特别适合于高保真地扩增 6 kb 以内的 PCR 产物。

二、限制性内切酶

限制性内切酶最早在细菌中发现，主要作用是识别并切割双链 DNA 分子中的特定序列，形成特定的 DNA 片段，是分子生物学中的重要工具。至今，已鉴定出约 4 000 种限制性内切酶，其中超过 600 种已实现商业化供应。根据其识别位点和切割位点的特点，限制性内切酶可分为三类(Ⅰ类、Ⅱ类和Ⅲ类，表 13-1-1)。其中，Ⅱ类限制性内切酶因具有特异性的识别序列和切割位点，在分子克隆和法医学 DNA 分析中应用最为广泛，已鉴定超过 3500 种，是目前最常用的限制性内切酶类型。

一旦限制性内切酶识别到目标序列，就会在识别序列内部或距离识别序列不远的位置切割 DNA 双链中的一个或两个链(具体取决于酶的类型)。限制性内切酶识别的序列通常为 4～8 个碱基对，切割后产生的 DNA 片段可能带有黏性末端，也可能是平末端。例如，EcoR Ⅰ切割后产生黏性末端，而 EcoR Ⅴ切割后产生平末端(图 13-1-1)。

表 13-1-1 限制内切酶分类

限制内切酶类型	识别位点	切割位点	反应必需因子
Ⅰ类	识别的序列一般较长、不对称	无特异性，可在识别位点较远处切割	ATP、Mg^{2+}、S-腺苷基蛋氨酸
Ⅱ类	通常是对称的，识别位点短，一般是 4～8 bp	通常在识别位点的相对附近特定位置切割	Mg^{2+}
Ⅲ类	一般是非对称，含两个相反方向的识别序列	切割位点与其中一个识别序列的间距恒定	ATP、Mg^{2+}

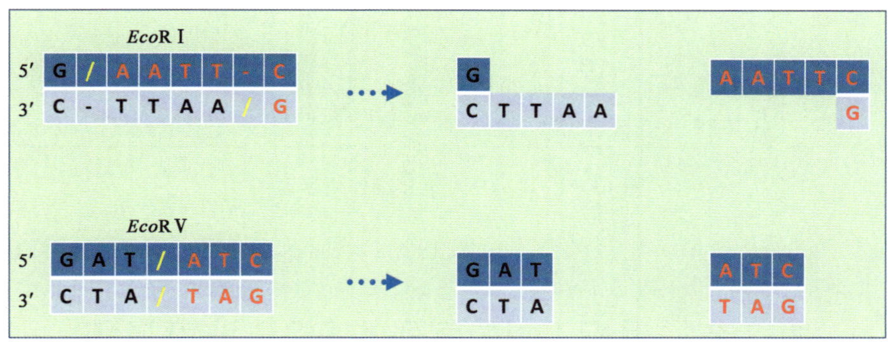

图 13-1-1 限制性内切酶消化产生黏性末端/平末端示意图

限制性内切酶的命名通常基于其来源细菌的属名、种名、菌株或血清型，以及其发现的顺序。命名一般使用罗马数字表示。例如，限制性内切酶 *Hin* dⅢ，其中“H”代表 haemophilus，“in”代表 influenzae，“d”代表血清型 d，“Ⅲ”则表示该酶是按发现顺序的第三个。而 EcoR Ⅰ则表示它是由 *Escherichia coli* RY13 菌株分离出的第一个酶(图 13-1-2)。

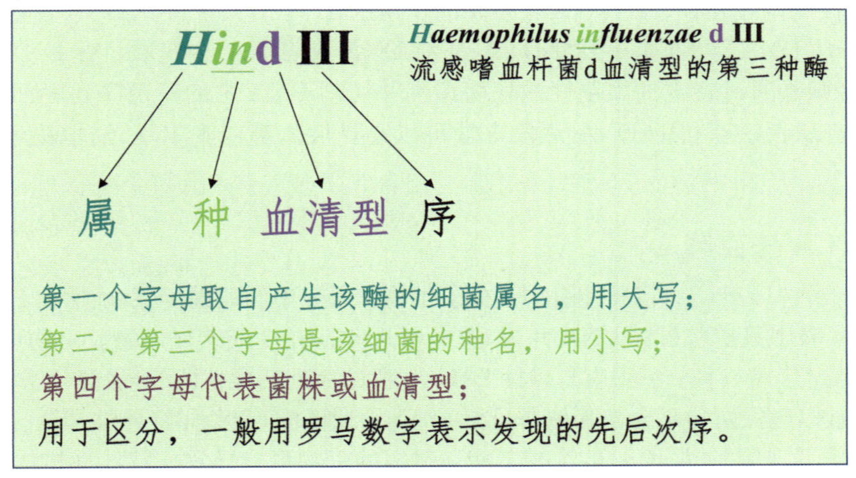

图 13-1-2 限制性内切酶的命名

三、DNA 连接酶

DNA 连接酶在细胞内的作用是催化双链 DNA 分子中的单链 DNA 断裂处生成磷酸二酯键，发挥着在 DNA 修复和重组过程中将 DNA 缺口连接的重要作用。不论限制性内切酶切割后形成的 DNA 片段末端类型如何，最终得到的 DNA 片段末端都包含 3′羟基和 5′磷酸基。根据其依赖的辅因子不同，DNA 连接酶可分为两类：ATP 依赖型连接酶和 NAD+依赖型连接酶。在 ATP 依赖的反应中，DNA 连接酶能够以共价方式将双链 DNA 的 5′磷酸基和 3′羟基连接在一起（图 13-1-3）。T4 DNA 连接酶是第一个被发现的 ATP 依赖型 DNA 连接酶。

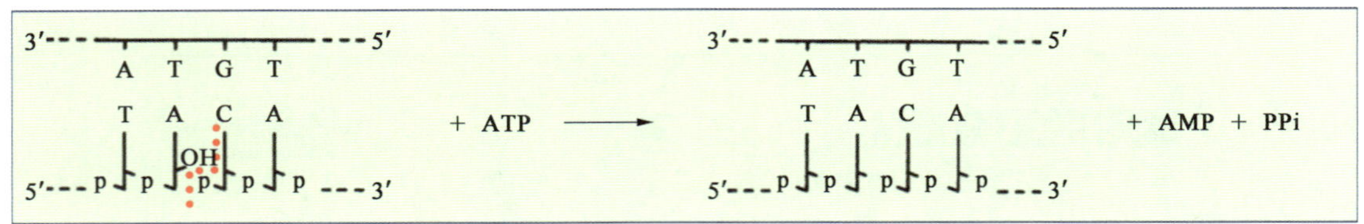

图 13-1-3 DNA 连接酶作用示意图

第二节 目标 DNA 序列的 PCR 法克隆和酶切法亚克隆

分子克隆的首要目标是获取所需的目标 DNA 片段，这是进行后续分子生物学操作的基础。获取目标 DNA 片段的方法有多种选择，如化学合成、PCR 扩增、基因文库筛选和限制性内切酶切割等。本文主要介绍 PCR 法克隆和酶切法亚克隆，两者是科学研究中最常用的方法。PCR 法克隆是获取目标 DNA 片段的常用方法之一，只需设计两个特异性引物，与目标 DNA 片段的两端互补。在 DNA 聚合酶的作用下，扩增出大量目标 DNA 片段。PCR 法克隆适用于从 DNA 样本（如基因组 DNA、质粒 DNA 或 cDNA）中获取目标 DNA 片段。酶切法亚克隆则是通过特定的限制性内切酶识别并切割 DNA 中的特定序列，从而获取目标 DNA 片段。酶切法获得的 DNA 片段末端可以是黏性末端或平末端，这取决于所选酶的类型。

一、PCR 法克隆

1. 设计特异性引物　特异性引物是分子生物学研究中的关键步骤，确保在 PCR 或其他 DNA 扩增实验中只扩增目标 DNA 片段，避免引入非特异性或杂交产物。引物设计一般遵循以下原则。① 特异性：引物应与目标 DNA 片段的序列特异性匹配，最好位于模板 cDNA 的保守区域，以确保引物不会与其他非目标 DNA 片段匹配，避免非特异性扩增。② 引物长度：引物的长度通常应为 18～25 个核苷酸。过短的引物可能导致非特异性扩增，而过长的引物可能降低扩增效率。③ GC 含量：引物的 GC 含量应保持在 40%～60%，这有助于避免引物自身互补或非特异性结合。④ 避免二级结构和引物间互补：引物不应形成二级结构或相互互补，以避免引物二聚体或内部互补，从而避免非特异性扩增或假阳性结果。⑤ Tm 值：正反引物对的熔解温度（Tm 值）应相似，最好接近 72℃，以确保在 PCR 循环温度下稳定结合到目标 DNA。⑥ 碱基分布：避免引物中有高度重复的区域，因为这可能导致非特异性扩增。

若目标 DNA 片段采用双酶切法进行克隆，则需要在引物 5′端添加限制性内切酶位点和保护碱基，以获得黏性末端，便于与载体连接。

（1）限制性内切酶的选用

1）位点选择：限制性内切酶的识别和切割位点不能存在于目标 DNA 片段内，否则会破坏目标 DNA 片段的完整性。

2）唯一性：限制性内切酶位点应仅位于载体的多克隆位点，并且具有唯一性，以确保准确切割。

3）常用酶的选择：建议选用商业化的常用限制性内切酶，这能保证切割的效率和精确性。

（2）保护碱基：限制性内切酶通过识别特定的 DNA 序列进行切割，同时也需要占据识别位点两侧的几个碱基位置。这些碱基有助于限制内切酶稳定结合到 DNA 双链并执行切割作用，从而影响切割效率和精确性，称为保护碱基。研究表明，大多数限制性内切酶无法在裸露的酶切位点进行切割。因此，在设计引物时，为了保护 5′端添加的内切酶识别位点，通常需要在位点外侧添加额外的碱基序列，确保酶能够准确切割 DNA 片段的全部目标区域。不同长度的保护碱基对限制性内切酶的切割效率具有不同的影响，具体如表 13－2－1 所示。

表 13－2－1　限制内切酶保护碱基

酶	寡核苷酸序列	链　长	切割率%	
			2 hr	20 hr
*Bam*H Ⅰ	CGGGATCCCG	10	90	90
	CGCGGATCCGCG	12	>90	>90
*Eco*R Ⅰ	GGAATTCC	8	>90	>90
	CGGAATTCCG	10	>90	>90
	CCGGAATTCCGG	12	>90	>90
*Hin*d Ⅲ	CCAAGCTTGG	10	0	0
	CCCAAGCTTGGG	12	10	75
Xba Ⅰ	GCTCTAGAGC	10	>90	>90
	TGCTCTAGAGCA	12	75	>90
Xho Ⅰ	CCCTCGAGGG	10	10	25
	CCGCTCGAGCGG	12	10	75

2. PCR 扩增　聚合酶链式反应(polymerase chain reaction，PCR)是一种用于扩增特定 DNA 片段的分子生物学技术。该方法只需显微量的 DNA 样本即可大量扩增目标 DNA 片段，类似体内的 DNA 复制过程。

以 Taq Plus 为例，Taq Plus PCR Master Mix 中包含所需的核苷酸原料、Mg^{2+} 和 DNA 聚合酶等，其 PCR 反应体系可参考下页表 13-2-2 所示。PCR 通常包括以下步骤。

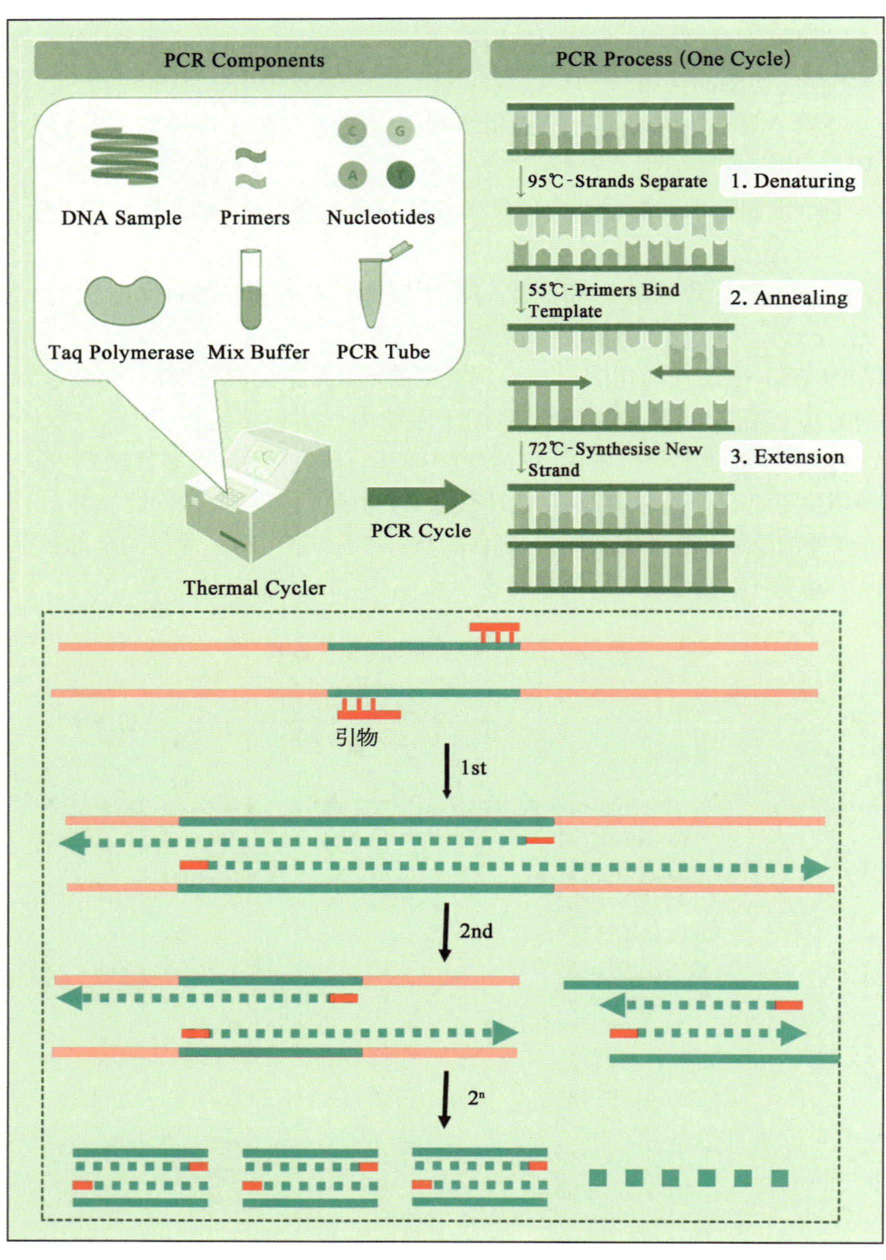

图 13-2-1　PCR 流程示意图

表 13-2-2 PCR 反应体系

试　剂	体积(μL)
2×Taq plus PCR Master Mix	12.5
Primers	2
Template	1
H_2O	9.5
Total	25

(1) 变性(denaturation)：这是 PCR 的第一个步骤，双链 DNA 模板在高温(通常为 94～98℃)下氢键断裂，形成两条单链 DNA。

(2) 退火(annealing)：将反应混合物温度降低为 50～65℃，引物与目标 DNA 片段的互补区域结合，形成局部双链。

(3) 延伸(extension)：反应温度通常在 70～75℃，这是 DNA 聚合酶的最适活性温度。在该温度下，DNA 聚合酶利用 dNTP 作为原料，从引物的 3′端开始，以 5′→3′方向延伸，合成与模板互补的 DNA 链。

根据目标 DNA 长度和 DNA 聚合酶的延伸速率设置不同的延伸时间。Taq DNA 聚合酶在 70～75℃时具有最高的生物活性，其扩增速度约为 1 000 bp/min，而一些优化的 DNA 聚合酶扩增速度可提高到 2 000～6 000 bp/min。以使用 Taq Plus DNA 聚合酶扩增 1.5 kb 目标基因为例，PCR 反应参数可参考表 13-2-3。

表 13-2-3 PCR 反应条件

温　度	时　间
94℃	5 min
94℃	30 s (30 cycles)
55℃	30 s (30 cycles)
72℃	1.5 min (30 cycles)
72℃	5 min

PCR 扩增后，通过琼脂糖凝胶电泳分析，如图 13-2-2 所示，PCR 产物在目标大小处具有单一条带。

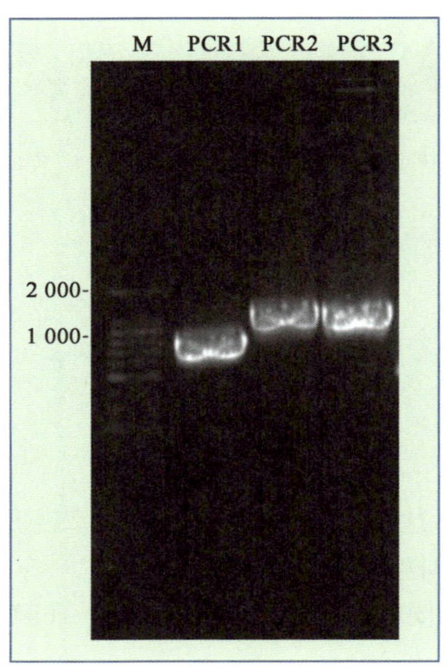

图 13-2-2 PCR 产物琼脂糖凝胶电泳分析

3. PCR 扩增常见问题

(1) 现象：正对照有条带，而样品完全无条带或非常弱。

1) 可能原因：模板中含量低，目标片段含量过低，或者含有抑制物；引物设计不当，无特异性结合，或者引物发生降解。

2) 应对策略：更换模板或使用试剂盒提取模板 DNA，或加大模板用量；重新设计引物或合成新引物。

(2) 现象：条带与预计的大小不一致，或者出现非特异性扩增带。

1) 可能原因：引物设计不当，有非特异性结合；模板或引物浓度过高；退火温度偏低。

2) 应对策略：重新设计引物；适当降低模板或引物浓度；提高退火温度，以提高引物的特异性结合。

(3) 现象：PCR 产物在凝胶电泳中出现拖尾现象。

1) 可能原因：模板不纯；退火温度偏低；循环次数过多。

2) 应对策略：更换模板或使用试剂盒提取模板 DNA；提高退火温度；适当减少循环次数。

(4) 现象：空白对照出现目的扩增产物，或 PCR 反应中出现没有预期的条带。

1) 可能原因：模板不纯或试剂污染；靶序列或扩增产物的交叉污染。

2) 应对策略：操作时应小心，防止将靶序列吸入加样枪内，或溅出邻近样本中，导致污染。

二、酶切法亚克隆

酶切法亚克隆相比 PCR 克隆更加简单、省时，不过需要满足一定的酶切条件，一般适用于更换载体或蛋白标签。一般在已获得目标 DNA 片段或含目标 DNA 的质粒时，如果其末端正好含有限制性内切酶位点，可以通过相应的限制性内切酶切割，获取含有黏性末端的目标 DNA 片段。获得目标 DNA 片段后，具有限制性内切酶的黏性末端，可以直接与载体进行连接反应(图 13-2-3)。

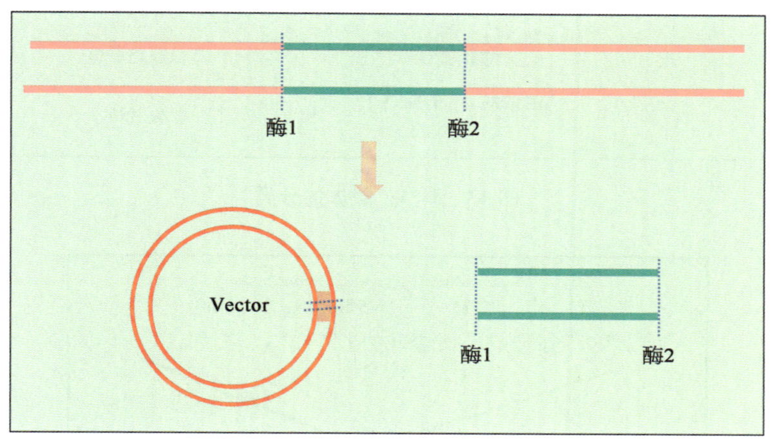

图 13-2-3 酶切法亚克隆示意图

第三节 载体和 PCR 产物的酶切反应

在分子克隆中，通常需要将目标 DNA 片段插入载体，以便进行基因复制和表达。通过使用相同的限制内切酶切割载体和 PCR 产物，产生可以反向互补的黏性末端，实现目标 DNA 片段精确插入到载体。

一、载体

常用载体按功能可分为克隆载体和表达载体(图 13-3-1)。两者都包含限制性内切酶切割位点以便插入 DNA 片段，是分子生物学和基因工程中常用的 DNA 载体。克隆载体主要用于克隆目标 DNA 片段，将其插入载体中以便复制和扩增，操作通常更简单、效率更高。克隆载体一般含有一个松弛的复制子，便于外源基因复制扩增。表达载体的主要用途是将目标基因嵌入载体，并确保在宿主细胞中进行转录和翻译，从而实现目标基因的表达。表达载体不仅具有克隆载体的基本元件(ori、MCS 等)，还包含转录/翻译所需的 DNA 表达元件(如启动子、RBS、终止子等)(图 13-3-2)。载体按进入受体细胞类型还可进一步分为原核载体、真核载体和穿梭载体(shuttle vector)。穿梭载体的主要特点是能够在两种或多种不同的宿主细胞中进行复制和表达，这对于在不同实验条件下或不同研究目的中使用相同 DNA 具有明显优势。

克隆载体的构建通常操作简单，PCR 产物无需经过酶切。T-载体利用碱基 A 和 T 的互补性将两个片段连接在一起，平末端的连接依赖于 DNA 分子之间的碰撞，再通过 T4

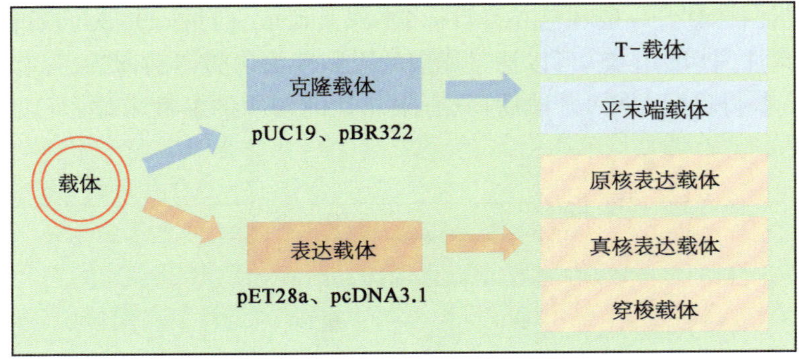

图 13-3-1 载体的分类

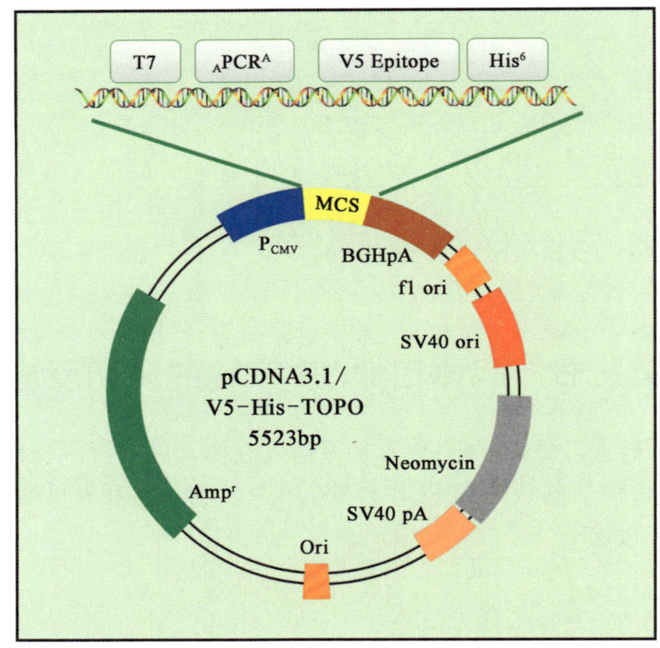

图 13-3-2 真核表达载体 pCDNA3.1 示意图

DNA 连接酶催化 5′-磷酸和 3′-羟基形成共价键。表达载体的构建通常需要限制性内切酶切割，使得 PCR 产物和载体具有相同的黏性末端，利用反向互补结合在一起，再通过 T4 DNA 连接酶进行连接，因此效率较高。

二、同裂酶和同尾酶

在载体和 PCR 产物的酶切中，一般使用相同的限制性内切酶获取互补的黏性末端。然而，同裂酶和同尾酶较为特殊，不同的酶也可能产生互补的黏性末端，它们是分子克隆中常用的两类限制性内切酶。当两种限制性内切酶的识别核苷酸序列和切割位置相同时，这些有相同切点的酶称为同裂酶(也称异源同工酶)，例如 *Hpa* Ⅱ和 *Msp* Ⅰ。同裂酶通常是由于来源不同导致命名不同，但功能几乎相同，因此产生相同的黏性末端。由于来源不同，同裂酶可能在位点偏好性、反应条件、甲基化敏感度和星号活性方面存在差异。与此不同，同尾酶是两种限制性内切酶切割的序列不完全相同，却能产生相同的黏性末端，如 *Xba* Ⅰ 和 *Nhe* Ⅰ，*Sal* Ⅰ 和 *Xho* Ⅰ（图 13－3－3）。因此，使用同尾酶切割的产物可以通过 DNA 连接酶进行连接，但新产生的序列不能被同尾酶再识别和切割。

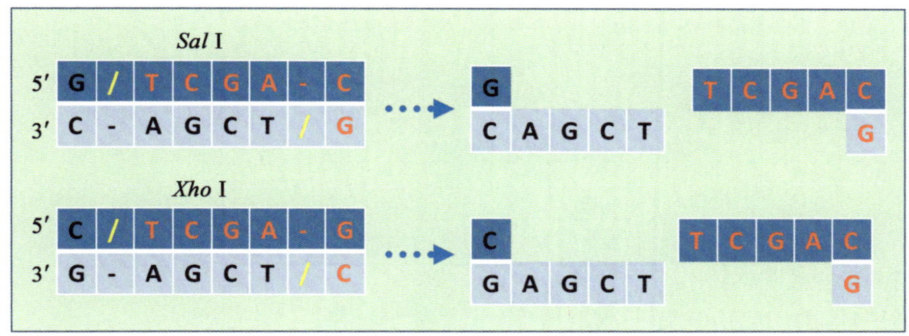

图 13－3－3　*Sal* Ⅰ 和 *Xho* Ⅰ 切割产生相同黏性末端

三、酶切反应

载体和 PCR 产物虽然使用相同酶进行酶切反应，但为了提高效率，酶切策略有所不同。针对 PCR 产物的酶切，一般会在较小的反应体系中使用足量的 PCR 产物进行反应。若 PCR 产物量少，可以先进行 TA 克隆，扩增后再进行酶切。针对载体的酶切，则通常要求较高的切割效率，因为切割不完全会导致假阳性克隆，从而影响克隆的成功率。限制性内切酶一般保存在甘油中，这可能会影响许多限制性内切酶的特异性，导致一些酶产生星号活性。因此，酶切体系通常会选择较大的体系，以稀释甘油的含量。

此外，不同品牌的限制性内切酶使用的缓冲液、温度和反应时间可能有所不同。以 NEB（New England Biolabs）的限制性内切酶 Sal Ⅰ 和 Not Ⅰ 为例，NEB 针对不同的限制性内切酶，可能提供不同的酶切缓冲液，甚至不同的温度，以保证切割效率。载体和 PCR 产物的酶切反应体系会对限制性内切酶的酶量和 DNA 量产生差异，具体酶切反应体系可参考载体酶切体系（表 13－3－1）和 PCR 产物酶切体系（表 13－3－2），并在 37℃恒温箱中孵育 2 h。

表 13－3－1　载体酶切体系

试　剂	体积(μL)
Vector	4
Sal Ⅰ	2.5
Not Ⅰ	2.5
Buffer 3.1	5
H_2O	36

表 13-3-2 PCR 产物酶切体系

试 剂	体积(μL)
PCR 产物	20
Sal Ⅰ	2
Not Ⅰ	2
Buffer 3.1	3
H_2O	3

酶切操作注意事项：

(1) 限制性内切酶应该置于冰上操作。

(2) DNA 样本应避免接触可能抑制酶活性的污染物，如苯酚、氯仿等。

(3) 一般最后添加酶，轻轻混匀后，短暂离心管，以帮助酶在反应混合物中充分混匀。

(4) 操作后及时放回冰箱，并最大限度避免反复冻融。

第四节 琼脂糖凝胶电泳和酶切后的纯化与割胶回收

一、琼脂糖凝胶电泳

琼脂糖凝胶电泳是一种常用于分离、检测和分析 DNA、RNA 或蛋白质的实验技术。它以琼脂糖凝胶作为分离介质，根据分子的大小和电荷进行分离。当施加一定电压时，带负电的 DNA 通过琼脂糖凝胶的孔隙向凝胶的正极迁移，较小的 DNA 片段迁移较快。琼脂糖在凝胶中的浓度影响孔径的大小，从而影响分子在凝胶中的迁移速度和分布。

当琼脂糖的浓度较高时，凝胶的孔径较小，DNA 的迁移速度较慢。因此，不同大小的目标 DNA 片段需要选择不同的琼脂糖浓度(见表 13-4-1)。通常，DNA 凝胶电泳的标准琼脂糖浓度为 1%，其高效分离范围为 400～8 000 bp，这也是最常用的琼脂糖凝胶浓度。琼脂糖浓度越高，对小分子 DNA 条带的分辨率越高。因此，当目标 DNA 的大小在 200～300 bp 时，应选用 2%左右的琼脂糖凝胶，以获得更清晰的分辨率。相反，琼脂糖浓度越低，对大分子 DNA 条带的分辨率和分离度越高。但琼脂糖凝胶浓度较低时，凝胶孔的尺寸较大，质地更软，容易破损。

表 13-4-1 不同浓度琼脂糖凝胶的高效分离的范围

凝胶百分比(%)	高效分离的范围(bp)
0.7	800～12 000
0.8	800～10 000

（续 表）

凝胶百分比(%)	高效分离的范围(bp)
0.9	600～10 000
1.0	400～8 000
1.2	300～7 000
1.5	200～3 000
2.0	100～2 000
3.0	25～1 000

电泳缓冲液是一种具有缓冲能力的离子溶液，通常在凝胶电泳中使用，目的是保证电流流动并防止 pH 变化。缓冲液的选择依赖于样品的大小、运行时间等因素。两种常用的电泳缓冲液 pH 接近中性，因此缓冲液中的 DNA 分子带有净负电荷，向正极方向迁移。进行琼脂糖凝胶电泳时，最常用的两种缓冲液是 Tris-乙酸 EDTA 缓冲液（TAE）和 Tris-硼酸 EDTA 缓冲液（TBE），它们的特点如表 13-4-2 所示。

表 13-4-2 琼脂糖凝胶电泳缓冲液优缺点

缓冲液	优势	缺点	DNA 分辨率
Tris-乙酸 EDTA 缓冲液（TAE）	a）可更好地分离大片段 b）缓冲能力低 c）不影响酶活性	容易导致过热	＞1 000 bp
Tris-硼酸 EDTA 缓冲液（TBE）	a）适用于短片段 b）离子强度高、缓冲能力强 c）不易发热	抑制酶活性	＜5 000 bp

通过用低浓度荧光插入染料（如溴化乙锭，EB）添加入凝胶中，这样凝胶中的 DNA 片段可通过紫外线（UV）照射被检测到条带，甚至低至 20 pg 的双链 DNA 条带也能被检测到。

二、PCR 产物和载体酶切后的纯化和割胶回收

限制性内切酶酶切后，目标 DNA 通常需要先进行纯化，以去除多余的酶、盐和游离核苷酸等成分，为后续的连接反应做好准备。如果 PCR 产物或载体酶切后的产物较为单一，且主要为目标 DNA 和较短的 DNA 片段，则可以直接进行纯化。如果酶切后产生多个片段，则需要先通过琼脂糖凝胶电泳分离，再割胶回收目标 DNA 片段。通常割胶回收的纯化效率

较低，但目标DNA的纯度较高。

如图13-4-1所示，载体和PCR产物用相同限制性内切酶酶切后，酶切产物通过琼脂糖凝胶电泳分析。若PCR产物和载体条带较为单一，可通过割胶回收目标DNA条带。为了保证PCR产物和载体DNA片段的纯度，建议切割胶块不宜过大，只保留目标DNA条带。如果预计琼脂糖凝胶电泳分析结果显示目标DNA条带较为单一，且酶切反应已较为精准，也可直接进行DNA纯化，无需进行琼脂糖凝胶电泳。

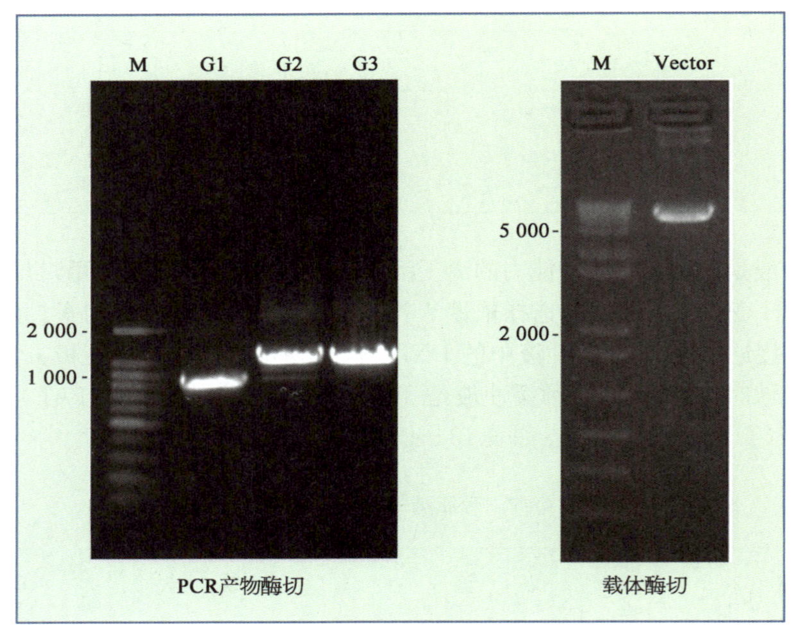

图13-4-1 载体和PCR产物酶切后琼脂糖凝胶电泳分析

DNA纯化的基本原理包括一系列将目标DNA与其他杂质分离的过程。首先，将凝胶或酶切反应液完全溶解于溶解缓冲液中，然后将混合物加入离心柱。在这一过程中，DNA分子会特异性地与硅胶膜结合，而其他杂质则通过柱子流向收集管。由于缓冲液中含有高浓度盐，这有助于DNA与硅胶膜结合。高盐缓冲液破坏了硅胶膜周围的水合结构，并在DNA和硅胶膜之间形成阳离子盐桥。形成的阳离子电子桥能够中和DNA和硅烷醇基团之间的表面负电荷，从而使DNA牢固地吸附在硅胶膜表面。因此，在高盐度缓冲液中，硅胶膜具有吸附DNA的作用，其余杂质则在后续的乙醇清洗步骤中被去除。最后，在低盐溶液或水溶液条件下，由于硅胶膜的硅烷醇基团与DNA磷酸基团之间的静电排斥作用，DNA被释放出来，从而实现目标DNA的纯化和回收。

除了割胶和溶解步骤外，DNA纯化的其他操作步骤与割胶回收类似。以下简要介绍割胶回收步骤(图13-4-2)。

1. 使用干净刀片从琼脂糖凝胶中切取包含目标条带的部分，尽量避免包含非目标条带的胶块，并进行称重。

2. 根据说明加入溶胶液，并根据凝胶的实际重量进行调整，通常以0.1 g胶块加入

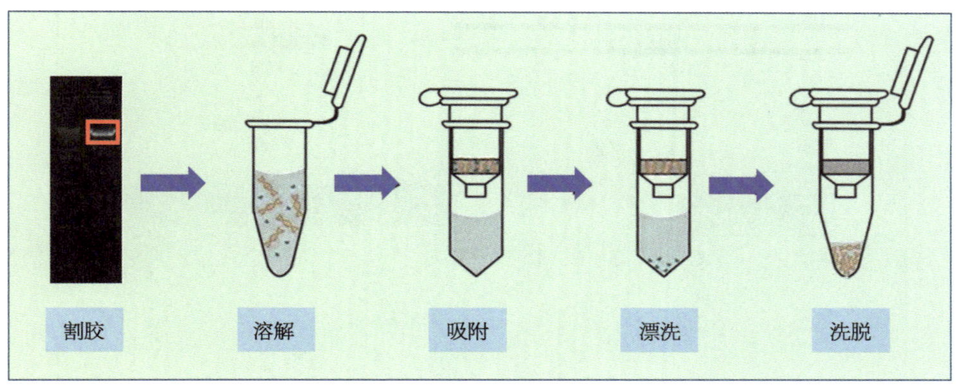

图 13-4-2　割胶回收流程示意图

100 μL 溶胶液的比例，置于水浴锅中直至凝胶完全溶解。

3. 将已溶解的混合物加入吸附柱中，通过离心去除废液。

4. 向吸附柱中加入漂洗液，离心 1 min 以去除废液，重复一次。

5. 以 12 000 r/min 的速度进行离心 2 min，去除残留的漂洗液。

6. 向回收柱的滤膜正中央滴加洗脱缓冲液，静置后收集目标 DNA 样本，－20℃保存或进行下一步实验。

第五节　载体和 PCR 产物的连接反应和重组 DNA 的转化

一、载体和 PCR 产物的连接反应

载体和 PCR 片段经过相同酶切后，产生相同的黏性末端，能够进行反向互补。通过构建连接反应，可以使载体 DNA 和插入的 PCR 片段连接成环形 DNA(图 13-5-1)。因此，连接反应是基于同种酶切产生的互补序列进行的。最常用的连接酶是 T4 DNA 连接酶，它能够连接 DNA 末端的 5′磷酸基和 3′羟基。T4 DNA 连接反应需要一定的 pH、ATP、DTT 和 Mg^{2+}，这些通常包含在连接反应缓冲液中。

DNA 末端可以是黏性末端，也可以是平末端。未经过酶切的平末端 5′磷酸基和 3′羟基靠近时，也能通过 DNA 连接酶进行连接。然而，平末端的连接效率通常较低，要求较高浓度的 DNA 和连接酶，并且载体可能会发生自身环化。平末端连接通常还需要加入低浓度的聚乙二醇(PEG 8000)以促进 DNA 分子凝聚成聚集体，从而提高转化效率。

1. 连接反应的简略步骤

(1) 在无菌离心管中加入反应溶液，连接前根据插入片段与载体的摩尔比(3∶1 或 1∶1)以及片段大小设置连接体系，连接反应可参考表 13-5-1 进行配置。

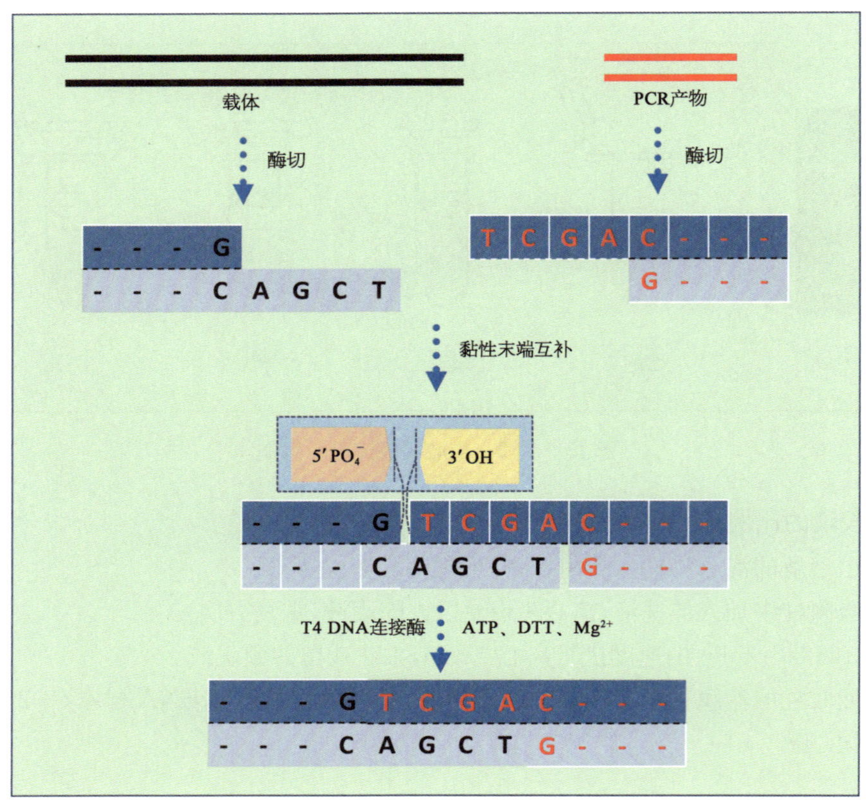

图 13-5-1 连接反应示意图

表 13-5-1 连接反应体系

试 剂	体积(μL)
PCR 酶切后回收产物	2
载体	1.5
T4 DNA ligase	1
10×T4 DNA ligase Buffer	1
H_2O	4.5

(2) 也可设立对照反应,只添加载体,不添加 PCR 酶切后产物。

(3) 充分混匀,离心 10 s。

(4) 室温连接 1 h,或 12℃连接过夜。

(5) 反应结束后于−20℃保存或进行下一步实验。

2. 连接反应的注意事项

(1) 平末端连接反应时,必须加大酶用量,一般为使用连接黏性末端酶量的 10~100 倍。

(2) 反应结束后冻存在－20℃可能会降低转化效率，应尽快进行下一步实验。

(3) 在连接有黏性末端的 DNA 片段时，目标 DNA 浓度一般为 2～10 μg/mL，在连接平齐末端时，需加入 DNA 浓度至 100～200 μg/mL。

(4) 两个平末端连接在一起后，可能会产生新的限制内切酶切割序列。

(5) 可选择对载体用碱性磷酸酶处理，除去其 5′末端的磷酸基，最大限度地抑制载体 DNA 的自身环化。

二、连接产物的转化

将外源 DNA 直接导入细菌、真菌的过程称为转化(transformation)。在分子克隆中，将 PCR 产物与载体连接构建的重组 DNA 或质粒导入感受态细胞中，重组 DNA 在伴随细菌增殖时得以大量扩增。感受态通常指细菌在特定条件下具备吸收外部环境 DNA 的能力，这时细菌细胞膜的通透性增强，容易接受外源 DNA。转化一般采用热激法，简要步骤如下。

(1) 制备选择性培养基平板，抗生素根据载体的抗生素标记确定，与融化的培养基混匀后，将混合物倒入已灭菌的培养皿中，等待凝固。

(2) 将连接产物于冰上预冷 3～5 min，感受态细胞放在冰上使其融化。

(3) 每支感受态细胞加入连接产物，轻轻吸打均匀，然后在冰上放置 30 min。

(4) 将离心管置于 42℃的水浴锅中，热激 90 s，后转移到冰水浴中，放置 1～2 min。

(5) 加入 1 mL 不含抗生素的培养基中，在 37℃摇床上孵育 1 h，以促使细菌复苏。

(6) 将适量的细菌涂布在含有抗生素的平板上，于 37℃倒置培养 12～18 h。

如图 13－5－2 所示，若 PCR 产物和载体连接成功，则可以获得载体上的筛选标记(如氨

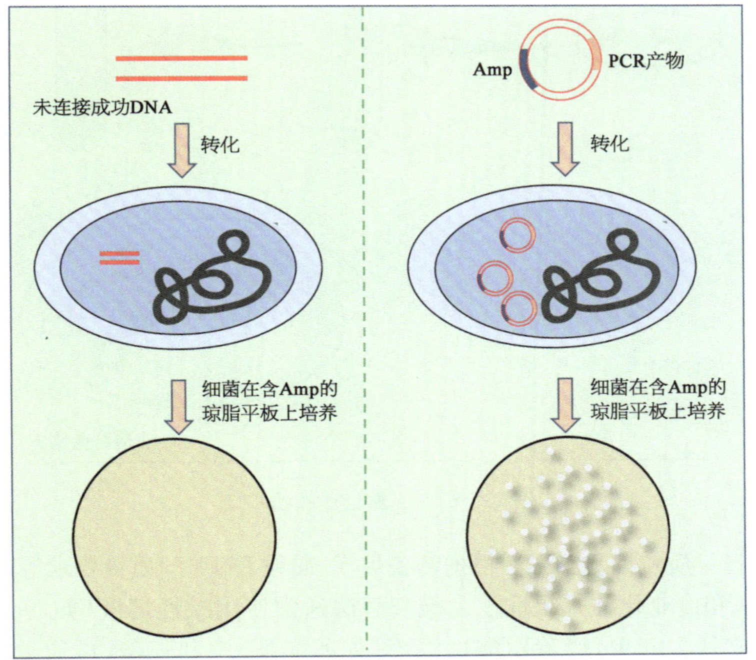

图 13－5－2　克隆筛选示意图

苄青霉素抗性基因，Amp），并在含抗生素的琼脂糖平板上生长。若 PCR 产物未成功连接或转化失败，则无法在含抗生素的琼脂糖平板上生长。

转化子少、不长克隆或长杂菌的常见原因分析如下。① 抗生素使用错误，须与载体抗生素标记一致。② 抗生素浓度过高，氨苄青霉素溶液须用 0.22 μm 滤网过滤除菌，氨苄青霉素推荐浓度为 50～100 μg/mL，卡那霉素推荐浓度为 50 μg/mL。③ 连接效率低，或含有有效连接产物少。④ 插入片段有毒性，可尝试降低细胞生长环境的温度，不过这需要更长时间才能出现菌落。⑤ 出现卫星菌落，转化后的孵育时间不要过长，控制在 16 h 以内。

第六节　重组质粒的扩增、抽提与鉴定

一、重组质粒的扩增与抽提

1. 重组质粒的扩增　挑选若干个经抗生素筛选的单克隆菌落，接种到 2 mL 含有适当抗生素（如 100 μg/mL Amp）的液体培养基中。摇菌管的体积应至少为细菌培养物体积的四倍，且摇菌管盖不宜过紧，确保空气流通。由于重组质粒含有抗性基因（图 13-6-1），能够确保大肠杆菌在液体培养基中大量增殖。随着细菌的繁殖，重组质粒也会随之大量扩增。培养物应在摇床中（37℃、220 rpm）剧烈振荡培养 15～20 h，其间培养基会由澄清变为浑浊。需注意，不同单克隆菌落之间不能交叉污染，确保挑取的菌落为单克隆。

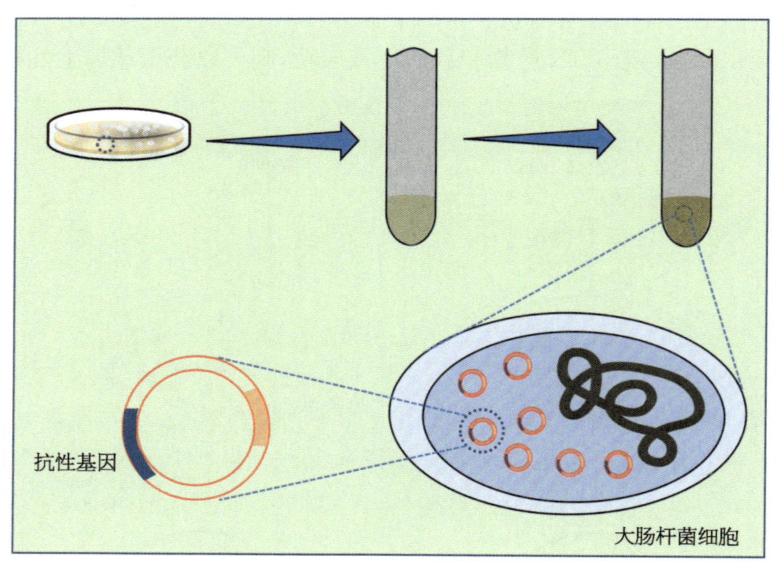

图 13-6-1　重组质粒的扩增

2. 质粒抽提　质粒抽提的方法根据制备规模、质粒 DNA 的质量要求等可有所不同，常用的有碱裂解法和商业化柱式提取法。碱裂解法通常使用碱性溶液（如 NaOH）裂解细胞膜，使 DNA 释放到溶液中，接着用酸性溶液（如冰醋酸）中和强碱，再通过离心分离质粒 DNA。柱式提取法常见于商业化质粒 DNA 提取试剂盒，利用旋转柱进行离心分离和纯化，

最终得到纯净的质粒 DNA。相比柱式提取法，碱裂解法操作简单且快速，适用于小规模的质粒 DNA 制备，但质粒 DNA 的质量可能较低。在阳性克隆质粒的抽提过程中，为了节约成本，一般推荐使用碱裂解法。

（1）碱裂解法参考步骤如下。

1）用离心管收集菌液，10 000 rpm 离心 1 min，弃上清。

2）加入 100 μL 溶液Ⅰ(50 mM 葡萄糖，25 mM Tris－Cl，10 mM EDTA pH 8.0)，剧烈振荡，并吹打悬浮至全部溶解。

3）加入 200 μL 溶液Ⅱ(0.2 N NaOH，1% SDS)，上下翻转，并置于冰上。

4）加入 150 μL 溶液Ⅲ(3M 醋酸钾，2M 醋酸)，反复数次颠倒，之后将管置于冰上 3～5 min。

5）加入 250 μL 氯仿，上下翻转，14 000 rpm 离心 5 min。

6）将所得上清移至加含 1 mL 无水乙醇的 1.5 mL 离心管中，翻转混匀，14 000 rpm、8 min，弃上清。

7）加入 1 mL 70%的乙醇，静置数分钟，倒掉乙醇，5 000 rpm 轻甩，吸除管壁上的乙醇液滴，应将开口的试管置于室温挥发乙醇。

8）用 50 μL TE(pH 8.0)缓冲液重新溶解白色沉淀，温和振荡后离心收集。

（2）注意事项

1）一般裂解时间不超过 5 min，过长的细胞裂解时间或不足的吸附和溶解时间都可能导致质粒 DNA 提取失败。

2）溶液Ⅱ在低温下会变浑浊，应在 37℃下完全溶解为清亮溶液。

3）若质粒未完全溶解，可以在洗脱质粒时考虑加温或延长溶解时间。

4）漂洗液洗净后，应尽量离心去除残留液体。

5）使用柱式提取法时，确保洗脱液加入硅胶膜中心，以确保最大洗脱效率，洗脱体积的大小会影响回收率，增大洗脱体积可以提高回收率，但会降低产品浓度。

二、重组质粒的鉴定

抽提的重组质粒用限制性内切酶进行酶切，酶切后通过琼脂糖凝胶电泳分析，根据是否切出预期大小的条带判断重组克隆是否正确。酶切体系可参考表 13－6－1。

表 13－6－1　重组质粒酶切体系

试　剂	体积(μL)
重组质粒	4
Sal Ⅰ	1
Not Ⅰ	1
Buffer 3.1	2
H_2O	12

如图 13-6-2 所示，酶切后进行琼脂糖凝胶电泳分析，观察是否有预期大小的片段，并选取正确的阳性克隆进一步测序分析，比对重组克隆基因序列确认序列及是否有突变。

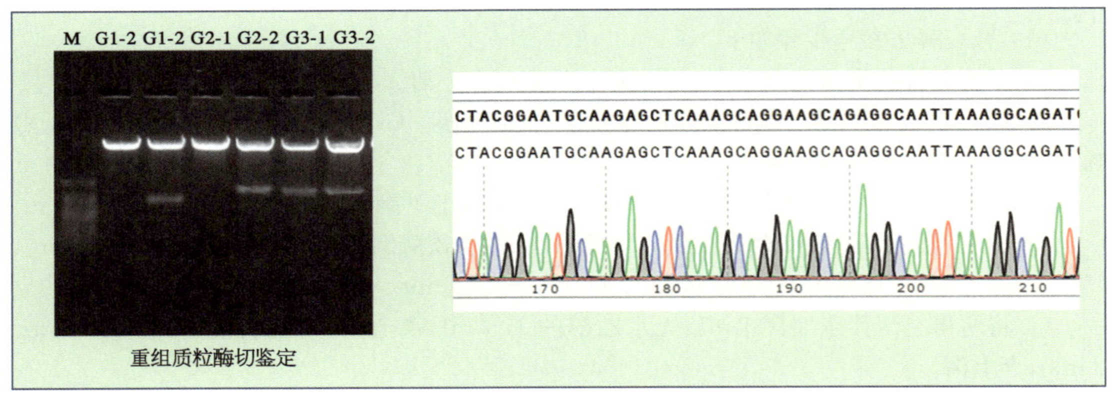

图 13-6-2 重组质粒的鉴定

（何天生）

参考文献

[1] Sambrook J, Russell DW, Molecular Cloning[M]. 4th edition. New York: Cold Spring Harbor Lab Press, 2012.

[2] Saiki RK, Gelfand DH, Stoffel S, et al. Primer-directed enzymatic amplification of DNA with a thermostable DNA polymerase[J]. Science, 239: 487-491.

[3] 范启兰，辛赣海. 医学分析与检测技能学[M]. 北京：人民卫生出版社，2013.

[4] 揭克敏. 医学生物化学与分子生物学实验教程[M]. 北京：科学出版社，2008.

第十四章　测序检测技术

2006 年，随着人类基因组 1 号染色体基因测序结果的公布，人类利用 Sanger 测序法完成了整个人类基因组的测序，并发现了人类基因组上与个体健康各个方面可能密切相关的上百万个单核苷酸多态性(single nucleotide polymorphism, SNP)。SNP 分型鉴定对个体化治疗有着重要意义，传统 SNP 分型方法无法同时对大量 SNP 进行分型，因此通过个体全基因组测序鉴别 SNP 具有重要的意义。

最初的 DNA 序列分析采用双脱氧链终止法或化学降解法进行手工测序。20 世纪 80 年代末，基于双脱氧链终止法原理和荧光标记的荧光自动测序技术的出现，将 DNA 测序带入自动化测序的时代。第二代测序技术使 DNA 测序进入了高通量、大规模并行、低成本时代。目前，基于单分子读取技术的第三代测序技术进一步加快 DNA 测序速度，并有望进一步降低测序成本，且已应用于临床检测。

第一节　第一代测序技术及其应用

一、方法原理

自 Sanger 的双脱氧链终止法发明以来，DNA 测序方法不断改进，但双脱氧链终止法是后续众多测序技术的基石，这些技术统称为第一代 DNA 测序技术。

双脱氧链终止法的原理(图 14-1-1)是：以单链 DNA 为模板，在 DNA 聚合酶的作用下，以与模板事先结合的寡聚核苷酸为引物，根据碱基互补配对原则，四种脱氧核糖核苷酸(dNTP)的 5′-磷酸基团与引物的 3′-OH 末端形成 3′,5′-磷酸二酯键，从而使新形成的互补 DNA 单链得以从 5′→3′延伸。反应体系中的荧光染料或放射性物质标记的双脱氧核苷三磷酸(ddNTP)比普通的 dNTP 在 3′位置上缺少一个羟基。虽然 ddNTP 可以通过其 5′三磷酸基团掺入到正在延伸的 DNA 链中，但由于缺少 3′-OH，不能与后续的 dNTP 形成 3′,5′-磷酸二酯键，导致 DNA 链的延伸停滞，并使得这条链的延伸终止于这个异常的核苷酸处。在 4 组独立的反应体系中，分别加入一种 ddNTP，每组的链延伸与其相应的 ddNTP 竞争，并在特定位置终止链延伸。结果产生 4 组分别终止于模板链的每一个 A/T/C/G 位置上的一系列长度不同的核苷酸链。测序反应产物经过高分辨率变性聚丙烯酰胺凝胶电泳分离后，可以区分出仅差一个核苷酸、长度达 300～500 个核苷酸的单链 DNA 分子。被放射性标记的测序反应产物通过放射自显影胶片上的带型可直接读取 DNA 上的核苷酸序列；而被荧光染料标记的测序反应产物则通过电泳胶道时被激光照射激发荧光，经过探测装置搜集信号，从而产生与 DNA 序列对应的带型或轨迹模式，实现 DNA 序列分析的自动化。

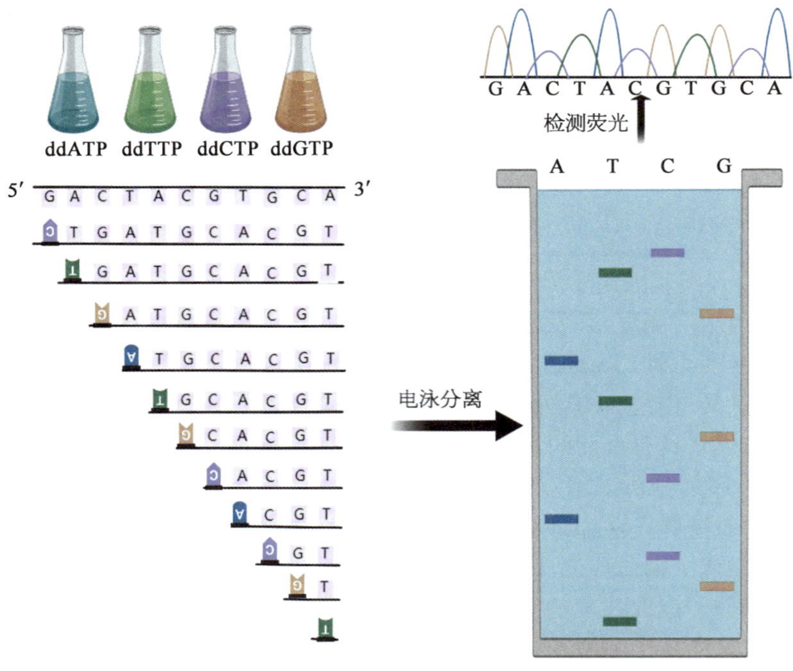

图 14-1-1 Sanger 测序技术原理

二、检测方法

第一代测序技术中，测序模板的制备至关重要，直接影响测序结果的质量。纯化的单链 DNA、双链 DNA 经热变性或碱变性后形成的单链，以及 PCR 产物均可作为 Sanger 测序的模板。双链 DNA 经热变性或碱变性后的单链可作为测序模板，且采用氯化铯-溴乙锭梯度平衡超速离心法制备的高纯度质粒也可直接作为测序模板。作为双链测序模板的质粒最好具有较高的拷贝数，并且有插入失活的选择标志及配套的通用引物结合区。PCR 产物中包含大量引物、dNTP 和酶等试剂，可能影响测序反应的效率，因此在测序前需要彻底去除这些干扰试剂。对 PCR 产物进行琼脂糖凝胶电泳检测，以确保仅有一条与预期分子量一致的条带，是必不可少的步骤。

测序反应需要一个与模板链特定序列互补的合成寡核苷酸作为 DNA 合成的引物。此外，选择合适的 DNA 聚合酶进行测序反应也是确保测序质量的关键因素之一。大肠埃希菌 DNA 聚合酶 I 大片段（Klenow 片段）、测序酶和耐热 DNA 聚合酶等，均常用于双脱氧末端终止法测序。第一代测序技术需要特定的标记物，最初使用放射性标记，尽管放射性元素的使用给社会带来一定危害，但现如今更常使用荧光标记技术，因其简单、灵敏且易于自动化检测。常用的荧光染料包括 IRDye41、IRDye40、IRDye700、Cy5、FOX、ROX、JEO 等。荧光标记技术通常采用三种标记策略：标记寡核苷酸引物的 5′端、标记双脱氧核苷酸终止物，或标记脱氧核苷酸以掺入新合成的 DNA 链中。

随着计算机软件技术和分子生物学研究的迅速发展，自动化 DNA 测序技术取得了重大突破。目前，基于毛细管电泳和荧光标记技术的 DNA 测序仪是应用最广泛的自动化测序仪。自动 DNA 测序仪主要由四个系统组成：测序反应系统、电泳系统、荧光检测系统和电脑分析系统。根据所用的荧光染料数目，商业化的自动测序仪可分为“单染料/四泳道”法和“四染料/单泳道”法。“单染料/四泳道”法通过四种含相同荧光染料但不同的双脱氧核苷酸，在一个 DNA 样品中进行四个独立反应，反应产物分别上样到不同的泳道中，自动测序仪会对四个泳道的原始数据进行准确排列，以确定碱基的排列顺序。“四染料/单泳道”法则采用四种不同荧光染料标记的双脱氧核苷酸终止物，仅进行一个反应，反应产物在一个电泳泳道、毛细管和控流通道上进行检测和分析。

三、技术应用与评价

1. 第一代测序技术作为最经典的测序方法，虽然具有一定的优势，但也存在一些不足，主要包括以下几个方面。

(1) 优势

1) 第一代测序技术的准确性远高于第二代和第三代测序技术，被认为是测序检测领域的“金标准”。

2) 第一代测序技术每个反应可获得 700～1 000 bp 长度的序列，序列长度明显高于第二代测序技术。

3) 该技术价格低廉、检测速度快，适用于常规研究项目。

(2) 不足

1) 第一代测序每次反应只能获得一条序列，导致测序通量较低。

2) 尽管第一代测序的单次反应成本较低，但若要获得大量的测序数据，总体成本较高。

2. 第一代测序技术最著名的应用是在 2006 年使用 Sanger 测序法成功完成了整个人类基因组的测序。基于第一代测序技术的特点，目前其主要应用于以下几个领域。

(1) 分型分析：微生物和真菌分类学鉴定、HLA 分型、病毒分型等。*16S rRNA* 基因常被作为细菌分类鉴定的靶基因，称为细菌的“分子化石”。目前，几乎所有病原菌的 *16S rRNA* 基因已被测序并应用于细菌分类。然而，由于一些细菌种间差异较小，即使表型不同，某些细菌仍具有相同的 *16S rRNA* 基因序列(如大肠埃希菌与宋氏志贺菌、炭疽芽孢杆菌与蜡样芽孢杆菌)，这限制了其在临床中的广泛应用。近年来，细菌 *16S* - *23S rRNA* 基因被选为新的靶基因，它位于 *16S rRNA* 基因与 *23S rRNA* 基因之间，具有较高的变异性和相对保守性。

(2) 临床应用：包括肿瘤突变基因的检测、肿瘤个性化治疗及致病基因位点明确且数量有限的单基因遗传病检测。

(3) 常规科研应用：用于目的基因的 PCR 产物测序，获得目标基因的序列；用于验证突变、SNPs、插入或缺失的克隆产物。

(4) 对第二、三代测序结果的验证：第一代测序常用于验证和补充第二代和第三代测序的结果。

第二节　第二代测序技术及其应用

Sanger 测序法虽然在全基因组测序中作出了重大贡献，但由于其操作过程复杂且成本较高，难以在人类个体基因组的再测序中广泛应用。近年来，DNA 测序技术经历了持续的创新和改良，在保证测序精度的同时，操作流程逐步优化，测序通量迅速增加，甚至达到传统 Sanger 法的几百到几千倍，逐渐发展成为新一代测序技术(next-generation sequencing, NGS)，又称为第二代测序技术。

一、方法原理

第二代测序技术通过接头进行高通量的并行 PCR 和并行测序反应，并结合微流体技术，利用高性能计算机对大规模的测序数据进行拼接和分析。NGS 主要包括以下几种方法：边合成边测序(sequencing by synthesis, SBS)，代表性技术有 Roche 公司的 454 焦磷酸测序和 Illumina 公司的 Solexa 合成测序；边连接边测序(sequencing by ligation, SBL)，例如 ABI 公司的 SOLiD 连接法测序。

1. Roche 454 焦磷酸测序技术　该技术(图 14-2-1)基于生物发光反应法，测定焦磷酸盐(PPi)作为测序信号。在此过程中，引物与模板 DNA 退火后，在 DNA 聚合酶(polymerase)、三磷酸腺苷硫酸化酶(ATP sulfurylase)、荧光素酶(luciferase)和三磷酸腺苷

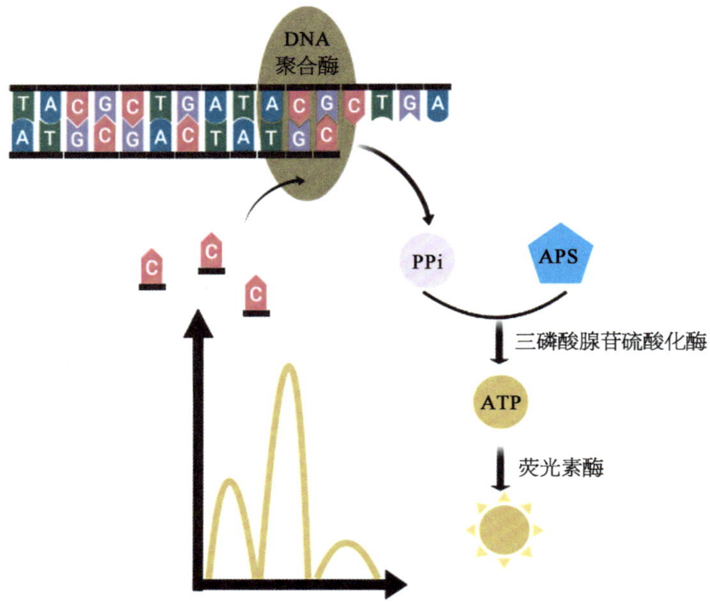

图 14-2-1　焦磷酸测序原理

双磷酸酶(apyrase)四种酶的协同作用下完成循环测序反应。当加入的 dNTP 与模板互补时,1 pmol DNA 模板与互补的 dNTP 聚合时会产生等摩尔的 PPi。随后,在三磷酸腺苷硫酸化酶的催化作用下,PPi 与 5′-磷酸化硫酸腺苷(APS)反应生成 ATP;再由荧光素酶催化,ATP 与虫荧光素(luciferin)反应,生成氧化虫荧光素并发出等量的可见光。通过光电转换装置(如光电倍增管、光电二极管或电荷耦合装置)检测这些荧光信号,并将其转化为峰形数据。信号强度与聚合的 dNTP 个数成正比,根据 dNTP 类型和荧光信号强度,可以实时记录模板 DNA 的核苷酸序列。

2. Illumina Solexa 测序技术 包括桥式扩增和可逆终止子单碱基延伸两大核心部分。桥式扩增反应开始前,首先在固相载体表面固定扩增片段的两端引物。在反应过程中,引物与互补模板结合,延伸生成第一合成链。高温变性去除模板链后,低温退火使第一合成链与固相载体表面固定的另一条引物结合形成 DNA 桥,经过 DNA 聚合酶延伸得到第二合成链。经过多个循环,便可得到高密度的 DNA 簇。当测序引物结合至待测序的单链 DNA 模板后,加入 A、C、G、T 四种荧光标记的脱氧核糖核苷三磷酸(ddNTPs)和 3′端羟基封闭的核苷酸。与模板匹配的 ddNTP 在 DNA 聚合酶的作用下掺入测序引物 3′端,并将其他不配对的 ddNTP 洗掉。通过发射光激发荧光并采集荧光图像来分析,每个掺入的 ddNTP 类别会被识别。新掺入的 ddNTP 会通过酶切去除荧光基团和 3′端封闭基团,使得 3′端的羟基重新暴露,从而可以进行下一轮测序反应。通过 25 到 150 个循环,可以获得 100 bp 的序列信息。

3. ABI SOLiD 连接法测序技术 ABI SOLiD 连接法测序技术的核心技术包括乳液 PCR、聚丙烯酰胺凝胶原位成簇技术和连接反应。在乳液 PCR 过程中,ABI SOLiD 连接法测序技术采用直径为 1 μm 的磁性磁珠,以获得更高的阵列密度。聚丙烯酰胺凝胶原位成簇技术是一种核酸固相扩增方法,通过化学反应将聚丙烯酰胺凝胶固定到修饰的玻璃板上,包裹在凝胶中的核酸分子不仅因此得到固定,而且能顺利进行扩增。SOLiD 连接反应的底物是 16 种八碱基单链荧光探针混合物。在连接反应过程中,这些探针根据碱基互补配对原则与单链 DNA 模板互补配对。探针的 5′末端分别标记了四种荧光染料。探针的 3′端第 1～5 位是随机碱基,可以是 A、T、C、G 中的任何一种,其中第 1、2 位构成的碱基对是表征探针染料类型的编码区。双碱基编码矩阵规定了该编码区 16 种碱基对和 4 种探针颜色的对应关系,而第 3～5 位的"*n*"表示随机碱基,第 6～8 位的"*z*"指的是可以与任何碱基配对的通用碱基。

SOLiD 测序包括 5 轮测序反应,每轮反应包含 7 个连接步骤。第一轮测序的第一个连接反应由连接引物"n"介导,由于每个磁珠只含有一种单链 DNA 模板,因此此轮连接反应只连接一种互补的八碱基荧光探针。反应后,通过激发荧光并拍照,SOLiD 测序仪记录下互补连接探针第 1、2 位编码区的颜色信息。随后,通过化学处理切割探针 3′端第 5、6 位碱基间的化学键,并去除第 6～8 位的通用碱基以及 5′末端的荧光基团,暴露探针第 5 位的 5′磷酸,为下一次连接反应做好准备。由于第一轮连接反应使合成链增加了 5 个碱基,因此第 2 次连接反应获得模板上第 6、7 位碱基的颜色信息,第 3 轮连接反应则获得第 11、12 位碱基的颜色信息。经过几个循环后,去除第一轮生成的合成链并重置引物,开始第二轮测序。由于第二轮的连接引物 n－1 比第一轮错开一位,因此第二轮得到的碱基对颜色信息将以 0、1 位起始。经过 5 轮测序反应后,按第 0、1 和第 1、2 位的顺序拼接颜色信息,最终得到由"0、1、

2、3”组成的 SOLiD 原始颜色序列。

二、检测方法

基于不同的实验平台，第二代测序技术在模板文库制备、片段扩增和测序方法上有所不同，但所有第二代测序技术都遵循类似的工作流程。

1. 构建 DNA 模板文库，在双链片段的两端连接接头。

2. DNA 片段固定，变性的单链模板固定在平面或微球表面。

3. DNA 片段单分子扩增，通过 PCR 扩增，在平面或微球上形成 DNA 簇阵列或扩增微球；并行测序反应，利用聚合酶或连接酶进行一系列循环反应。

4. 光学图像采集和处理，利用显微检测系统监控每个循环生化反应中产生的光学事件，通过 CCD 相机采集图像并记录下来，对产生的阵列图像进行时序分析，从而获得 DNA 片段的序列。

5. DNA 序列拼接，根据特定算法将这些片段组装成更长的重叠群。

三、技术应用及评价

第二代测序技术凭借其技术特点，既有优势，也存在不足。第二代测序技术能够一次性同时获得大量序列数据，测序通量相比第一代技术显著提高；同时，单条序列的测序成本显著下降。然而，第二代测序技术的序列读长较短，Illumina 平台最长为 250～300 bp，Roche 454 焦磷酸测序平台的读长也仅为 500 bp 左右。由于建库过程中采用了 PCR 富集序列，某些含量较少的序列可能无法被有效扩增，导致信息丢失，并且 PCR 过程中有一定的错配碱基引入的概率。此外，为了获得准确且较长的拼接结果，需要较高的测序覆盖率，这可能会增加错误率和成本。

随着人类基因组计划的完成和测序技术的不断进步，测序技术在生物学研究和临床诊疗等各个领域的应用逐渐扩大。NGS(新一代测序)技术在临床和科研中的应用主要包括以下几个方面。

1. 全基因组重测序(Whole-genome resequencing，WGR)　WGR 是对已知基因组序列的物种进行个体化基因组测序，并在不同个体或群体之间进行差异性分析的方法。通过构建不同的插入片段文库和短序列，以及应用双末端测序策略进行高通量测序，WGR 可以在全基因组范围内检测到与疾病相关的常见、低频甚至罕见突变位点以及结构变异等。

2. 从头测序(De novo sequencing)　从头测序指的是在没有任何现有序列资料的情况下，对某个物种进行测序，利用生物信息学分析方法对序列进行拼接和组装，从而获得该物种的基因组图谱。由于测序读取长度的限制，第二代测序技术一般不能独立完成复杂基因组(如真核生物基因组)的从头测序，只能完成较简单生物(如细菌)的基因组测序。此外，第二代测序技术还可以应用于病原微生物的鉴定，缩短诊断时间，提高诊断准确性。

3. 全转录组测序(Whole-transcriptome sequencing，WTS)　转录组学研究细胞在特定功能状态下所能转录的所有 RNA 的总和，主要包括 mRNA 和非编码 RNA。WTS 能够获取特定细胞几乎所有转录本的序列信息，还可以检测以前未发现的基因或新的转录本。该方法广泛应用于基础研究、临床诊断和药物研发等领域。

4. 小分子 RNA 研究 非编码的小分子 RNA[如微小 RNA(miRNA)、小干扰 RNA(siRNA)和与 Piwi 蛋白相互作用的 RNA(piRNA)]参与了许多重要的生物发育过程。它们的序列长度通常为 18～40 个核苷酸,正好适合 NGS 的读长范围。通过对小分子 RNA 的大规模测序分析,可以获得物种全基因组水平的 miRNA 图谱,进而实现新 miRNA 分子的挖掘、靶基因的预测和鉴定、样品间差异表达的分析,以及 miRNA 聚类和表达谱分析等科学应用。

5. 甲基化测序 肿瘤中常见 DNA 异常甲基化现象,但其形成机制尚不完全清楚。通过对亚硫酸氢盐处理过的 DNA 进行测序,可以精确检测到 DNA 中的异常甲基化,基本可以明确 DNA 片段中每一个胞嘧啶-磷酸-鸟嘌呤位点(CpG 位点)的甲基化状态。

第三节 第三代测序技术及其应用

一、方法原理

随着第二代测序技术在各个研究领域的广泛应用,其技术缺点逐渐显现,以单分子 DNA 进行非 PCR 测序为主要特征的第三代测序技术应运而生。使用单个分子可以增加独立分析的 DNA 片段数量,提升数据产出通量,同时避免了昂贵的 DNA 簇扩增步骤,进一步降低测序成本。现有的第三代测序平台主要以纳米孔单分子技术和实时单分子测序技术为代表,下面简要介绍这两种技术的原理。

1. 纳米孔单分子技术 Oxford Nanopore Technologies 公司研发的纳米孔单分子技术的核心原理是将含有一对电极的特殊脂质双分子层置于微孔上,该双分子层中包含多个由 α 溶血素蛋白组成的纳米孔,孔中结合有核酸外切酶。当 DNA 模板进入孔道时,核酸外切酶会“抓住”DNA 分子,并依次剪切进入纳米孔的 DNA 碱基。每一个碱基进入纳米孔时,都会引起电流的阻断,通过检测电流变化,就能识别相应碱基的种类,最终得到 DNA 分子的序列。

2. 实时单分子测序技术(single-molecule real-time sequencing, SMRT) Pacific Biosciences(Pac Bio)公司研发的 SMRT 平台通过将 DNA 模板与发夹接头序列连接形成闭合环状单链 DNA 模板,用作测序单位,构建 SMRT 模板库。组装好的测序单位加载到具有零模波导(zero-mode waveguide, ZMW)的 SMRT 芯片单元上,与 ZMW 底部的 DNA 聚合酶结合进行测序。在测序过程中,聚合酶围绕 SMRT 模板工作,利用带有荧光的 dNTP 进行 DNA 片段延伸。在延伸过程中,与模板碱基配对的 dNTP 荧光基团被 ZMW 底部发射的激光激发并捕获,同时不同配对碱基和游离碱基的停留时间有所差异,利用这一差异可以确定碱基信息。

二、检测方法

1. 纳米孔单分子技术

(1) 将 DNA 分子连接到带有运动蛋白的测序接头上;

(2) 带有接头的 DNA 及混合物加载至带有纳米孔的流动池中;

(3) 测序开始时，动力蛋白解开 DNA 双链，并与电场力一起驱动带有负电荷的单链 DNA 以受控速率穿过纳米孔；

(4) 不同碱基经过纳米孔产生不同电信号，这些信号被捕捉并用于确定碱基信息。

2. 实时单分子测序技术　在 SMRT 平台中，有一些技术要点直接影响检测的准确性。首先，该技术的序列读长主要由 DNA 聚合酶的活性决定，而 DNA 聚合酶的活性可能会因激光照射而受到损伤。荧光基团需要标记在核苷酸 3′端的磷酸上。在 DNA 合成过程中，3′端的磷酸键会随着 DNA 链的延伸被断开，标记物被弃去，这减少了 DNA 合成过程中的空间位阻，从而维持 DNA 链的连续合成并延长测序读长。此外，通过零模波导孔可以有效区分反应信号与周围游离碱基的强荧光背景。在一个反应管中，存在多个直径仅为 100 nm 的圆形纳米孔。激光从底部打出后无法穿透小孔进入上方的溶液区，能量被限制在小范围内，使得荧光信号仅来源于该小反应区域，而孔外的游离核苷酸单链仍处于黑暗中，从而将背景荧光降至最低。

三、技术应用及评价

实时单分子测序技术无需 PCR 扩增，因此不会引入人为的突变；能够实现超长读长，平均读长可达 10 kb，最长读长可达 40 kb。此外，实时单分子测序技术具有均匀的覆盖率，无 GC 偏好性；通过 reads 的自我矫正，准确率可达到 99.9%以上；它还能够直接检测甲基化信息，进行表观遗传学识别。然而，实时单分子测序技术的单条序列错误率较高，平均核苷酸准确性不到 85%，且测序成本较高。

纳米孔单分子技术可以检测结构变异和可变剪切，能够直接对 RNA 分子进行测序，并对修饰过的碱基进行测序；测序读长较长，可达到 150 kb；同时，测序数据可以实时监控，运行速度较快。但纳米孔单分子技术采用水解测序法，不能进行重复测序，因此无法达到令人满意的测序精度。

单分子测序具有更高的通量和更长的读长，且仪器和试剂相对便宜、操作简便，这使得第三代测序技术在医学生物领域拥有更广阔的应用前景。目前，第三代测序技术主要应用于以下几个领域。

1. SNP 检测　单分子测序在分辨率上具有其他测序技术无法比拟的优势，且由于减少了 PCR 扩增步骤，避免了扩增过程中可能引入的错误碱基，因此更适合于特定序列的 SNP 检测、稀有突变及其频率分析。

2. 甲基化研究　SMRT 技术可以实时监测 DNA 聚合酶的工作状态，DNA 聚合酶在合成每一个碱基时都有特定的时间段。当模板碱基带有甲基化修饰时，DNA 聚合酶的工作效率会降低，导致带有修饰的碱基两个相邻脉冲峰之间的距离与参考序列的距离比值大于 1，从而推断出该碱基位置存在甲基化修饰。

3. 转录组测序　第三代测序技术的特点使得其能够直接对 RNA 进行测序，精确定位特定组织和细胞中的表达差异。单细胞测序不仅能够直接检测细胞和组织中基因表达水平的差异，还可以分析基因结果，如是否存在 RNA 剪接、碱基突变以及异常表达的基因等。

（余方友）

第十五章　质谱分析法及其联用技术

质谱技术问世于20世纪初，英国学者JJ. Thomson研制了世界上第一台抛物线质谱仪，随后又有人研制出扇形磁场方向聚焦仪器。到20世纪20年代，质谱逐渐被化学家作为分析手段。20世纪50年代初期，质谱技术得到了飞速发展，成为有机物结构分析的重要手段。20世纪60年代，色谱-质谱联用技术开始用于混合物分析。20世纪70年代，出现了场解吸离子化技术。20世纪80年代以后，随着新型离子化技术的问世，如快原子轰击离子源、电喷雾电离源、大气压化学电离源和基质辅助激光解吸电离源等，这些创新技术推动了质谱分析法的进一步发展。现代质谱仪器结合了先进的电子技术、高真空技术和计算机技术，并实现了与其他分析仪器的联用。目前，质谱及其联用技术已经成为化学、生物学、环境化学、药学、医学、食品化学、毒物学、地质化学、石油化工以及组学等领域不可或缺的重要技术手段。

第一节　质谱分析基本原理及特点

一、概述

质谱分析法(mass spectrometry, MS)通过离子源使样品分子电离并碎裂，形成各种质荷比(m/z，指离子的质量m与其所带的电荷z之比)的离子。应用电磁学原理，根据带电粒子在电场或磁场中的运动行为差异，按质荷比(m/z)大小进行分离和检测，记录相对强度并排列成谱。通过测定离子质量及强度，可以实现样品的定性、定量及结构分析。质谱法根据其应用领域通常可分为同位素质谱、无机质谱、有机质谱、生物质谱等几大类。质谱法的主要功能是测定物质的分子量，高分辨质谱可以精确确定元素组成信息和分子式，并通过碎片离子特征进行化合物的结构分析与鉴定。

二、基本原理

现以180°均匀磁场单聚焦质谱仪为例，阐述质谱分析法的基本原理。通过高速电子束撞击等不同方式，将试样分子转化为带正电荷的气态离子，这些离子包括分子离子M^+和各种分子碎片阳离子。在高压电场的加速下，质量为m的正电粒子在磁感应强度为B的磁场中作垂直于磁场方向的圆周运动。此时，粒子的质荷比(m/z)与磁场强度(B)、加速电压

(V)和离子运动半径(R_m)之间存在以下关系：

$$\frac{m}{z}=\frac{H^2R_m^2}{2V}$$

显然，质荷比不同的正离子将根据不同的曲率半径依次分散成不同的离子束。当加速板的电压或磁场强度连续变化时，不同质量的粒子将依次聚焦到出射狭缝上。通过出射狭缝的离子流将碰撞在收集极上，转化为光电信号并记录成质谱图。根据质谱图中的位置可进行定性和结构分析，而根据质谱峰的强度可进行定量分析。

上文中公式为质谱分离的基本公式，可以看出：

1. 离子的质荷比与其在磁场中运动的弧轨道半径 R_m 的平方成正比　即离子的质荷比越大，轨道半径越大；反之则越小。这说明磁场对不同质荷比的离子具有质量色散作用。当加速电压 V、磁场强度 H 保持不变时，不同质量的离子(大多数离子带有 1 个正电荷，因此质荷比可以视为质量)将在磁场中按照质量数的大小排列。

2. 离子的质荷比与磁场强度 H 的平方成正比　在加速电压 V 保持不变、离子轨道半径 R_m 不变的条件下，使用磁场扫描方法，使不同质荷比的离子集中在同一点(收集狭缝)。此时，质荷比越大的离子所需的磁场强度也越大；反之则越小。在实验中，磁场由小到大(或相反)进行扫描，不同质荷比的离子将依次穿过收集狭缝，最终到达检测器并记录下来，形成质谱图。磁场对不同质量的离子具有质量色散作用，同时，磁场对质量相同但具有一定发散角的离子有会聚作用，这种会聚作用称为方向聚焦。因此，依赖磁场进行质量分离的分析器通常被称为单聚焦分析器，使用该分析器的质谱仪则为单聚焦质谱仪。

三、特点

1. 定性专属性强、准确度高，质量数可精确测定到小数点后 4～5 位。

2. 灵敏度高，检测快速。有机质谱仪绝对灵敏度可达 5.0×10^{-11} g，无机质谱仪绝对灵敏度可达 10^{-14} g。

3. 应用范围广，分析对象涵盖从无机小分子到生物大分子，样品形态可以是气体、液体或固体。

4. 与其他分析技术联用，仪器结构复杂，功能更强大，广泛应用于复杂有机混合物的分离和分析。然而，质谱法本身也存在局限性，它要求待测样品的纯度较高，且价格较为昂贵。

第二节　质 谱 仪

质谱仪可根据用途、质量分析器和电离方法进行分类。由于有机样品、无机样品和同位素样品等具有不同的形态、性质和分析要求，质谱仪的电离方式、质量分析器类型以及检测装置也有所不同。无论是哪种类型的质谱仪，其基本组成包括真空系统、进样系统、电离源、质量分析器和离子检测系统五个部分。其中，电离源和质量分析器是质谱仪的两个核心部件。图 15-2-1 展示了质谱仪的组成方框图。

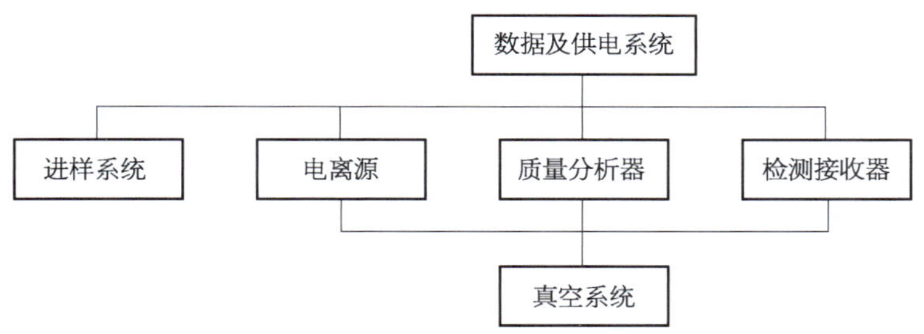

图 15-2-1 质谱仪组成方框图(引自参考文献[1])

一、真空系统

真空系统是质谱仪器的重要组成部分,它为电离源和质量分析器提供所需的真空环境。不同的质量分析器和电离源对真空的要求差异较大。通常,电离源的真空度要求为$(1.3\sim13)\times10^{-5}$ Pa,质量分析器的真空度为0.13×10^{-5}Pa,而超高分辨率质谱仪的超高真空度要求则可达到10^{-11} Pa。

质谱仪需要高真空的主要原因包括:① 离子的平均自由程必须大于离子源到收集器的飞行路程;② 氧气分压过高会影响电子轰击离子源中灯丝的寿命;③ 高气压可能导致高达数千伏的加速电压放电;④ 高气压产生的高本底会干扰质谱图及分析结果;⑤ 高气压可引发离子-分子反应,改变质谱图;⑥ 电离盒中的高气压会影响电子束的正常调节。为了减少背景干扰并降低离子间或离子与分子之间的碰撞,离子源、质量分析器及检测器必须处于高真空状态。

一般地说,质谱仪采用两级真空系统,由机械泵(前级低真空泵)和扩散泵或分子泵(高真空泵)组成真空机组。常用的机械泵是旋转式油封泵,其主要用途有两个:一是作为高真空泵(如扩散泵或分子泵)的前级泵,提供高真空泵所需的前级真空;二是为进样系统、电离源或整个仪器预抽真空,尤其在色质联用时,还用于分子分离器抽低真空。高真空泵才能达到并维持质谱仪所需的$10^{-5}\sim10^{-4}$ Pa 的真空水平。为了保护高真空泵并使其高效运行,必须确保前级机械泵达到一定的真空度,才能启动或关闭高真空泵。常见的高真空泵包括油扩散泵、汞扩散泵、溅射离子泵和涡轮分子泵等。现代质谱仪使用分子泵来获得更高的真空度。

二、进样系统

进样系统是确保常压下的样品能够高效、稳定地引入电离源,并且不破坏质谱仪器高真空工作状态的关键部分。常见的进样装置有以下几种类型:直接探针进样系统、色谱进样系统和高频电感耦合等离子体进样系统等。直接探针进样是将样品放置在探针或样品板上(如基质辅助激光解吸电离),探针送入真空腔内,直接引入离子源,利用热或激光解吸使样品挥发并离子化,这种方法适用于挥发性较低、热稳定性好的固体和液体样品。色谱进样是质谱中应用最广泛的样品引入方式,适用于色谱-质谱联用仪器,通过接口元件将色谱分离的组分直接导入电离源,质谱和色谱之间的接口技术是进样系统的研究热点。电感耦合等离子体进样系统常见的进样方式是利用气动雾化器将样品溶液雾化成气溶胶，载气带入等离子体焰炬的中心通道，广泛用于无机物分析。

三、电离源

电离源是质谱仪的核心部件，主要功能是将进样系统引入的样品分子电离成带电的离子，并具有聚集和准直作用，确保离子束进入质量分析器。为了使生成的离子能够穿越质量分析器或到达质量分析器的入口，离子源的出口处需施加加速电压，具体电压大小依据不同质量分析器的需求而有所不同。离子源的结构和性质直接影响质谱仪的分辨率和灵敏度，不同的离子源会得到不同的质谱结果。样品分子离子化所需的能量因分子类型而异，因此，应根据样品的来源、性质和检测目的选择合适的电离方法。通常，将能够为样品提供较大能量的电离方法称为硬电离方法，而提供较小能量的电离方法称为软电离方法，后者适用于易断裂或易电离的样品。对于有机质谱仪，常用的电离源包括电子轰击电离源、化学电离源、电喷雾电离源、大气压电离源、基质辅助激光解吸电离源、场致电离源和场解吸电离源，而无机质谱仪则常采用电感耦合等离子体等电离源。接下来将介绍几种常用的离子源。

1. 电子轰击电离源(electron impact ionization source，EI)　它是最早使用且应用最广泛的电离方式，属于硬电离方法。主要由电离室(离子盒)、灯丝、离子聚焦透镜和一对磁极组成。样品需经过气化进入电离室，与电子流碰撞，电子流将部分能量(通常小于 6 eV)传递给样品，形成离子和一些碎片。电子轰击法作为通用的电离方法，利用高能电子束从试样分子中撞出一个电子，从而产生正离子，即：

$$M + e \rightarrow M^{+} + 2e$$

式中，M 为待测分子，M^{+} 为分子离子或母体离子。高能电子束产生的分子离子 M^{+} 将进一步裂解，释放出部分能量，并产生质量较小的碎片离子和中性自由基。图 15－2－2 是典型的电子轰击电离源的示意图。

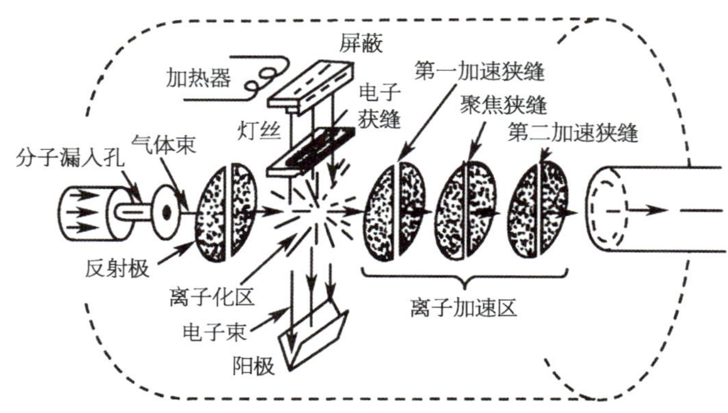

图 15－2－2　电子轰击电离源的结构示意图(引自参考文献[1])

在离子源内，通过电加热铼或钨灯丝至 2 000℃，产生高速电子束，能量范围为 10～70 eV。电离盒与灯丝之间施加电压，这个电压称为电离电压。电子在电离电压的加速下穿过入口狭缝进入电离区。气化后的样品在电离区与电子相互作用，一些分子获得足够能量后丢失一个电子，形成正离子或碎裂成碎片离子。在磁场的作用下，电子束在电离区内做螺旋运动，增大与中性分子的碰撞概率，从而提高电离效率。当气态试样分子从孔中漏入电离室时，高速电子与分子发生碰撞，如果电子的能量大于试样分子的电离电位，就会导致分子电离。在EI状态下，约千分之一的样品分子会被电离。

当电子轰击源具有足够的能量时(通常为70 eV)，有机分子不仅可能失去一个电子形成分子离子，还可能发生化学键断裂，形成大量的各种低质量数的碎片正离子和中性自由基。在电子能量固定的情况下，一种有机物分子的各个碎片离子的相对强度是固定的，这为质谱鉴定有机结构提供了基础。这些碎片离子可用于有机化合物的结构鉴定，而其他的中性分子和阴离子则被真空系统抽走。

一般地说，有机化合物的电离电位约为10 eV，EI电离常用的电离能量为70 eV，在此能量下，样品分子获得较高能量，电离后分子离子进一步碎裂产生丰富的碎片离子，因此EI被称为“硬电离”技术。对于结构不太稳定且易电离的样品，降低电离能量可以得到更强的分子离子信号；而对于难以电离的物质，则需要提高电子能量(electron energy，Ee)。大多数EI质谱图集或数据库收录的是在70 eV下获得的质谱图。分子能量的分布直接影响质谱的外观，且主要与电子束能量有关，因此通常将Ee固定为标准值70 eV，其理由如下：① 此能量下，灵敏度接近最大值，能形成最多的离子；② Ee的变化对质谱外观影响较小；③ 能形成较大的分子离子峰和强的碎片离子峰(与分子结构相关)；④ 对于不同仪器，形成离子的能量分布基本相同，谱图与所用仪器关系不大。

EI的优点包括：① 非选择性电离，只要样品能气化都能够离子化，电离效率高，能量分散小，保证了质谱仪的高灵敏度和高分辨率；② EI源应用广泛，标准质谱图基本都是采用EI源得到的，谱图重复性好，EI谱能够提供丰富的结构信息，是化合物的“指纹图谱”，被称作经典的EI谱；③ EI源稳定，操作方便，电子流强度可精密控制；④ 结构简单，控温方便。然而，EI也有一些缺点：① 样品必须能气化，不适用于难挥发、热不稳定的样品；② 某些化合物分子量太大或稳定性差，在EI方式下分子离子不稳定，易碎裂，导致分子离子峰强度较弱或不出现，得不到分子量信息，谱图复杂，不易解析；③ EI方式只能检测正离子，不能检测负离子。

2. 化学电离源(chemical ionization source，CI)　其离子化机制是样品分子在承受电子轰击前，被一种反应气(通常是CH_4)稀释，稀释比例约为10^4∶1，因此样品分子与电子的碰撞概率极小。待测分子通过与试剂气体的一系列反应被间接离子化，所生成的样品分子离子主要通过离子-分子反应组成，因此CI(化学电离)是通过气相离子-分子反应对待测物进行离子化的电离方法。在此过程中，只有狭窄分布的少量能量通过碰撞转移给待测分子，所以CI被称为“软”离子化技术，软离子化导致产生较少的碎片。其特点是样品离子通过离子-分子反应产生，核心是质子转移，而不是用强电子束进行电离。与EI(电子轰击)相比，CI是相对温和的离子化方式。

电离源结构与EI源相似，均由电离室、灯丝、离子聚焦透镜和一对磁极组成，主要区别是电离盒的气密性比EI源好，以确保通入离子源的反应试剂有足够压力。化学电离源一般在$1.3\times10^2 \sim 1.3\times10^3$ Pa压强下工作，试剂气体(通常为甲烷、异丁烷、氨或水)在较高压力0.01～2 Torr(1 Torr＝133.322 Pa)下被引入离子源，通过电子轰击离子化产生试剂气体离子。

CI 的优点是：① 能够得到准分子离子峰，便于确定化合物的分子量；② 通过试剂气的选择调整选择性，获得正离子或负离子，某些电负性较强的化合物（如卤素及含氮、氧的化合物）采用 CI 方式可检索负离子，选择性好，对提高灵敏度非常有效；③ 适宜进行多离子检测。

CI 的缺点是：① CI 图谱与实验条件相关，反应气类型、离子源结构等因素影响质谱图，因此不同仪器获得的 CI 图谱不能直接比较或检索，这为定性分析带来不便；② 碎片离子峰较少，缺乏 EI 源所能提供的碎片峰“指纹”信息，因此不适用于热不稳定或不易气化的样品；③ 与 EI 源相比，CI 的操作更加复杂，反应试剂的压力需要根据实验条件进行摸索。

CI 属于软电离技术，由于准分子离子$[M+H]^+$过剩的能量较小且为偶电子离子，因此较为稳定，较少发生碎裂反应，这使得准分子离子的强度较高，有利于推算分子量。对于分子结构不太稳定的化合物，CI 源通常与 EI 源结合使用，形成较好的互补关系。现代商品仪器常设计为具有 CI 和 EI 双重离子源的设备，以便获得最有效的电离效果，这两种离子源常用于气相色谱-质谱联用技术中。

3. 电喷雾电离源（electrospray ionization source，ESI） ESI 电离模式通常通过离子蒸发模型来解释。该模型在高静电梯度（约 3 kV/cm）下，使样品溶液发生静电喷雾，形成带电的雾滴，随着溶剂的蒸发，雾滴通过离子蒸发等机制转化为气态离子，进行质谱分析。电喷雾接口利用强电场去溶剂并使待测物离子化，通常能够产生大分子的多电荷离子。

ESI 电离模式主要用于液相色谱-质谱联用仪，适用于热不稳定或难于气化的极性化合物的质谱分析。作为一种软电离技术，ESI 通常只产生分子离子峰，因此可以直接测定混合物，也能分析热不稳定的极性化合物。其特有的多电荷离子生成特性使其特别适合分析蛋白质、DNA 等生物大分子；并且，通过调节离子源电压，能够控制离子的碎裂，从而有助于化合物结构的测定。对于小分子化合物，ESI 电离模式通常得到$[M+H]^+$、$[M+Na]^+$、$[M+K]^+$、$[2M+H]^+$、$[2M+Na]^+$、$[2M+K]^+$、$[M+NH4]^+$或$[M-H]$等单电荷离子。通过选择相应的正离子或负离子进行检测，可以得到物质的分子量。而对于生物大分子，如蛋白质、肽类、氨基酸和核酸，通常得到多电荷离子，如$[M+nH]^{n+}$、$[M+nNa]^{n+}$、$[M-nH]^{n-}$。带电荷数随分子量的增加而增多，通过数据处理系统或公式计算，可以获得样品的分子量。

此外，采用内径较小（5～50 μM）的毛细管可以显著降低液体体积流量，达到纳升（nL）级别，从而出现 NanoESI 模式，相比常规 ESI，NanoESI 的雾化效率更高，试剂和样品的消耗量更少，从而有效提高了灵敏度。

4. 大气压化学电离源（atmospheric pressure chemical ionization，APCI） APCI（大气压化学电离）是在大气压条件下的离子化室中完成样品的离子化过程。与 ESI 类似，样品溶液由蠕动泵输送，通过带有雾化气套管的不锈钢毛细管流出，经过大流量的氮气流雾化。加热管通过高温加热样品溶液，气化后的样品溶液在加热管端口进行电晕尖端放电。溶剂分子首先被电离，与 CI 电离源类似，形成反应气等离子体。在穿过等离子体时，样品分子通过质子转移被电离，形成$[M+H]^+$或$[M-H]^-$离子，随后进入质量分析器。APCI 的优点包括低检测限，且易于与 GC 或 LC 联用。APCI 适用于弱极性的小分子化合物，如醇类和醚类。与 ESI 不同，APCI 产生较少的碎片，提供的结构信息较有限，并且在已发生裂解的情况下，不适合分析分子量>1 000 的化合物，因此其应用范围受到一定限制。虽然 APCI 与 ESI 都能在大气压下实现离子化，并且都是液相色谱-质谱联用的主要接口技术，二者互为补充，但 ESI 的应用更为广泛，操作也相对简单。

5. 基质辅助激光解吸电离源（matrix-assisted laser desorption ionization，MALDI） 它是一种用于大分子离子化的方法，利用能够吸收激光波长并提供质子的基质（一般为小分子液体或结晶化合物，如烟酸和芥子酸）。样品与基质混合溶解，形成共结晶薄膜，在真空下，MALDI 通过特定波长的脉冲激光束轰击样品和基质的共结晶薄膜，基质分子吸收激光能量并将其传递给样品分子，从而使样品分子解吸并电离。基质的作用是将样品分子分开，减弱分子之间的相互作用（即稀释样品）；吸收激光能量并将部分能量传递给样品；辅助离子化。该方法要求基质能吸收 337 nm 紫外光并气化。MALDI 主要通过质子转移形成单电荷离子 M^+ 和 $[M+H]^+$，也可与基质形成加合离子，有时还会生成多电荷离子。由于这些离子的过剩能量较少，因此生成的碎片离子较少。MALDI 属于软电离技术，通常形成单电荷离子，并提供分子离子峰以获取分子量信息，特别适用于蛋白质鉴定。其抗基质干扰能力强，适合复杂样品的分析，灵敏度高，可达到 pmol 级别。MALDI 的显著特点是准分子离子峰强，对样品中杂质有较好的耐受性。由于使用脉冲激光，MALDI 特别适合与飞行时间质谱（TOF）结合使用，也可与傅里叶变换质谱联用，能够使一些难以电离的化合物得以电离，广泛应用于生物大分子的分析，如蛋白质、DNA 等，现已能够测量分子量高达 30 万～40 万的蛋白质。MALDI 的缺点是基质可能会引起背景干扰，准确度有限，通常只能精确到小数点后两位，不适合低分子量的检测。

ESI 和 MALDI 是 20 世纪 80 年代出现的两种软电离技术，它们的问世使得传统主要用于小分子物质研究的质谱技术发生了重大变革。这两种技术都具备高灵敏度的检测范围，能够在 fmol（10^{-15} mol）甚至 amol（10^{-18} mol）水平检测相对分子质量高达几十万的生物大分子，成为质谱学革命性的突破。MALDI 和 ESI 等软电离技术的出现，开辟了质谱学的新领域——生物质谱，使质谱技术更适用于生物大分子的研究分析（如蛋白质、酶、核酸和糖类），并促进了质谱技术在生命科学领域的广泛应用和发展。当前，商业化的生物质谱仪主要采用 ESI 和 MALDI 离子化方式。前者常结合四极杆质量分析器，形成电喷雾（四极杆）质谱仪（ESI－MS），而后者则常使用飞行时间质谱分析器，形成基质辅助激光解吸电离飞行时间质谱仪（MALDI－TOF－MS）。生物质谱广泛应用于氨基酸、核酸和蛋白质的序列分析、结构分析、分子量测定，以及糖类、药物代谢产物的动态分析和分子间相互作用的研究，已成为生命科学研究中的重要工具。

6. 电感耦合等离子体（inductively coupled plasma，ICP） ICP 作为质谱的高温离子源（7 000 K），使样品在通道中经历蒸发、解离、原子化、电离等过程。离子通过样品锥接口和离子传输系统进入高真空的质谱部分，该部分为四极快速扫描质谱仪，通过高速顺序扫描分离并测定所有离子，扫描的元素质量数范围为 6～260，并通过高速双通道对分离后的离子进行检测。该方法几乎能分析地球上所有元素，且具有低检出限、宽动态线性范围（高达 9 个数量级）、高精密度、快速分析速度、能够同时测定多元素并提供精确的同位素信息等分析特性。

几种重要离子源电离方式的比较如表15-2-1：

表15-2-1 几种重要的电离方式比较

离子源类型	电离机制	特点和用途
EI	慢电子与原子(分子)碰撞产生电离	碎片离子丰富,用于气体分析
IB	一次离子轰击样品,溅射出二次粒子	用于表面分析
FI	强电场作用下产生电离	质谱简单,用于有机分析
LD	激光束轰击样品,产生等离子体	用于表面分析和大分子研究
CI	电子轰击与离子分子反应,产生电离	用于有机分析
APCI	电晕放电或放射性电离产生离子	用于有机分析
ICP	高频电磁场中产生等离子体	用于无机分析

7. 场致电离源/场解吸电离源(field ionization source/field desorption source, FI/FD) 在场致电离中,样品在较低能量下电离(12～13 eV),从而减少了碎片离子并提高了分子离子峰的相对丰度。该方法主要由相距较近的阴阳电极和一组聚焦透镜组成,电压可高达几千伏,形成强电场。当气态样品被导入离子化区时,气态分子的电子在强电场作用下被拉出,从而电离。此过程中生成的离子不具有过剩的能量,因此分子离子较少裂解成碎片,导致分子离子峰较强,碎片峰较少。FI电离源要求样品必须先气化,因此不适用于难气化或热不稳定的样品分析。

对于不易挥发和热不稳定的样品,可以采用场解吸电离方法,其工作原理与FI基本相同。不同之处在于,阳极需要进行活化处理,样品涂敷在长有晶须的电极上,通过电流加热使样品解吸,并在强电场作用下电离。

FI/FD的优点：与EI相比,FI是一种较软的电离方式,产生的离子几乎只有分子离子,没有碎片离子,并且没有反应试剂生成的本底,谱图较简洁。它特别适用于聚合物和同系物的分子量测定,尤其是各种烃类的分子量测定。

FI/FD的缺点：FD源的发射丝需要活化,成本较高,重现性较差,且与EI、CI相比,灵敏度较低。此外,高电压可能导致放电效应,操作上较为困难。

需要指出的是,四极杆和离子阱质谱无法配置FI源,仅在扇形磁场质谱和飞行时间-质谱联用仪器上使用该配置。

四、质量分析器

质量分析器是质谱仪的核心部件,位于离子源和检测器之间。它的作用是根据质荷比(m/z)、空间位置、时间顺序或轨道稳定性,将经过加速的离子束进行分离,从而得到按质荷比(m/z)排序的质谱图。常用的质量分析器类型包括：四极杆质量分析器(四极滤质器)、离子阱质量分析器、飞行时间质量分析器和 Orbitrap 质量分析器，相应的质谱仪分别被称为四极杆质谱仪、离子阱质谱仪、飞行时间质谱仪和 Orbitrap 质谱仪。

不同类型的质谱仪在原理、功能、指标和应用范围上各有不同，因此可采用的实验方法也有所不同。根据质量分析器的工作原理，质谱仪器可分为静态仪器和动态仪器两大类（表 15－2－2）。静态仪器的质量分析器采用稳定的电磁场，按照空间位置区分不同质荷比的离子；而动态仪器则采用变化的电磁场，通过时间或空间分离不同质荷比的离子。

表 15－2－2　几种重要的电离方式比较

静 态 仪 器	动 态 仪 器
扇形磁场仪（单聚焦）	离子回旋质谱仪
电场、磁场串联仪器（双聚焦）	飞行时间质谱仪
	四极杆质谱仪
	离子阱质谱仪
	Orbitrap 质谱仪

1. 四极杆质量分析器（quadrupole mass analyzer，Q）　它由四根严格平行并与中心轴等间隔的圆柱形或双曲面柱状电极构成的正负两组电极组成，其排列如图 15－2－3 所示。被加速的离子束通过四根极杆之间的准直小孔。两组电极分别施加一定的直流电压 U 和射频交流电压 $V\cos(\omega t)$，在电极间形成射频场。离子进入射频场后，会受到电场力的作用，只有合适 m/z 的离子才能通过稳定的振荡进入检测器。通过调整 U 和 V，并保持 U/V 比值恒定，可以实现对不同 m/z 的检测。

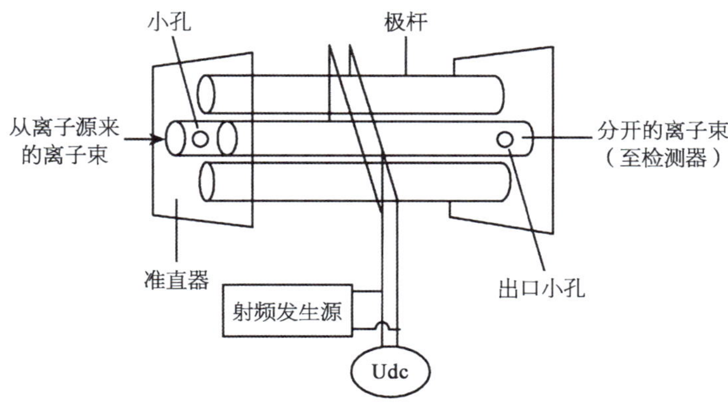

图 15－2－3　四极杆质量分析器（引自参考文献[1]）

四极杆质量分析器的分辨率可达 2 000，其主要优点包括：① 传输效率较高，入射离子的动能或角发散影响较小；② 制作工艺简单，成本较低，仪器紧凑且性能稳定；③ 对真空度要求较宽泛；④ 具备全扫描和选择离子监测两种扫描模式，扫描速度快，灵敏度高，因此在 GC 或 LC 与 MS 联用技术中被广泛使用。

三重四极质量分析器(Triple Quadrupole Mass Analyzer, Q-Q-Q)由三组四极杆串联组成，第一组和第三组为质量分析器，中间一组为碰撞活化室。三重四极质谱仪具有多种扫描功能，包括产物离子扫描(子离子扫描)、前体离子扫描(母离子扫描)、中性丢失扫描和多反应选择检测等，这些功能通过两个质量分析器在不同操作条件下完成。例如，当第二个质量分析器不加电压时，三重四极质量分析器可作为单四极仪器使用。多反应选择离子检测方式主要用于定量分析，其选择性优于单四极质量分析器的选择离子监测方式，干扰排除能力强，信噪比高，检测限低，是许多定量分析中不可或缺的确证方法。与单四极分析器类似，三重四极质量分析器通常配置 EI 和正负 CI 离子源。

2. 离子阱质量分析器(ion trap mass analyzer, IT) 离子阱是一种通过电场或磁场控制并储存气相离子的装置。离子阱由一环形电极和上下各一的端罩电极构成，端罩电极接地，环电极上施加变化的射频电压。在此条件下，具有合适 m/z 的离子将在阱中沿指定轨道稳定旋转。当射频电压增大时，较重的离子将转入指定的稳定轨道，而较轻的离子则偏离轨道并与环电极发生碰撞。当一组由电离源(如化学电离源或电子轰击源)产生的离子通过上端小孔进入阱后，射频电压开始扫描，陷入阱中的离子轨道会逐渐发生变化，并最终从底端离开环电极腔，进入检测器。这种离子阱质量分析器结构简单、成本低，操作便捷，广泛应用于 GC-MS 联用装置，适用于 m/z 200～2 000 范围内的分子分析。

离子阱质谱具有全扫描和选择离子扫描功能，能够利用离子存储技术选择任意质量的离子进行碰撞解离，从而实现二级或多级质谱分析功能，有时也称为 MS-MS 功能。但与三重四极串联质谱及其他串联质谱(tandem mass spectrometry, MS/MS)有所不同。串联质谱涉及两个质量分析器，分别扫描母离子和子离子，实现空间上的质量分离；而离子阱质谱仪只有一个质量分析器，通过时间扫描实现多级质量分离。与其他串联质谱相比，离子阱体积小、结构简单，尤其价格较低，广泛应用于蛋白组学和药物代谢分析中的定性分析。离子阱的选择离子扫描和全扫描模式在灵敏度上相似。

3. 飞行时间质量分析器(time of flight analyzer, TOF) TOF 是一种结构最简单的质谱仪分析器，主要由一个长度为 L 的无场真空管(漂移管)构成。质荷比为 m/z 的离子从离子源被加速(加速电压为 V)引出后，进入无场空间，经过一定时间 t 后到达漂移管的另一端。不同质荷比的离子因速度不同，到达固定飞行时间距离所需的时间也不同，其运动方程为：

$$\frac{m}{z}=\frac{2V}{L^2}t^2$$

在 V 和 L 不变的条件下，飞行时间 t 与质荷比的平方根成正比。测定飞行时间 t 即可确定 m/z 的值。离子质量越大，到达接收器所用的时间越长；离子质量越小，到达接收器所用的时间越短。根据这一原理，可以将不同质量的离子按 m/z 值大小进行分离。基于飞行时间来测定质量的分析器称为飞行时间分析器。连续电离和加速会导致检测器输出连续信号，无法获得有用信息，因此 TOF 质谱仪采用大约 10 kHz 频率的电子脉冲轰击法产生正离子，并通过具有相同频率的脉冲加速电场加速离子。被加速的粒子按不同的质荷比（m/z）在漂移管中飞行，并最终到达收集极，信号被反馈到与电场脉冲频率一致的示波器上，从而得到质谱图。

TOF 质量分析器在 20 世纪 90 年代取得重大技术突破后迅速发展。它不需要电场或磁场，具有快速扫描和极高的离子采集效率，宽广的质量范围以及超过 10 000 的分辨率，展示了广阔的应用前景，特别是在生物质谱领域。飞行时间质谱仪对离子质量的检测没有上限，特别适用于核酸、蛋白质等生物大分子的测定，已成为生物大分子分析中的不可或缺的工具。

4. Orbitrap 静电场轨道阱　Orbitrap 是一种通过使离子围绕中心电极的轨道旋转而捕获离子的装置。2000 年，俄罗斯科学家 Makarov 利用该技术发明了一种新型质谱仪，称为“Orbitrap”或静电场轨道阱质谱。其质量分析器的形状类似纺锤体，由纺锤形的中心内电极和左右两个外纺锤半电极组成。仪器工作时，在中心电极上逐渐加上直流高压，在 Orbitrap 内产生特殊几何结构的静电场。当离子进入 Orbitrap 室内后，受到中心电场的引力，开始围绕中心电极作圆周轨道运动，同时离子会受到垂直方向的离心力和水平方向的推力，沿中心内电极进行水平和垂直方向的振荡。外电极不仅限制离子的运行轨道范围，还会检测由离子振荡产生的感应电势，其中水平振荡的频率与分子离子的质荷比（m/z）之间的关系可以通过以下数学公式描述。

$$\omega=\sqrt{\frac{k}{m/z}}$$

通过不同 m/z 离子在 z 方向的运动频率差异，Orbitrap 可以实现对不同 m/z 离子的分离，从而具备高分辨能力。C 形阱（C - Trap）内充有高纯度氮气，主要作用是降低从前端飞来的离子的动能，并将离子注入 Orbitrap。Orbitrap 的每个外电极输出的信号经过微分放大器放大后，由快速傅里叶变换（FFT）转化为频谱，再通过软件转换为质谱，最后由质谱软件进行数据处理。

Orbitrap 的突出优点是高分辨率，最高可达百万级。用户可以根据需要设定不同等级的分辨率（如 17 500、35 000、70 000、140 000），且灵敏度不随分辨率的增大而降低。17 500 以下的分辨率适合色谱分离效果较好或需要多级质谱分析的高分辨率分析，70 000 以上的分辨率则适用于多电荷（$>5^{+}$）离子和同位素峰（如 C^{13} 和 S^{34} 的 A+2 峰）的识别。质量准确度高，在外标校正条件下可达 3 ppm，在内标校正条件下可达 1 ppm。与 TOF 仪器不同，Orbitrap 操作时一般不采用内标法。在分子量（m/z）<300 和多级质谱分析时，Orbitrap 的质量准确度保持不变，优于 Q - TOF（10～20 ppm）。

Orbitrap 的质量轴准确度稳定性可持续一周，而环境温度对 TOF 类仪器的影响是造成质量准确度偏差的主要原因。Orbitrap 的动态范围接近 4 个数量级，在实际样品分析中，无论是低浓度还是高浓度的成分，都能保持所述的质量准确度。相比之下，TOF 类仪器的动态范围为 2～3 个数量级，且需要控制内标与待测物的比例。线性离子阱可提供多达 10 级的碎片离子，且各级碎片离子之间存在关联性，这些信息有助于建立分子结构的指纹特征，尤其在同分异构体确认分析中，质谱数据至关重要。关于 Orbitrap 的灵敏度，LTQ - Orbitrap 采用的是阱的技术，在质谱分析前会先对离子进行预富集(存储)，而 Q - TOF 则采用线束形结构，不具备离子存储功能。这个特点使得线性离子阱- Orbitrap 在全扫描时的性能优于 Q - TOF，尤其适合定性和确证分析，灵敏度可达到数百 fg。

五、检测系统

离子检测器的功能是接收由质量分析器分离的离子，进行离子计数并将其转换为电压信号进行放大输出。输出的信号经过计算机采集和处理，最终得到按不同 m/z 值排列并对应离子丰度的质谱图。质谱仪的检测器种类繁多，常见的包括电子倍增管及其阵列、离子计数器、感应电荷检测器、法拉第收集器等。单个电子倍增管基本上不具备空间分辨能力，难以满足质谱发展的需求。然而，将电子倍增管微型化并集成为微型多通道板检测器后，其实际应用价值大大提高。对于一般的电子倍增管来说，一个离子能在 10^{-7} 秒内引发 $10^5 \sim 10^8$ 个电子，其灵敏度足以满足绝大多数有机物或生物化学物质检测的需求。离子计数器是一种非常灵敏的检测器，通常用于离子源的校正或离子化效率的表征。法拉第盘(杯)是最简单的检测器之一，它将一个具有特定结构的金属片接入特定电路中，收集落在金属片上的电子或离子，并经过放大等处理，得到质谱信号。

第三节　气相色谱-质谱联用技术

一、概述

结合两种或两种以上的分析技术以对多组分复杂样品进行更快、更有效的分析，这种技术称为联用技术(coupling technique)。色谱联用分析法(hyphenated chromatography)是将两种色谱法或将色谱法与质谱法、波谱法有机结合起来，从而实现在线联用的分析方法。色谱与色谱联用分析法，又称为多维色谱法，是将不同分离模式的色谱法组合，以提高系统的分离能力，从而实现单一色谱分离模式难以完成的复杂样品的分离分析。色谱与质谱、波谱联用则是将色谱法的分离能力与质谱法、波谱法的结构鉴定能力有机结合，从而快速高效地完成复杂样品组分的定性、定量和结构分析。

二、色谱-质谱联用技术

色谱法是一种非常有效的分离方法，能够将复杂混合物中的多种组分分离，但其定性和结构鉴定能力较差。质谱法对未知化合物的结构具有很强的鉴别能力，定性专属性高，可提供准确的结构信息。然而，质谱法进行未知化合物鉴定时需要高纯度的样本，否则杂质形成的背景会对质谱图产生干扰，影响解析。色谱法能够有效分离复杂样品，提供高纯度样品，正好满足质谱鉴定的需求。

色谱-质谱联用是最成熟且最成功的联用技术之一，主要包括气相色谱-质谱联用(gas chromatography - mass spectrometry, GC - MS)、液相色谱-质谱联用(liquid chromatography -

mass spectrometry，LC - MS）和毛细管电泳-质谱联用（capillary electrophoresis - mass spectrometry，CE - MS）。

三、气相色谱和质谱联用原理

气相色谱-质谱联用技术是将气相色谱仪与质谱仪通过接口（interface）部件连接，以气相色谱为分离手段，以质谱为检测手段，并借助计算机技术及相关数据收集和控制系统构建的色谱-质谱联用技术。气相色谱-质谱联用仪的气相色谱部分用于分离样品中的各组分，起到样品制备的作用；接口将气相色谱分离后的各组分送入质谱仪进行检测，充当气相色谱与质谱之间的适配器；质谱仪分析接口引入的各组分，成为气相色谱的检测器。计算机系统交互式地控制气相色谱仪、接口和质谱仪，进行数据采集和处理，从而获得色谱和质谱数据，用于对复杂样品中的组分进行定性和定量分析。

气-质联用是较早实现的分析仪器联用技术之一。自 1957 年霍姆斯（J. C. Holmes）和莫雷尔（F. A. Morrell）首次实现气相色谱与质谱联用以来，这一技术得到了显著发展。GC - MS 已广泛应用于复杂组分的分离与鉴定，并在卫生、化工、石油、环境、农业、法医、生物医药等领域中，成为一种成熟且广泛应用的常规分析技术。

四、GC - MS 法的特点及应用

GC - MS 法具有以下特点。① 高效的定性、定量分析：气相色谱作为进样系统，先将待测样品分离后直接导入质谱进行检测，既满足了质谱分析对样品单一性的要求，又省去了样品制备和转移的烦琐过程，避免了样品污染，同时能有效控制质谱进样量，减少仪器污染。② 多定性参数且可靠：质谱作为检测器，提供了化合物的质谱图，克服了气相色谱定性方面的局限。除了提供保留时间外，还能通过质谱图获取分子离子峰的准确质量、碎片离子峰强度比、同位素离子峰强度比等信息。③ 高灵敏度：质谱的多种扫描方式和质量分析技术使其能够选择性地检测目标化合物的特征离子，避免不必要的质量离子，从而排除基质和杂质峰的干扰，大大提高了检测灵敏度。在全扫描时，GC - MS 的检测灵敏度优于所有通用型 GC 检测器；选择离子监测时，灵敏度也优于所有选择性 GC 检测器。④ 能够检测未分离的组分：通过提取离子色谱图、选择离子监测色谱图等方法，可以检测到总离子流色谱图中未分离或被噪声掩盖的色谱峰。⑤ 高效自动化分析：GC - MS 联用技术的发展促进了分析过程的计算机全自动化控制。计算机可控制仪器运行、数据采集和处理、定性定量分析、谱库检索以及报告输出，使仪器能够全天候自动运行，从而缩短了新方法的开发时间和样品分析时间。⑥ 专属性与通用性兼具：现代 GC - MS 具有卓越的分离度、分析速度、灵敏度和专属性，至今仍是其他联用技术难以超越的。只要待测成分适用于 GC 分离，GC - MS 便是首选的分析方法，而且多数 GC 法的样品处理方法和分离条件可直接移植到 GC - MS 法中。

GC - MS 法适用于低分子量化合物（相对分子质量＜1 000）的分析，尤其适合挥发性成分的检测。它在空气和水中挥发性有机化合物、食品和中药中的农药残留、运动员尿液中的兴奋剂和违禁药品检测，以及环境监测等领域，都是不可或缺的工具。

第四节　高效液相色谱-质谱联用技术

一、原理

高效液相色谱-质谱联用技术(high performance liquid chromatography-mass spectrometry, HPLC-MS)又简称为液相色谱-质谱联用法(liquid chromatography-mass spectrometry, LC-MS)或液-质联用,它是一种结合液相色谱分离能力与质谱定性功能的分析方法。其工作原理是通过液相色谱系统分离样品后,进入接口,将样品中的离子或分子转变为气态离子,与流动相分离。随后,这些离子被送入质谱仪,由质量分析器按质荷比分离,最终通过检测器生成质谱图。通过分析质谱峰的位置和强度,可以对样品的成分和结构进行定性定量分析。LC-MS技术不仅提高了对复杂混合物的定性与定量分析能力,还简化了样品前处理过程,使分析更加便捷。

尽管GC-MS已经有超过50年的应用历史,且技术成熟,但其主要用于分析挥发性和低分子量化合物。对于大分子(如蛋白质、肽类)及不挥发性化合物,LC-MS技术成为了必不可少的解决方案。LC-MS的研究始于20世纪70年代,但由于液相色谱需要高压液相操作,而质谱需要高真空环境,二者的匹配存在困难。随着大气压离子化(atmospheric pressure ionization, API)和基质辅助激光解吸离子化(matrix-assisted laser adsorption ionization, MALDI)技术的出现,LC-MS技术获得了快速发展。到了20世纪90年代,成熟的接口和商用仪器的问世,推动了LC-MS技术成为常规应用的重要分析工具。如今,LC-MS广泛应用于生物、医药、化工、农业、食品和环境等领域。

二、特点及应用

LC-MS充分发挥了液相色谱在复杂样品中高效分离的能力和质谱卓越的定性与结构分析优势,是目前应用最广泛的联用技术之一。LC-MS采用简便的样品前处理方式,通过液相色谱系统的分离手段,分析步骤具有极大的灵活性。质谱法具有高灵敏度和特异性,可以精确进行样品的定性和定量分析,超越了许多传统分析技术。

LC-MS具有快速分析、高灵敏度和良好选择性的特点,主要解决以下问题:① 难挥发性化合物的分析;② 极性化合物的分析;③ 热不稳定化合物的分析;④ 大分子量化合物(如蛋白、多肽、多糖、多聚物等)的分析。作为领先的分析技术,LC-MS帮助解决最具挑战性的科学分析问题。

LC-MS广泛应用于卫生化学、法医学、临床医学、生物学、食品化工等多个领域,弥补了GC-MS应用的局限性,适用于极性较大、挥发性差或热不稳定化合物的分析,且解决了单纯使用液相色谱或质谱时无法解决的许多问题。

第五节　毛细管电泳-质谱联用技术

毛细管电泳技术是利用高压电场驱动,通过毛细管及其内壁作为通道和载体,基于样品各组分之间电泳迁移率或分配行为的差异实现分离的液相分离技术。质谱分析则是将样品转化为带电气态离子，在磁场中按质荷比(m/z)进行分离并记录的分析方法。毛细管电泳-质谱联用技术促进了毛细管电泳和质谱的发展。一方面，质谱为毛细管电泳提供了高选择性和高灵敏度的检测手段，同时不影响毛细管电泳中样品的分离；另一方面，毛细管电泳为质谱提供了高效的分离过程，适合分析复杂样品，如药物、生物样品、食品和环境样品。毛细管电泳-质谱联用技术结合了毛细管电泳的高效快速和高分离能力，以及质谱的高灵敏度和较强定性能力，较常用的高效液相色谱-质谱联用技术而言，所需样品量更少、分离效率更高、分析速度更快，在一次分析中即可同时获得样品的离子迁移时间、分子量和碎片等信息。目前，毛细管电泳中的一些常用分离模式，如毛细管区带电泳(CZE)、胶束电动色谱(MEKC)和毛细管电色谱(CEC)，均已应用于毛细管电泳-质谱联用技术。

一、与质谱联用的毛细管电泳技术

毛细管区带电泳-质谱联用(CZE－MS)是最简单且最成熟的方法，广泛应用于生物大分子和药物代谢产物等小分子的分析中。由于质谱技术的限制，毛细管电泳流出物不得含有高盐和表面活性剂成分，最好使用易挥发性的缓冲液。因此，毛细管电泳-质谱联用技术最早的报道均采用毛细管区带电泳法，使用的缓冲液主要是甲酸、乙酸的铵盐等挥发性物质。采用非水缓冲液分析水不溶性有机物是 CZE 发展的方向。毛细管等电聚焦-质谱联用(CIEF－MS)为复杂生物大分子混合物的分离与结构阐述提供了一种强有力的工具。该技术类似于二维 SDS－PAGE，第二维基于质谱产生的分子量。尽管操作上存在困难，通过对同轴包层液 ESI 接口的改进，仍可获得高分辨率和高灵敏度的检测结果。关于毛细管电泳的其他分离模式，如毛细管凝胶电泳(CGE)、胶束电动毛细管色谱(MEKC)与质谱联用技术的报道较少。由于 MEKC 是分析小分子药物和农用化学物质的有力工具，因此发展 MEKC－MS 技术具有重要意义。

二、与毛细管电泳联用的质谱技术

与毛细管电泳相联用的质谱仪最早报道的是单级四极质谱仪，随后发展到三级四极质谱、四极离子阱质谱、傅里叶变换离子回旋共振质谱(FTICR－MS)、飞行时间质谱(TOF－MS)、电感耦合等离子体质谱(ICP－MS)和磁质谱。

三、毛细管电泳-质谱联用技术的特点及应用

CE－MS 具有高效、快速、分离能力强的特点，并能提供样品离子的结构信息。主要应用于：环境污染物分析，如多环芳烃与多氯联苯化合物、亚硝胺类化合物、农药残留物及兽药残留等的检测；食品分析，如食品质量控制和对食品中残留的农药和抗生素类药物的检测；生物大分子及相关物质分析。蛋白质、糖类、脂类等生物大分子与生命健康息息相关，但这些生命物质样品通常基质复杂、目标化合物含量低，纯化和分析检测较为困难。CE－MS 技术作为具有高分离能力和高灵敏度的手段，能够很好地解决生命物质的分析问题。由于 CE－MS 仅需要极少量的样品，其应用重点集中在样品量非常有限的情况，尤其适用于基因工程产品与蛋白质酶消化物的定性分析。从现有的应用和发展趋势看，随着接口技术的不

断改进，芯片毛细管电泳与质谱联用技术的完善，以及一些新的浓缩技术（如分子印迹）的应用，CE－MS在公共卫生、生物医药等领域必将具有更加广阔的前景。

第六节　电感耦合等离子体-质谱联用技术

一、概述

电感耦合等离子体-质谱联用法（inductively coupled plasma－mass spectrometry，ICP－MS）属于无机质谱，也称原子质谱。它以电感耦合等离子体（ICP）作为质谱仪的高温离子源（7 000～8 000 K），将样品中的待测元素原子化并进一步电离，质谱仪（MS）则将来自ICP的正离子高速顺序扫描，根据质荷比（m/z）对待测元素进行分离和检测，实现定性与定量分析。ICP－MS是一种通过独特接口技术将具有高温电离特性的电感耦合等离子体与灵敏快速扫描的质谱仪相结合的高灵敏元素分析手段。

ICP－MS是20世纪80年代发展起来的用于微量、痕量元素、同位素分析以及形态分析的新型测试技术，是目前元素分析的最佳方法。自1984年第一台商品化仪器问世以来，这项技术已从最初的地质科学研究领域迅速发展到冶金、石油、化工、核材料、半导体、环境监测、生物和医疗卫生等领域，并在预防医学与卫生检验检疫分析中发挥着重要作用。由于其独特的同位素及其比率测定能力，ICP－MS在临床医学研究及应用中也具有重要地位。

ICP－MS的优点如下。① 应用范围广，可测定的元素质量数为3～300，分辨能力小于1个原子单位。在ICP源中，大多数元素的电离效率达到75%以上。因此，几乎可以用于元素周期表中所有元素的分析，并且可进行多元素的同时定性与定量分析。② 选择性好，干扰小，谱线简单，容易解读，检测模式灵活多样。③ 检出限低，灵敏度高。大部分元素的检出限为0.001～0.01 μg/L，相当于或超过了石墨炉原子吸收法。只有非金属元素如碳、氮、氧、氟、硅、硫、磷、氯的检出限为10 μg/L，其检出限比ICP－AES法低10～100倍。④ 精密度和准确度高，具有广泛的动态线性范围，高达9个数量级，从ng/L到g/L可直接测定。⑤ 谱线全扫描可测定所有元素的大致浓度范围，即半定量分析，不需要标准溶液，多数元素测定误差小于20%。⑥ 分析速度快，对一个样品进行全谱分析只需不到5 min。⑦ 联用能力强，可与气相色谱仪、液相色谱仪、离子色谱仪和毛细管电泳仪等联用，进行元素形态分析。⑧ 同位素分析能力强，能够提供同位素及其比率信息，使用同位素稀释技术可以实现同位素的准确测定。该技术在地质学、生物学及中医药学研究领域可用于来源追踪及同位素示踪。

二、类型

ICP－MS技术的分析能力不仅可以取代传统的无机分析技术，如分光光度法、原子吸收法（火焰、石墨炉和氢化物发生等）、原子荧光光谱法和ICP－AES等，还可以与其他色谱分离技术联用进行元素的形态、分布特征等分析。目前，比较成熟的联用技术类型包括：气相色谱-电感耦合等离子体-质谱（GC－ICP－MS）、高效液相色谱-电感耦合等离子体-质谱（HPLC－ICP－MS）、离子色谱-电感耦合等离子体-质谱（IC－ICP－MS）和毛细管电泳-电感耦合等离子体-质谱(CE－ICP－MS)等。ICP－MS联用技术装置通常由分离系统、接口、ICP－MS和数据处理系统四大部分组成。基本原理为：预处理后的样品经过色谱柱将不同形态的元素分离，然后通过"接口"或在线引入ICP－MS的雾化系统进行检测分析。随着ICP－MS联用技术的迅速发展，它已被广泛应用于环境、半导体、医学、生物、冶金、石油化工、核材料等领域的分析。

三、应用

元素的形态分析是元素分析的一个崭新领域，具体指样品中元素的种类、分布、价态、络合态及分子结构分析。元素形态不同于元素价态，同一元素的相同价态可能具有多种形态。

随着生命科学和分析化学的发展，科学研究发现单纯的元素总量信息已无法科学评价某种元素的毒性、生物效应以及对环境和人类健康的影响。因此，分析工作者必须提供元素的不同存在形态等相关信息。ICP－MS联用技术(包括GC－ICP－MS、HPLC－ICP－MS、CE－ICP－MS、IC－ICP－MS等)已被广泛应用于环境、材料、食品及生物医学样品中元素的形态分析。

元素的形态不同，其作用机制也完全不同，例如Cr(Ⅲ)对人体有益，而Cr(Ⅵ)则可能引起皮肤病、肺癌等。IC－ICP－MS联用技术已成熟应用于Cr(Ⅲ)和Cr(Ⅵ)的分别测定，检测限可达 10^{-12} g/g级，每个样品的测定时间通常小于7 min。GC－ICP－MS联用技术已被用于多种污染物的形态分析，主要用于研究污染物的化学形态及其环境行为，如船用涂料中有机锡的形态分析、污泥中二甲基铅和二乙基铅的形态分析以及生物对Hg的甲基化和富集作用研究等。

由于HPLC适用于分析热稳定性差、分子质量大和极性较强的物质，因此其与ICP－MS联用形成的HPLC－ICP－MS技术，在具有极低检测限、宽动态线性范围、干扰小、分析精密度高、速度快且可进行多元素分析等优点下，已被广泛应用于环境化学、毒理学和生命科学领域。HPLC－ICP－MS已被用于研究中草药、藻类、鱼类和人类等生物体内所含的各种元素(如Cd、Se、As、Cu、Zn、Pb等)与多种氨基酸、多肽和蛋白质结合机制，以及某些元素对酶的作用过程。此外，某些维生素大环化合物和DNA片段与金属元素的相互作用也在HPLC－ICP－MS联用技术中得到了研究。CE－ICP－MS联用技术是目前最强有力的分离分析技术之一，在公共卫生和生命科学领域具有巨大的应用潜力。

（廖淑琴）

参考文献

[1] 康维钧. 现代卫生化学[M]. 3版. 北京：人民卫生出版社，2020.
[2] 盛龙生. 色谱质谱联用技术[M]. 北京：化学工业出版社，2006.
[3] 李磊，高希宝. 仪器分析[M]. 北京：人民卫生出版社，2015.
[4] 庞国芳. 农药兽药残留现代分析技术[M]. 北京：科学出版社，2007.
[5] 汪正范. 色谱联用技术[M]. 2版. 北京：科学出版社，2007.
[6] 陈耀祖，涂亚平. 有机质谱原理及应用[M]. 北京：科学出版社，2001.
[7] 康维钧. 卫生化学[M]. 8版. 北京：人民卫生出版社，2017.

[8] 武汉大学. 分析化学(下册)[M]. 5 版. 北京：高等教育出版社，2012.
[9] 王嗣岑，朱军. 分析化学[M]. 北京：科学出版社，2017.
[10] 于世林. 高效液相色谱方法及应用[M]. 北京：化学工业出版社，2006.
[11] 王晓倩，赵新颖，刘品多，等. 2015 年毛细管电泳技术年度回顾[J]. 色谱，2016，34(2)：121－129.
[12] 张海涛，张利兴. 气相色谱-电感耦合等离子体质谱联用技术在形态分析中的应用进展[J]. 理化检验-化学分册，2009，45(9)：1132－1137.
[13] 李金英，石磊，鲁盛会，等. 电感耦合等离子体质谱(ICP－MS)及其联用技术研究进展[J]. 中国无机化学，2012，2(2)：1－5.
[14] Bouyssiere B, Szpunar J, Lobinski R. Gas chromatography with inductively coupled plasma mass spectrometric detection in speciation analysis[J]. Spectrochimica Acta Part B: Atomic Spectroscopy, 2002, 57(5): 805－828.
[15] 张更宇，吴超，邓宇杰. 电感耦合等离子体质谱(ICP－MS)联用技术的应用及展望[J]. 中国无机化学，2016，6(3)：19－26.

第十六章 光学成像和电子成像技术

第一节 普通光学显微镜的原理及应用

普通生物光学显微镜，又称明场光学显微镜，是学校和医院实验室中最常见的显微镜类型。其主要作用是通过透射光观察薄生物标本或水中的微小生物。

一、原理

如图 16-1-1 所示，普通光学显微镜的工作原理基于凸透镜的成像原理，通常需要通

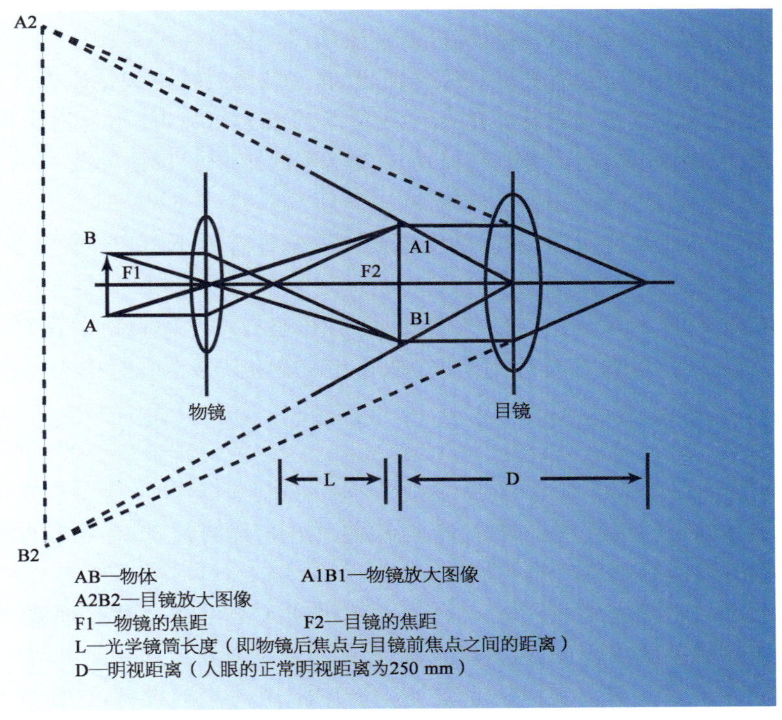

图 16-1-1 普通光学显微镜成像光路原理图

过两次成像过程。首先，物体通过物镜(凸透镜 1)成像，此时物体应位于物镜焦距的 1 倍与 2 倍之间，根据物理学原理，形成的是一个放大的倒立实像。然后，这个实像作为“物体”经过目镜(凸透镜 2)进行第二次成像。由于观察者位于目镜的另一侧，根据光学原理，第二次成像是虚像，且像和物体位于同一侧。因此，第一次成的像应该位于目镜的 1 倍焦距以内，通过第二次成像，形成一个放大的正立虚像。相对于实际物体而言，第二次成的像是倒立的放大的虚像。

普通光学显微镜主要由光学系统和支撑其运作的机械结构组成。光学系统包括物镜、目镜和聚光镜，通常由不同类型的光学玻璃制成。此外，普通光学显微镜一般还配有光源，光源可以是 LED、白炽灯或荧光灯。

物镜将标本放大成像，其放大倍率 $M_{物}$ 由下式决定：$M_{物}=\Delta / F1$。其中，F1 是物镜的焦距，Δ 可理解为物镜与目镜间的距离。目镜将物镜所成之像再次放大，形成一个虚像，位于人眼前约 250 mm 处，这是多数人感觉最舒适的观察位置。目镜的放大倍率 $M_{目}$ 由下式决定：$M_{目}=250/F2$。其中，F2 是目镜的焦距。显微镜的总放大倍率是物镜与目镜的乘积，即 $M=M_{物}\times M_{目}=(\Delta\times 250)/(F1\times F2)$。因此，减小物镜及目镜焦距将使总放大倍率提高。这是显微镜能够观察细菌等微生物的关键所在，也是其与普通放大镜的区别。

尽管光学成像器件是显微镜的核心，若光路中心未对准或对准不好，成像质量会受到影响。因此，镜体的稳定性和结构设计不可忽视。镜座、镜臂和各个镜筒共同起到稳定作用。它们的材料质量和加工精度也会影响显微镜的工作效能和使用寿命。在日常使用显微镜时，应尽量减少不必要的移动；如需移动，应一手抓住镜臂、一手托住镜座，轻拿轻放。避免反复装卸目镜和物镜，且不要随意拆解其他部件。只要良好维护、保持防尘防霉，并确保光源(如灯泡)配件充足，一台光学显微镜可正常使用几十年。

基于普通显微镜的工作原理和结构组成，普通显微镜的特点包括以下几点。

1. 显微镜的放大倍数是指标本的长度或宽度的放大倍数，而不是指面积或体积的放大倍数。显微镜的放大倍数等于物镜与目镜放大倍数的乘积。目镜的放大倍数越小，镜头越长；物镜的放大倍数越小，镜头越短。

2. 低倍镜下，细胞数量多，体积小，视野明亮；高倍镜下，细胞数量少，体积大，视野较暗。

3. 显微镜下所成的像是倒立的虚像，即上下和左右均是颠倒的。例如，若细胞在显微镜下的像偏“右上方”，实际在玻片上是偏“左下方”，要将其移至视野中央，应将玻片向“右上方”移动。

二、应用

普通光学显微镜广泛应用于医疗、工业检测、国防、环境保护、生命科学等多个领域，现将其在各领域的具体应用总结如下。

1. 医疗领域　光学显微镜可用于医疗卫生机构对微生物、细胞、细菌、组织培养、悬浮体、沉淀物等的观察，在维护人民健康和疾病检测方面起着重要作用。

2. 工业领域　普通光学显微镜是工业生产中常用的检测设备，广泛应用于电子、化工等行业。它可用于观察金属、陶瓷、集成电路、电子芯片、印刷电路板、液晶屏、薄膜、粉末、碳粉、电线、纤维、电镀等不透明和透明物质。此外，光学显微镜在材料学、金相学、岩石鉴定等领域也是必不可少的检测仪器。

3. 国防领域　普通光学显微镜已成为现代国防建设技术装备的重要组成部分，许多新型材料的研究开发、新产品的开发、新技术的验证以及新成果的鉴定都离不开光学显微镜的支持。

4. 其他领域　光学显微镜还广泛应用于环境保护、生命科学、畜牧、植物保护、刑侦和司法鉴定等领域，是重要的检测工具和保障技术。

第二节　荧光显微镜的原理及应用

荧光显微镜属于光学显微镜的一种，由于其激发波长较短，荧光显微镜与普通显微镜在结构和使用上存在一些差异。荧光显微镜通常具有较强的弱光捕捉功能，因此在微弱荧光下仍能提供清晰的成像。近年来，随着技术的进步，荧光显微镜的噪声水平大幅度降低，应用领域逐渐扩展。

一、原理

荧光显微镜的基本构造是在普通光学显微镜的基础上，增加了如荧光光源、激发滤光片、分光镜和发射滤光片等附件。其基本结构如图 16－2－1 所示。

1. 与普通光学显微镜相比，荧光显微镜的主要区别如下。

(1) 照明方式：荧光显微镜的照明方式有两种：落射式和透射式。落射式中，激光光源通过物镜投射到标本上；透射式中，激发光源通过聚光镜穿过标本激发荧光。

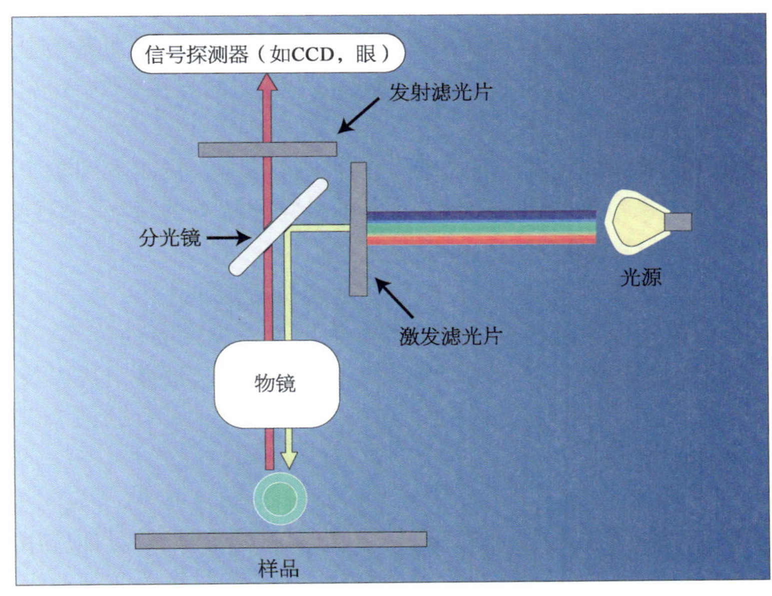

图 16－2－1　荧光显微镜的基本构造图

(2) 分辨率：荧光显微镜使用紫外光源，其波长较短，因此具有比普通光学显微镜更高的分辨率。

(3) 滤光片：荧光显微镜使用两个特殊的滤光片。一个滤光片位于光源前，用于滤除可见光；另一个滤光片位于物镜和目镜之间，用来滤除紫外线，以保护眼睛。

(4) 荧光显微镜中的荧光光源：通常采用超高压汞灯(50～200 W)，它能够发出多种波长的光。然而，每种荧光物质都有一个特定的激发光波长，产生最强的荧光。因此，必须使用激发滤片(如紫外、紫色、蓝色和绿色激发滤光片)来选择性地透过所需波长的激发光照射标本，同时吸收其他不必要的光。每种物质在被激发光照射后，会在极短的时间内发射出波长较长的可见荧光。荧光具有特异性，一般情况下，荧光的强度较激发光弱。为了观察到清晰的专一荧光，物镜后需要加装阻断(或压制)滤光片，其作用包括：一是吸收并阻挡激发光进入目镜，避免干扰荧光和保护眼睛；二是选择并透过特定的荧光，展现其独特的颜色，两种滤光片必须配合使用。

在荧光显微镜中，荧光是指一种光致发光现象：某些分子能够吸收特定波长的光(激发光)，然后发射出波长较长的光(发射光)。这种分子被称为荧光团，荧光团的激发光谱和发射光谱之间存在差距，发射光的能量较低，波长较激发光长，这种差值称为“斯托克斯位移”。荧光现象可以分为两种：一次荧光，又称“固有荧光”或“自发荧光”，是指物质经照射后即可发出荧光，此类物质的化学特征是其发光分子具有共轭双键，π 电子的活动性较大；二次荧光，或称“继发荧光”，是指物质经照射后不能或仅能微弱地发出荧光，这时需要使用荧光色素(或称荧光染料、荧光探针)标记处理，将其结合并插入到不发光的活性分子中，经过照射后才能产生荧光。荧光色素应具备的基本条件是能与不发光分子的特定区域牢固结合，同时不会改变被结合分子的结构和特性。荧光显微镜主要利用的是二次荧光现象。

2. 基于荧光显微镜的工作原理和结构组成，荧光显微镜具有以下几个特点。

(1) 它以紫外光激发标本的荧光：由于紫外光是不可见光，因此标本发出的荧光与背景之间有很大的反差。荧光显微镜通常在黑暗背景下观察彩色图像，而普通显微镜则是在明亮背景下观察较暗的样本。荧光显微镜的对比度大约是普通显微镜的百倍，因此能够观察到普通显微镜无法看到的结构和细节。

(2) 用肉眼或普通显微镜观察经荧光色素染色的样品时，只能看到整个标本以单一颜色着色。而通过荧光显微镜观察时，标本会发出染色物质特有的荧光，呈现出彩色图案，便于鉴别，并有助于减轻眼睛的疲劳。

(3) 荧光色素染色方法简单，制作标本容易，适合快速工作。

(4) 用于染色的荧光色素通常只需很低的浓度即可发出明亮的荧光，并且一般对生物体无毒，因此适合用于活体观察，如研究功能器官的变化过程、细微结构以及某些代谢过程的变化等。

二、应用

荧光显微镜广泛应用于生物学、医疗、矿物学、材料科学等领域，具体应用如下。

1. 在生物学领域，荧光显微镜借助荧光染料标记，能够准确而详细地识别细胞及亚微观细胞成分和活动。

2. 在医疗领域，荧光显微镜可通过荧光试剂检测细菌、病毒的存在与分布，或对外科目标进行辅助标记，便于手术操作。

3. 在矿物学领域，荧光显微镜常用于研究具有自发荧光特性的物质，如沥青、石油、煤炭、氧化石墨烯等矿物。

4. 在材料科学领域，荧光显微镜可用于分析基于纤维的材料，如纺织品和纸张，广泛应用于纺织工业和造纸业。

5. 在半导体领域，荧光显微镜可用于观察具有荧光特性的材料，如磁珠等。

6. 荧光显微技术在生物学和医疗领域中应用最为广泛且复杂，样品和目标从肉眼可见的模式生物如斑马鱼，到光学显微镜难以观察到的细菌和病毒等。针对不同样品和目标，需要选择合适的荧光标记策略，包括荧光染料的选择和染料对应的激发、发射光谱特征。借助荧光染料，荧光显微镜不仅能标记蛋白质，还能标记核酸、聚糖，甚至钙离子等非生物物质。

第三节　激光扫描共聚焦显微镜的原理及应用

传统荧光显微镜通过荧光物质标记细胞中的特定结构，增强图像与背景的对比度。由于许多传统荧光显微镜使用短波长的紫外光作为光源，因此能够大大提高分辨率。然而，当观察的荧光标本较厚时，传统荧光显微镜存在一个难以克服的缺点：焦平面之外的荧光结构模糊、发虚。许多生物标本是具有层次差异的重叠结构，例如耳蜗基底膜，其由外毛细胞、多种支持细胞和神经纤维等组成。在普通光学显微镜下，随着聚焦平面的变化，结构会表现出不同的形态。如果荧光标记的结构分布在不同层次并重叠，反射荧光显微镜不仅收集焦平面的光量，还会接收到来自焦平面上方或下方的散射荧光，从而导致光学分辨率显著降低。

一、概述

激光扫描共聚焦显微镜（LSCM）是一种现代生物医学图像仪器，它基于荧光显微镜成像原理，并加装激光扫描装置，使用紫外光或可见光激发荧光探针。该仪器利用计算机、激光和图像处理技术，能够获得细胞或组织内部微细结构的荧光图像，并在亚细胞水平上观察如 Ca^{2+}、pH、膜电位等生理信号及细胞形态变化。作为目前最先进的分子细胞生物学分析仪器，激光扫描共聚焦显微镜广泛用于观察活细胞结构及特定分子、离子的生物学变化、定量分析以及实时定量测定等。

激光扫描共聚焦显微镜是在传统光学显微镜的基础上发展而来的。其结构除了包括普通光学显微镜的基本构造外，还包括激光光源、扫描装置、检测器、计算机系统（包括数据采集、处理、转换和应用软件）、图像输出设备、光学装置和共聚焦系统等部分。整套仪器由计算机控制，各部件之间的操作切换可以在计算机操作平台的界面中方便灵活地进行。主要板块如下。

1. *显微镜光学系统*　显微镜是激光扫描共聚焦显微镜的主要组件，直接影响系统的成像质量。通常有倒置和正置两种形式，前者在活细胞检测等生物医学应用中更为常见。显微镜的光路以无限远光学系统为最佳，这种系统便于插入光学选件而不影响成像质量和测量精度。物镜应选择大数值孔径平场复消色差物镜，以有利于荧光采集和成像的清晰度。物镜组的转换、滤色片组的选取、载物台的移动调节及焦平面记忆锁定等功能都应由计算机自动控制。

2. 扫描装置　激光扫描共聚焦显微镜的扫描装置主要有两种类型：台扫描系统和镜扫描系统。现在也有结合两者特点的仪器。台扫描通过步进马达驱动载物台，位移精度可达 0.1 μm，有效消除成像点横向像差，使样品信号强度不受探测位置的影响，能够准确地扫描和定量检测视野中每个点的光强度。缺点是载物台机械移动，图像采集速度较慢。镜扫描分为双镜扫描和单镜扫描两种，通过转镜完成样品扫描。由于转镜只需偏转很小角度即可扫描较大范围，图像采集速度显著提高，512 像素×512 像素画面每秒可达 4 帧以上，适用于寿命短的离子荧光测定。但由于光路略有偏转，可能会对通光效率和像差产生影响。扫描系统的工作程序由计算机自动控制。

3. 激光光源　激光扫描共聚焦显微镜使用的激光光源可分为单激光和多激光系统。氪氩离子激光器是常用的多光谱激光器，发射波长分别为 488 nm、568 nm 和 647 nm，分别为蓝光、绿光和红光；大功率氩离子激光器则是紫外和可见光混合激光器，发射波长为 351～364 nm(紫外光)、488 nm(蓝光)和 514 nm(绿光)。单激光的优点是安装简便，光路简单，但价格较贵，并且不同激光之间存在光谱竞争和色差校正问题。多激光系统使用氩离子激光器(发射波长为 488 nm 和 514 nm 的蓝绿光)、氦氖激光器(发射波长为 633 nm 的红光)以及氩离子激光器(波长为 351～364 nm 的紫外光)作为光源。其优点是各谱线激光独立发射，避免了谱线竞争的干扰，调节方便，但光路较复杂，光学系统的共轴准直调试要求较高。1996 年，双光子激光器问世，它利用双光子倍频效应，用可见光激光替代紫外光激发紫外探针，从而减少对活体细胞的荧光损伤，提升成像质量，增强对样品深层的观察能力。双光子激光器通过计算机控制的声光调制器可以实现高速切换不同波长的光谱，并迅速调整激光光斑、强度及照明时间。

4. 检测系统　激光扫描共聚焦显微镜采用多通道荧光采集系统，光路上至少应包含三个荧光通道和一个透射光通道，若有第四个荧光通道则更佳。这样能够进行多谱线激光激发。样品发射的荧光通过高灵敏度的光电倍增管进行探测，配备高速 A/D 转换器，能够进行光子计数。每个光电倍增管前设置有单独的针孔，针孔的大小可以通过计算机软件进行调节，光路中还设置有能自动切换的滤色片组，以满足不同测量需求。

二、原理

激光扫描共聚焦显微镜是在传统光学显微镜的基础上，利用激光作为光源，采用共聚焦原理和装置，并结合计算机进行数字图像处理、观察、分析和输出。具体地说，激光扫描共聚焦显微镜摒弃了传统光学显微镜的场光源和局部平面成像模式，改用激光束作为光源。激光束通过照明针孔，并经过分光镜反射至物镜，聚焦于样品上，对标本焦平面上的每一点进行扫描。如果样品中存在可被激发的荧光物质，这些物质会在激发后发出荧光，荧光信号沿原入射光路反向传回分光镜，通过探测针孔进行聚焦，聚焦后的光被光电倍增管探测，并将信号输送至计算机，经过处理后在计算机显示器上显示图像。每一幅焦平面图像实际上是标本的光学横切面，通常具有一定厚度，称为光学薄片。激光扫描共聚焦显微镜的光路原理图如图 16－3－1 所示。

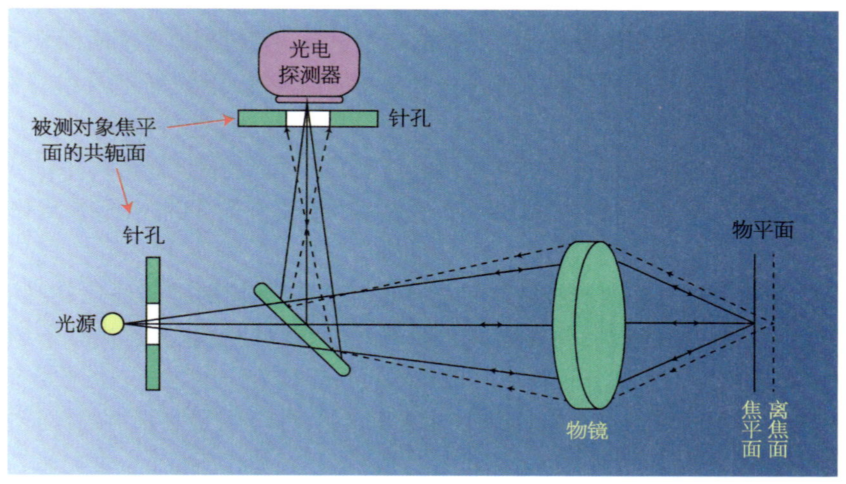

图 16－3－1　激光扫描共聚焦显微镜光路原理图

在该光路中，只有焦平面的光能通过探测针孔，焦平面以外的光线在探测小孔平面是离焦的，无法通过小孔。因此，非观察点的背景呈黑色，反差增强，成像更加清晰。由于照明针孔与探测针孔相对于物镜焦平面是共轭的，焦平面上的点同时聚焦在照明针孔和探测针孔上，而焦平面以外的点则无法在探测针孔处成像，因此实现了共聚焦成像。由于激光被用作光源并进行扫描，且过程中包含两次聚焦，故该仪器被称为激光扫描共聚焦显微镜。

由于焦点处的光强明显高于非焦点处的光强，并且非焦平面的光被针孔滤去，因此共聚焦系统的景深接近于零。沿 Z 轴方向的扫描可以实现光学断层扫描，生成待观察样品焦点处二维的光学切片。通过将 X－Y 平面（焦平面）扫描与 Z 轴（光轴）扫描相结合，并累加连续的二维图像，经过专门的计算机软件处理，可以获得样品的三维图像。检测针孔和光源针孔始终聚焦于同一点，这使得聚焦平面以外的荧光无法进入检测针孔。

基于激光扫描共聚焦显微镜的结构组成和工作原理，其特点如下。

1. 不同焦平面上的“Z 叠层”图像　只有在共轭样品层反射的光能够通过小孔，其余样品层的反射光则被小孔阻挡。这样可以显著提升分辨率。

2. 光学切片扫描成像　传统宽场照明技术将整个样品照亮，直接捕捉样品图像，而激光扫描共聚焦显微镜则采用一束或多束聚焦光束扫描样品，得到的图像称为光学切片。共聚焦显微镜通常通过激光束在样品的 X 轴和 Y 轴方向扫描，激发（或反射）的光通过针孔进入 PMT 检测器进行记录，扫描图像最终通过计算机重构成实际的样品图像。

3. 分辨率显著提高　根据光学成像原理，共聚焦显微镜的理论最大分辨率比宽场照明提高了约 1.4 倍。

三、应用

激光扫描共聚焦显微镜广泛应用于细胞形态定位、立体结构重组、动态变化过程等研究，并提供定量荧光测定、定量图像分析等实用研究手段。结合其他相关生物技术，它在形态学、生理学、免疫学、遗传学等分子细胞生物学领域得到了广泛应用。现将激光扫描共聚焦显微镜在各领域的具体应用总结如下。

1. 组织和细胞中的定量荧光测定　激光扫描共聚焦显微镜能够从固定和荧光染色的标本中，以单波长、双波长或多波长模式，对单标记或多标记的细胞及组织标本进行共聚焦荧光数据采集和定量分析。同时，通过沿纵轴移动标本，进行多个光学切片的叠加，形成组织或细胞中荧光标记结构的总体图像，精确显示荧光在形态结构中的定位。常用于原位分子杂交、肿瘤细胞凋亡观察、单个活细胞水平的DNA损伤及修复等定量分析。

2. 细胞间通信的研究　动物和植物细胞中缝隙连接介导的胞间通信在细胞增殖和分化中发挥着重要作用。激光扫描共聚焦显微镜可通过观察细胞缝隙连接分子的转移，测量传递细胞调控信息的离子和小分子物质。该技术可用于研究胚胎发生、生殖发育、神经生物学、肿瘤发生等过程中缝隙连接通信的基本机制和作用，并可用于鉴别对缝隙连接作用有潜在毒性的化学物质。

3. 细胞物理化学测定　激光扫描共聚焦显微镜可对细胞形状、周长、面积、平均荧光强度及细胞内颗粒数等参数进行自动测定。它能对细胞的溶酶体、线粒体、内质网、细胞骨架、结构性蛋白质、DNA、RNA、酶和受体分子等细胞内特异结构的含量、组分及分布进行定量、定性、定时及定位测定。

4. 细胞内离子和pH动态分析　激光扫描共聚焦显微镜技术是测量多种离子浓度并显示其分布的有效工具。其焦点信息的精确辨别使得在亚细胞水平上显示离子分布成为可能。利用荧光探针，激光扫描共聚焦显微镜能够测量单个细胞内pH以及多种离子（如Ca^{2+}、K^{+}、Na^{+}、Mg^{2+}）在活细胞中的浓度和变化。通常，电生理记录装置结合摄像技术检测细胞内离子浓度变化的速度较快，但图像本身的价值较低。相比之下，激光扫描共聚焦显微镜能提供更高质量的亚细胞结构中钙离子浓度动态变化图像，这对于研究钙离子等在细胞内的动力学具有重要意义。

5. 三维图像重建　传统显微镜只能生成二维图像，而激光扫描共聚焦显微镜通过对同一样品不同层面的实时扫描成像，并进行图像叠加，从而构建样品的三维结构图像。其优点在于能够分析样品的立体结构，灵活且直观地进行形态学观察，并揭示亚细胞结构之间的空间关系。

6. 荧光漂白恢复技术　该技术的原理是通过激光漂白或淬灭细胞内的荧光分子，导致其失去发光能力。邻近未漂白细胞中的荧光分子会通过缝隙连接扩散到已漂白细胞中，从而使荧光逐渐恢复。通过观察已发生荧光漂白的细胞中荧光恢复过程的变化量，可以分析细胞内蛋白质运输、受体在细胞膜上的流动及大分子组装等细胞生物学过程。

7. 长时程观察细胞迁移和生长　活细胞观察通常需要加热装置及灌注室，以保持培养液的适宜温度和恒定的CO_2浓度。而激光扫描共聚焦显微镜的光子产生效率已大幅提升，结合更亮的物镜和更小光毒性的染料后，可以减少每次扫描时激光束对细胞的损伤，从而进行数小时的长时程定时扫描，记录细胞迁移、生长等细胞生物学现象。

第四节　透射电镜的原理及应用

光学显微镜无法观察到 0.2 μm 以下的细微结构，这些结构被称为亚显微结构或超细结构。为了清晰地观察这些细微构造，需要选择较短波长的光源以提高显微镜的分辨率。1932 年，Ruska 发明了透射电子显微镜（TEM），该显微镜以电子束作为光源。电子束的波长远短于可见光和紫外光，并且电子束的波长与发射电子束的电压平方根成反比。也就是说，电压越高，电子束的波长越短，从而显著提高了分辨率。

一、原理

与光学显微镜相比，电子显微镜使用电子束代替了可见光，采用电磁透镜代替了光学透镜，并通过荧光屏将肉眼无法直接观察的电子束成像。电子与物质的相互作用会产生透射电子、弹性散射电子、能量损失电子、二次电子、背散射电子、吸收电子、俄歇电子、X 线、阴极发光和电动力等。电子显微镜通过分析这些信息来对样品进行形貌观察、成分分析和结构测定。电子显微镜有多种类型，主要分为透射电镜（TEM）和扫描电镜（SEM）两大类。

透射电镜是一种采用波长更短的电子束作为照明源，并使用电磁透镜进行成像的高分辨率分析仪器。灯丝加热后会发射电子束，该电子束经过栅极汇聚和阳极加速后，作为透射电镜的照明源。然后，电子束通过聚光镜进一步汇聚并照射到样品上。透过样品的电子束携带样品的结构信息，经过物镜、第一中间镜、第二中间镜和投影镜的多级放大后，最终在荧光屏上呈现出超微结构的图像。透射电镜的放大倍数是各级成像透镜放大倍数的乘积，最高可达上百万倍，具有原子尺度的分辨能力。

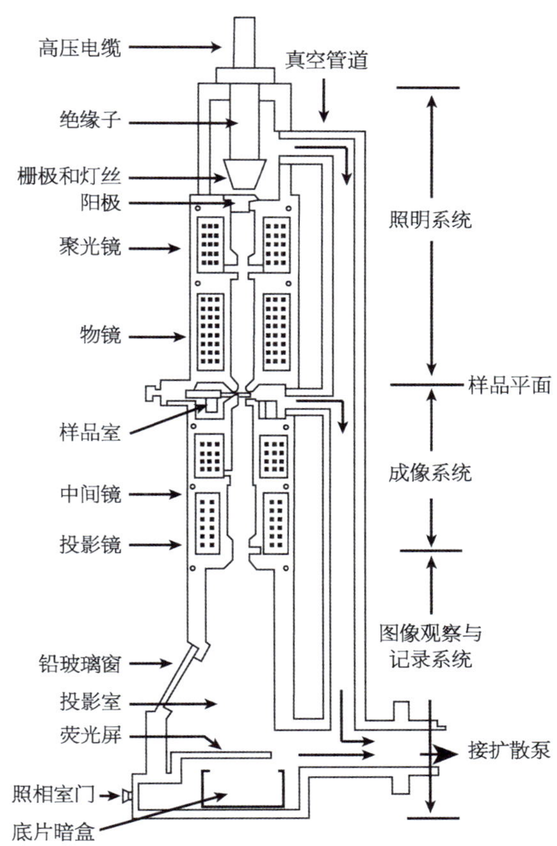

图 16-4-1　透射电镜基本结构图

透射电镜由电子光学系统、真空系统和电子学系统三大部分组成。以下将详细介绍电子光学系统的组成。电子光学系统，也称为镜筒系统，是透射电子显微镜的核心部分。它可以进一步分为照明系统、成像系统和观察记录系统三部分。基本结构如图 16-4-1 所示。

1. 照明系统　由电子枪和聚光镜组成，其作用是为成像系统提供亮度高、尺寸小且稳定的照明电子束。电子枪是电镜的照明源，由灯丝阴极、栅极（或称韦氏圆筒）和加速阳极组成。聚光镜的作用是将电子枪发射的电子聚焦到样品上，通过它控制照明电子束的斑点大小、电流密度和孔径角。

2. 成像系统 包括样品室、物镜、中间镜和投射镜（或由两个中间镜或两个投射镜组成4～5个透镜系统），其作用是将透过样品的电子束经过多级放大，在荧光屏上形成最终的放大图像。总放大倍数是物镜、中间镜和投射镜放大倍数的乘积，即：$M_{总}=M_{物}\times M_{中}\times M_{投}$。成像系统的主要组成部分如下。

（1）样品室：样品室内设有样品台，电镜的样品载于载网上，载网放置在样品架（或称样品筒）上。

（2）物镜：物镜的作用是形成样品的第一级放大像，并通过调节物镜线圈的激励电流来改变物镜的焦距，从而对图像进行聚焦。物镜是电镜的关键部分，它形成具有一定分辨率的电子放大像，且任何物镜的缺陷都会被成像系统其他透镜进一步放大。因此，电镜的分辨力主要取决于物镜的分辨力。

（3）中间镜和投射镜：中间镜的作用是将物镜形成的一次放大像或衍射花样投射到投射镜的物平面，再由投射镜将其进一步放大，投射到荧光屏上形成终像。

3. 像的观察和记录系统 位于投射镜下方，荧光屏下方是照相暗盒，它与电磁快门、曝光表一起组成成像记录系统，用于拍摄和记录终像。现代透射电镜一般配备CCD相机，实现数字化成像，结合相关软件可以进行图像分析和处理。

透射电镜具有高放大倍数、有限的观测范围和高敏感度，因此，为了获得清晰、准确、稳定的信号，对透射电镜的样品要求也非常高。透射电镜的样品种类包括粉末试样、薄膜试样、表面复型和萃取复型。① 粉末试样：主要用于观察粉末材料的形貌、颗粒度测定及结构与成分分析等；② 薄膜试样：用于观察样品内部的组织、结构、成分、位错组态、密度、相取向等；③ 表面复型和萃取复型：用于金相组织观察、断口形貌、形变条纹、第二相形态、分布和结构等。

一般而言，透射电镜样品的要求如下：① 样品应为厚度小于100 nm的固体；② 样品在电镜电磁场作用下不会被吸附到极靴上；③ 样品在高真空中能保持稳定；④ 不含有水分或其他易挥发物；如果样品含有水分或易挥发物，需先烘干。

4. 基于透射电镜的工作原理和结构组成，透射电镜的特点如下。

（1）由于样品制备技术的限制，大多数生物样品的分辨率一般只能达到2 nm；

（2）透射电镜图像的分辨能力不仅取决于透射电镜本身的分辨率，还取决于样品结构的反差；

（3）透射电镜所用的光源是电子波，波长处于非可见光范围，因此图像为黑白图像，要求图像具有一定的反差；

（4）生物体组织和细胞成分主要由C、H、O、N等轻元素组成，这些元素的原子序数较低，电子散射能力较弱，因此相互之间的差别较小，透射电镜下图像的反差通常较低；

（5）由于电子束的穿透能力较弱，样品必须制成超薄切片；

（6）观察面小，载网直径为3 mm，超薄切片的范围为0.3～0.8 mm；

（7）电子束的强烈照射容易损伤样品，导致变形、升华甚至击穿破裂，从而可能产生假象；

(8) 观察时透射电镜镜筒必须保持真空，为避免损伤样品，样品应无水分，因此无法观察活体生物样本；

(9) 生物样品制备过程复杂，步骤繁多，样品容易出现收缩、膨胀、破碎或内含物丢失等结构改变。

二、应用

透射电镜广泛应用于工农业生产、材料学、考古学、生物学、组织学、病毒学、病理学和分子生物学等研究领域。现将透射电镜在各领域的具体应用总结如下。

1. 透射电镜在生物学中的应用

(1) 细胞学：随着超薄切片技术的发展，透射电镜使人类对细胞的研究更加深入，观察到过去无法清晰看到的细胞超微结构。例如，透射电镜揭示了生物膜的三层结构以及细胞内各种细胞器的形态学结构等。

(2) 发现和识别病毒：许多病毒，尤其是肿瘤病毒，都是通过透射电镜发现的。透射电镜为病毒的分类提供了直观的依据，例如 SARS 病毒最初便是通过透射电镜观察确认其为病毒而非支原体。

(3) 临床病理诊断：生物体发生疾病时，细胞会出现形态和功能上的改变。通过对病变区域细胞的透射电镜观察，可以为疾病诊断提供有力依据。例如，透射电镜在肾活检和肿瘤诊治中的应用已经发挥了重要作用。

(4) 免疫学：电镜技术与生命科学中的新兴技术相结合，推动了新技术的应用。例如，电镜与免疫学结合形成了免疫电镜技术，该技术能够定位细胞表面及细胞内部的抗原，帮助研究抗体合成过程中免疫球蛋白的分布情况等。

(5) 细胞化学：研究细胞内各种成分在超微结构水平上的分布情况，以及这些成分在细胞活动过程中的动态变化，从而阐明细胞的化学和生化功能。主要研究内容包括蛋白质(尤其是酶的细胞内定位)、核酸、脂肪、碳水化合物及无机离子的定位。该技术促进了形态学与生物化学的结合，使生命科学研究进入了新的阶段。

2. 透射电镜在材料科学中的应用　材料科学研究的对象包括制造设备和产品的金属、半导体、塑料等材料，以及相关工艺技术。例如，研究如何制造更小、更高品质的晶体管，以提升计算机的功能；研究聚合物的电子特性，以生产更便宜的手机显示屏；或分析如何使人体组织与医用植入物更好地结合。

(1) 表面形貌观察：透射电镜能够观察和研究金属及其合金的内部结构和晶体缺陷，结合成像与电子衍射技术，将形貌信息与结构信息关联起来。还可进行动态观察，研究在温度变化下，相变的形核和长大过程，以及位错等晶体缺陷在应力下的运动与相互作用。复型技术和薄膜样品的形貌观察也在透射电镜应用范围内。

(2) 纳米材料分析：透射电镜广泛应用于纳米材料领域，包括陶瓷、金属、有机物、纳米粉体、介孔材料、纳米涂层、碳纳米管、薄膜材料及半导体芯片线宽测量等领域。即使在一般材料研究中，要获得更多显微结构信息的高分辨率图像，场发射透射电镜也是常用的工具。

第五节 扫描电镜的原理及应用

扫描电镜(SEM)是一种介于透射电镜和光学显微镜之间的微观表面观察手段,能够直接利用样品表面的物质性能进行成像。扫描电镜和透射电镜都使用电子束获取样品图像,两者的主要组成部分相似。扫描电镜通过一组特定的线圈以光栅方式扫描样品,并收集散射电子;而透射电镜则使用透射电子,收集透过样品的电子。因此,透射电镜能够提供样品的内部结构信息,如晶体结构、形态及应力状态,而扫描电镜则主要提供样品表面及其组成的详细信息。此外,两者最明显的区别之一是它们的空间分辨率:扫描电镜的分辨率约为 0.5 nm,而透射电镜随着最近球差校正技术的发展,已报告其分辨率可低至 50 pm 以下。

一、原理

扫描电镜的结构图包括以下主要组件:电子枪、电子透镜、扫描系统、电子收集系统(形貌分析)、成像荧光屏以及 X 射线接收系统(成分分析)。扫描电镜的工作原理是电子枪发出的电子束在电场作用下加速,通过三组透镜聚焦形成直径约为 5 nm 或更细的电子束。该电子束在样品表面进行逐行扫描,激发样品产生不同的物理信号,信号探测器收集这些信号并按顺序转化为视频信号。通过对某一信号的检测、视频放大及信号处理,最终在显示屏上形成反映样品表面特征的扫描图像。

1. 基于扫描电镜的工作原理和结构组成,扫描电镜的特点包括以下几点。

(1) 高分辨率:人眼的分辨率为 0.2 mm;传统扫描电镜的分辨率为 3 nm;场发射扫描电镜的分辨率可达到 1 nm。

(2) 广泛的放大倍率:放大倍率从几倍到几十万倍不等。

(3) 良好的景深:在放大几千倍时,图像的景深可达几十微米;放大几万倍时,景深为几微米,具有较好的立体感和逼真的形态。景深是指透镜对高低不平的样品各部位能同时聚焦成像的能力范围,受初级束的孔径角和束径影响。

(4) 简单的样品制备:块状样品、粉末样品、纤维样品、生物样品、薄膜样品等均可进行观察。有些样品需要进行导电处理,以防止荷电现象。

(5) 强大的综合分析能力:扫描电镜的样品室较大,可选配多种附件进行综合分析,如背散射附件、能谱附件、波谱附件、阴极荧光附件、背散射电子衍射花样附件、拉伸台、加热台、冷台、扫描透射附件、四探针等,能够获取样品的形貌、成分及分布、晶体结构和物理性质等信息。

2. 扫描电子显微镜对样品的要求如下。

(1) 固体样品:待测样品必须为固体。

(2) 无害要求:样品应满足无毒、无放射性、无污染、无磁性、无水且成分稳定的要求。

(3) 样品大小:块状样品需适中,粉末样品需特殊处理,尤其是不导电或导电性差的样品,需选用合适的镀膜仪进行镀膜。

二、应用

扫描电镜以其超高的分辨率、良好的景深及简易的操作等优势，在材料学、物理学、化学、生物学、医学、地矿学、考古学、食品学、微电子工业以及刑事侦查等领域有广泛应用。它可用于形貌分析、断口分析、元素定性与定量分析以及晶体结构分析，现将扫描电镜在各领域的具体应用总结如下。

1. 纳米材料　扫描电镜可直接观察纳米材料的结构、颗粒尺寸、分布、均匀度及团聚情况。结合能谱分析，它还能对纳米材料的微区成分进行分析，确定其组成。利用扫描电镜分析纳米材料，可以建立起纳米材料种类、微观形貌与宏观性质之间的联系，对于改进合成条件、制备具有优异性能的纳米材料具有重要的指导意义。

2. 高分子材料　扫描电镜可直接观察高分子材料（如均聚物、共聚物及共混物）的粒状、块状、纤维状、膜片以及其制品的微观形貌，并能分析粉体颗粒及纤维等增强材料在母体中的分散情况。此外，扫描电镜还可观察高分子材料在老化、疲劳、拉伸及扭转等情形下的断口断裂和扩散情况，为分析断裂的原因、方式及机理提供帮助。

3. 金属材料　扫描电镜可对金属材料的微观组织（如马氏体、奥氏体、珠光体、铁素体等）进行显微结构及立体形态分析。同时，扫描电镜还可分析金属材料表面的磨损、腐蚀及形变（如多晶位错和滑移等）；对金属材料断口形貌进行观察，揭示断裂机理（如解理断裂、准解理断裂、韧窝断裂、沿晶断裂、疲劳断裂）；并对钢铁产品的质量和缺陷进行分析（如气泡、显微裂纹和显微缩孔等）。此外，扫描电镜结合能谱分析可测定金属及合金中各种元素的偏析，观察金属间化合物相、碳化物相、氮化物相及铌化物相等，并进行成分鉴定；同时，也可对钢铁组织中晶界处的夹杂物或第二相进行观察和成分鉴定；还可用于零部件的失效分析（如畸变失效、断裂失效、磨损失效和腐蚀失效），并对失效件表面的析出物和腐蚀产物进行鉴别。

4. 陶瓷材料　扫描电镜可用于分析陶瓷材料的原料和成品的显微结构及缺陷，观察陶瓷中的晶相、晶体大小、杂质、气孔及孔隙分布情况，晶粒的取向以及晶粒的均匀度等。

5. 生物材料　扫描电镜可用于观察生物活性钛材料、生物陶瓷材料及这些材料经过特殊处理后的表面形貌，此外，还可观察羟基磷灰石或细胞在这些材料表面的生长情况。扫描电镜还能用于观察水凝胶的空洞结构、胶原的纤维结构、人工骨的孔分布情况以及磁性生物显影材料的尺度及包覆情况等，为改善合成工艺、制备性能优异的生物材料提供依据。

6. 材料表面处理　通过对材料表面进行处理（如沉积不同成分、形貌和厚度的膜层，或进行光刻蚀等），可以有效改善材料的硬度、光学等物理性能。利用扫描电镜可以观察镀膜的表面形貌、断口膜层的形貌并测量膜厚；还可观察样品经光刻蚀后的表面形貌。

（邓春艳）

第十七章　细胞外囊泡研究方法

第一节　概　　述

细胞外囊泡(extracellular vesicles, EVs)是指细胞主动分泌的、具有脂质双层膜结构的微囊泡的总称。早期,人们认为 EVs 只是没有真正生物学意义的膜碎片,直到 1996 年,Raposo 等发现 B 细胞分泌的 EVs 可以呈递抗原并参与免疫细胞功能的调节,研究者们才逐渐重新认识到 EVs 的生物学作用,并在后续研究中进一步证实了这一点。EVs 通过转移蛋白质、脂类和核酸来实现细胞间通信,这一过程不仅调节机体的正常生理功能,还与多种疾病的进展密切相关。因此,了解 EVs 在机体生理和病理中的作用,对疾病的诊断和治疗具有重要意义。本节将对 EVs 的形成机制及应用进行总结和概述。

一、分类与形成机制

EVs 的命名具有复杂性:根据大小,它们可以被称为 microparticles(微粒)、microvesicles(微囊泡)、nanovesicles(纳米囊泡)。根据细胞来源和生物学功能的不同,EVs 可被称为 ectosomes(中性粒细胞或单核细胞来源的囊泡)、microparticles(血小板来源的囊泡)、tolerosomes(从抗原喂养的小鼠血清中提纯的囊泡)、prostatosomes(前列腺来源的囊泡)、cardiosomes(心肌细胞分泌的囊泡)、vexosomes(腺病毒相关载体来源的囊泡)。此外,根据 EVs 的大小和形成机制的不同,它们通常被分为三大类:exosomes(外泌体)、microvesicles(微囊泡)和 apoptotic bodies(凋亡小体),这是目前文献中最常见的分类方式。

1. *外泌体的形成机制*　外泌体是由多囊泡体与细胞膜融合形成的直径为 40～120 nm 的囊泡样小体;在电镜下呈杯状形态,其在蔗糖中的密度为 1.13～1.19 g/mL。外泌体的形成主要分为三个阶段:首先,细胞膜内陷形成内吞小体(endocytic vesicles),并与早期内体(early endosomes)融合;其次,早期内体包裹细胞内蛋白、脂类和胞浆内吞,形成腔内囊泡(intraluminal vesicles, ILVs),又称为晚期内体(late endosomes)或多囊泡体(multivesicular bodies, MVBs);最后,多囊泡体与细胞膜融合,经胞吐释放到细胞外。外泌体的形成机制根据是否有内体分选转运复合体(endosomal sorting complex required for transport, ESCRT)参与,分为依赖 ESCRT 和不依赖 ESCRT 两种类型。依赖 ESCRT 的过程中，通过形成 ESCRT 复合体识别内体膜上的跨膜蛋白，分拣内容物，并驱动多囊泡体破裂，实现外泌体的释放；不依赖 ESCRT 的过程中，则是在 CD63 或脂代谢酶的作用下，参与小分子外泌体(<40 nm)的形成。此外，参与外泌体生物发生过程的蛋白，如四次跨膜蛋白(CD9、CD63、CD81)、程序性细胞死亡 6 相互作用蛋白(programmed cell death 6 interacting protein, PDCD6IP/Alix)、肿瘤易感基因 101 蛋白(tumor susceptibility gene 101, TSG101)等，也被作为外泌体的标记蛋白，用于外泌体的鉴定。

2. 微囊泡的形成机制 微囊泡是由细胞膜出芽形成的，直径为 50～1 000 nm 的 EVs。微囊泡的形成与细胞膜双层磷脂的不对称分布密切相关，胞内的钙离子通过激活胞内磷脂爬行酶(phospholipid scramblase)，使磷脂重新分布，从而促进细胞膜出芽形成微囊泡。相较于外泌体，微囊泡的膜组成更能反映亲本细胞的膜组成，其表面含有整合素、选择素以及 CD40 配体等蛋白，这些分子可作为微囊泡的表面标志物，用于区分其他类型的细胞外囊泡。

3. 凋亡小体的形成机制 细胞凋亡是由遗传物质控制的程序性细胞死亡，是机体维持内环境稳态的重要方式之一。凋亡小体是指在细胞凋亡过程中，细胞膜皱缩内陷，形成直径为 500～2 000 nm 的泡状小体。在此过程中，细胞核固缩并碎裂，胞质和细胞器通过出芽、起泡等方式形成球状突起，随后在其根部绞窄并脱落形成凋亡小体。凋亡细胞表面的特殊结构如膜连蛋白 A5(Annexin A5)、血小板反应蛋白(thrombospondin)和补体蛋白 C3b 结合位点，能够加速巨噬细胞识别凋亡小体，并可作为凋亡小体的蛋白标志物，用于鉴别凋亡小体。

二、生物学功能

细胞外囊泡作为信号体，通过激活细胞表面受体，将膜内容物整合到受体细胞膜中，同时将囊泡内的蛋白、核酸和脂质等物质输送到受体细胞，以多效性的方式参与机体的生物学过程。

1. 参与免疫调节 在生理过程中，EVs 可通过参与抗原呈递、主要组织相容性复合体(MHC)分子与抗原的转移，调节免疫反应。它们包括增强调节性 T 细胞功能，抑制自然杀伤细胞(NK)和 $CD8^+$ T 细胞的活性，从而发挥免疫抑制作用；或通过促进造血干细胞的增殖和存活，激活单核细胞、B 细胞和 NK 细胞，实现免疫激活作用。在疾病进展过程中，EVs 可以通过诱导不必要的免疫耐受，促进肿瘤生长，或通过诱导对自身抗原的免疫反应，引发自身免疫性疾病。

2. 参与神经元通信 神经元除了通过突触传递信号外，还可以通过分泌 EVs 进行交流，这有助于突触的形成及一系列神经生物学功能的实现。星形胶质细胞和神经胶质细胞分泌的 EVs 还能够清除体内多余的应激蛋白和淀粉样纤维。此外，EVs 介导的朊病毒蛋白和有毒蛋白聚集体的转移，也可以调节神经性疾病的进展。

3. 诱导血管生成和受损器官修复 器官受损时，应激细胞通过旁分泌方式分泌富含促血管生成因子和生物活性脂类的 EVs，这些 EVs 能够促进血管内皮细胞增殖，促进血管生成。在肿瘤中，肿瘤细胞来源的 EVs 携带表皮生长因子受体(EGFR)及各种刺激肿瘤血管生成的 miRNA，转移至内皮细胞，诱导血管内皮生长因子(VEGF)表达和血管内皮生长因子受体 2(VEGFR2)分泌，进一步促进血管生成。当器官受损时，干细胞来源的 EVs 通过将

囊泡内的 mRNA 与受体细胞结合,抑制细胞凋亡并刺激细胞增殖,从而促进器官修复。因此,EVs 能够通过转移细胞因子、miRNA 及 mRNA 等分子至靶细胞,调控靶细胞蛋白的转录和翻译,进而调控细胞增殖和凋亡。

4. 参与调节凝血级联反应 机体的正常凝血过程由外源凝血途径、内源凝血途径和共同凝血途径组成,三个途径相互关联,形成级联放大效应。EVs 中富含组织因子(TF)和磷脂酰丝氨酸(PS),前者参与外源凝血途径的激活,后者为内源凝血途径提供凝血因子组装表面,共同参与凝血级联反应。除 TF 和 PS 外,EVs 携带的其他促凝分子和受体(如 P 选择素糖蛋白配体 PSGL - 1)能够促进活化血小板与内皮细胞的相互作用,发挥促凝作用。

三、细胞外囊泡与疾病诊断和治疗

细胞外囊泡(EVs)作为细胞间的信号载体,通过介导细胞间的信号传递参与机体的生理和病理过程,在疾病发生和发展中发挥重要作用。EVs 具有细胞来源特异性,其携带的亲代细胞的生物活性物质能够有效反映细胞的病理生理状态,因此 EVs 是开发有效疾病诊断和筛查标志物的潜在来源之一。例如,研究发现血小板来源的 EVs 在多种心血管疾病中增高,其携带的促凝血成分可进一步加重心血管疾病相关血栓形成的风险,增加栓塞的概率;在自身免疫疾病中,EVs 通过诱导外周单核细胞分泌高水平的炎症因子,从而加速疾病进展。因此,外周血中增多的 EVs 可作为自身免疫疾病进展的判断依据。帕金森病(PD)患者神经元来源的 EVs 中 α -突触核蛋白和 miRNA - 10a - 5p 含量显著高于健康人,并与病情严重程度相关,具有成为 PD 诊断有效标志物的潜力。此外,大量队列研究表明,来源于肺癌患者的富含 CD151、CD171、TSPAN8 和赖氨酰氧化酶样 4(LOXL4)的 EVs 可用于肺癌诊断;来源于结直肠癌患者的富含 TMEM211 和 CD24 的 EVs,以及来源于胰腺癌患者的富含磷脂酰肌醇蛋白聚糖 1(GPC1)的 EVs,分别可用于结直肠癌和胰腺癌的诊断。除了蛋白,EVs 内的核酸也可作为肿瘤标志物。例如,研究表明,EVs 内的 miRNA - 378a、miRNA - 18a 和 miRNA - 1290 可用于肺腺癌、肝癌和胃癌的诊断。

利用不同细胞来源的 EVs 治疗相关疾病,已成为 EVs 在疾病治疗中的另一重大应用。例如,科学家们已经建立了通过干扰肿瘤细胞 EVs 的形成和释放来抑制肿瘤细胞增殖的策略,或通过抑制 EVs 表面的 PS,阻断受体细胞接收和内化 EVs,从而实施肿瘤拮抗疗法。此外,干细胞来源的 EVs 被用于治疗中枢神经系统、肝脏、肾脏、心血管疾病和糖尿病等疾病。鉴于 EVs 在细胞间递送活性分子的能力,它们有望通过基因工程手段成为主动靶向的药物载体,增强药物治疗效果。

目前,EVs 技术在临床应用研究仍处于初级阶段,作为细胞间通信的信号体,EVs 在疾病进展中的作用毋庸置疑。随着研究的深入,期待挖掘出更多与 EVs 相关的临床应用。

第二节 细胞外囊泡分离方法

EVs 作为细胞外信号传导的重要途径之一,能够将其内容物和表面分子传递到不同细胞并参与多种生物过程。此外,EVs 携带的各种生物分子能够反映分泌细胞的来源信息,因而被广泛用于临床预后、治疗以及疾病生物标志物的研究。因此，分离和提取高质量的 EVs 在后续研究中至关重要。EVs 分离提纯的关键在于去除标本中与 EVs 理化性质相似的杂质，包括脂蛋白、蛋白质复合体和乳糜颗粒等。

目前常见的 EVs 分离方法包括离心法、沉淀法、超滤法、免疫捕获法和微流控法。MISEV2018（2018 年囊泡研究基本实验要求）将 EVs 的分离方法分为四个层次：高回收率低特异性（PEG 沉淀、低分子量过滤）；中等回收率中等特异性（排阻色谱法、高分子量过滤）；低回收率高特异性（免疫捕获法、排阻色谱法＋超滤法）；高回收率高特异性（目前方法尚不存在）。由于不同研究目的对 EVs 的纯度和得率要求不同，而且每种方法各有其优缺点，因此在选择方法时，通常需要联合几种方法进行优化提纯。

一、离心法

1. *差速离心法*　该法是目前 EVs 提取最经典且应用最广泛的方法，是从细胞、组织和血浆中分离细胞外囊泡的金标准。其原理是不同组分（如脂蛋白、亚细胞器和细胞碎片等）在混匀液中的沉降速率不同，在离心力和离心时间的作用下，通过分离沉淀或上清液的方式去除杂质，从而提取细胞外囊泡。EVs 的大小不同，因此需要不同的离心力。如图 17-2-1 所示，300*g*、2 000*g* 和 10 000*g* 离心，分别去除细胞、死细胞和细胞碎片，连续两次超高速离心力 100 000*g* 去除污染蛋白质，最终得到 EVs。在实验过程中，为了提高 EVs 的产率，通常需要延长离心时间并增大离心力。差速离心法操作简单，适用于大体积样本中 EVs 的分离提取。缺点是操作时间较长，重复的离心操作可能导致 EVs 聚集或破损，从而降低产量和质量，影响后续分析。因此，为了优化离心法并保证 EVs 的得率，通常结合过滤器对其进行改良，并得到广泛应用（图 17-2-2）

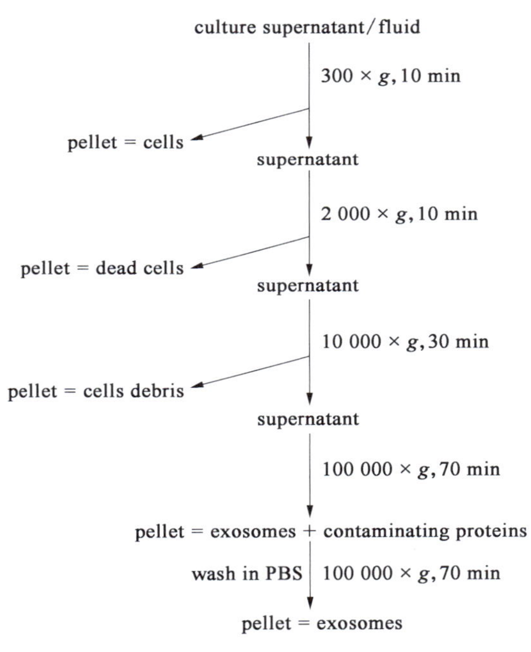

图 17-2-1　离心法实验流程示意图（引自参考文献[12]）

2. *密度梯度离心法*　该法是基于 EVs 的密度（1.13～1.19 g/mL）和质量改进的超速离心方法（图 17-2-3）。在密度梯度溶液中，由于不同组分的密度不同，它们在从上到下的梯度中会在不同位置积累，通过高速离心可以分离出 EVs。蔗糖和碘丙醇是密度梯度离心法中应用最为广泛的介质。与蔗糖相比，碘丙醇具有等渗性、低黏性和惰性等优点。这些介质能够保证 EVs 在离心过程中保持相对稳定的渗透压，从而避免 EVs 的体积和密度发生改变。同时，离心介质还能去除样本中的部分杂质，从而获得较高纯度的 EVs。然而，该方法操作较为复杂，且 EVs 的获得率较低。

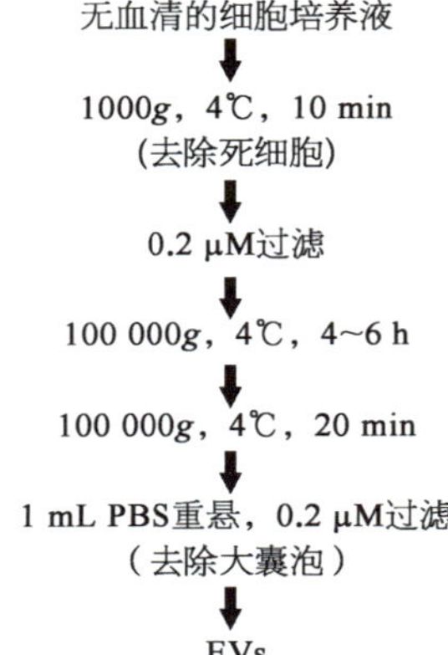

图 17-2-2 改良后离心法实验流程示意图

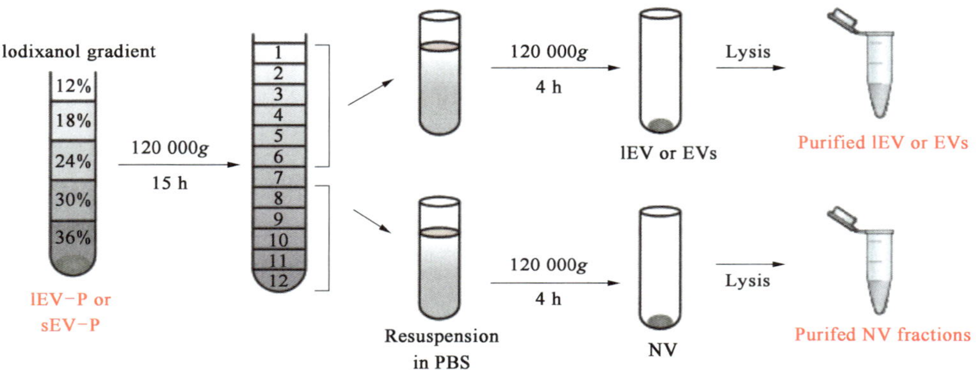

图 17-2-3 密度梯度离心法实验流程示意图(引自参考文献[13])

二、聚合沉淀法

聚合沉淀法早期用于病毒颗粒的富集和提纯，而 EVs 与病毒在生物化学性质上具有相似性。该方法的原理是聚乙二醇(PEG)具有强亲水性，能够与游离水分子结合，改变生物大

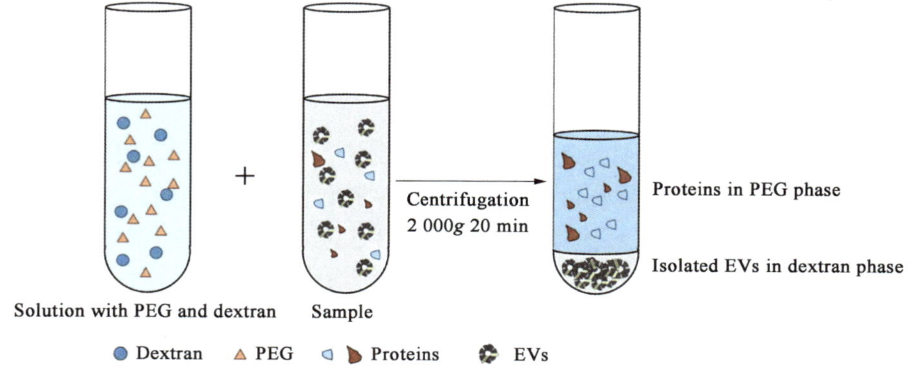

图 17-2-4 沉淀法实验流程示意图(引自参考文献[26])

分子的溶解度，从而使其发生沉淀。在4℃下利用PEG孵育，通过过滤或离心即可沉淀并回收EVs。虽然该方法操作简单，且能够处理大体积样本，因此不少商业化试剂盒是基于此原理开发设计的，但需要注意的是，水分子的减少也会增加脂蛋白的沉淀，导致EVs纯度较低，从而影响后续分析。因此，在涉及EVs生物学功能和生物标志物的实验研究中，沉淀法提取EVs需要谨慎使用。

三、超滤法

超滤法是根据EVs的粒径大小选择相应的超滤膜，通过离心等方法施加压力，使溶液透过滤过膜，从而去除细胞碎片等干扰物(图17-2-5)。在超滤膜的作用下，较大的颗粒被截留，而较小的颗粒则通过具有不同孔径或分子量截止值(MWCO)的膜。该方法操作简单，能够有效浓缩EVs且不影响其生物活性，是分离高质量EVs的首选方法。然而，在外力作用下，大于粒径的杂质也可能通过超滤膜，从而降低EVs的分离效率。此外，膜容易因堵塞和剪切力破坏EVs结构，这一问题可以通过切向流过滤来解决。切向流过滤是指流体平行于超滤膜面流动，在外界压力作用下，超滤膜一直受到平行流力的作用，从而有效减少潜在堵塞，但也会导致EVs的产量降低。

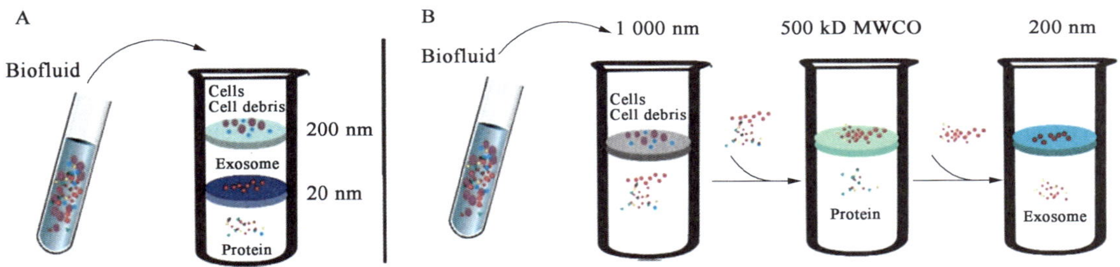

串联式超滤器(A)，当样本通过200 nM的超滤膜时，细胞碎片、凋亡小体和大囊泡被阻断，而直径在20～200 nM的EVs被保留在20 nM的滤膜上。分体式超滤器(B)，样本首先通过1 000 nM的超滤膜，去除细胞及细胞碎片，接着通过500 kD MWCO膜来去除游离蛋白等小颗粒，最后通过200 nM超滤膜收集EVs。

图17-2-5　超滤法实验流程示意图(引自参考文献[15])

四、排阻色谱法

排阻色谱法原理(图17-2-6)与超滤法相似，基于不同大小的分子通过排阻色谱柱凝胶孔的时间长短差异来分离EVs。大分子无法进入凝胶孔，而是沿着凝胶孔缝隙被流动相快速洗脱，因此流速较快；而小分子则先进入凝胶孔后再沿着凝胶孔流出，流程较长，流速较慢。该方法能够获得较高纯度的细胞外囊泡，但操作较为耗时，不适合大量样本的处理。

五、免疫捕获法

EVs表面携带多种特定的膜蛋白，如CD9、CD81、CD63、Hsp70、细胞骨架蛋白、肌动蛋白和TSG101等，这些可以作为EVs分离的特异性标记物。通过设计针对EVs表面膜蛋白的抗体并固定于磁珠上，可通过抗原-抗体特异性结合实现EVs的富集和提取。由于EVs

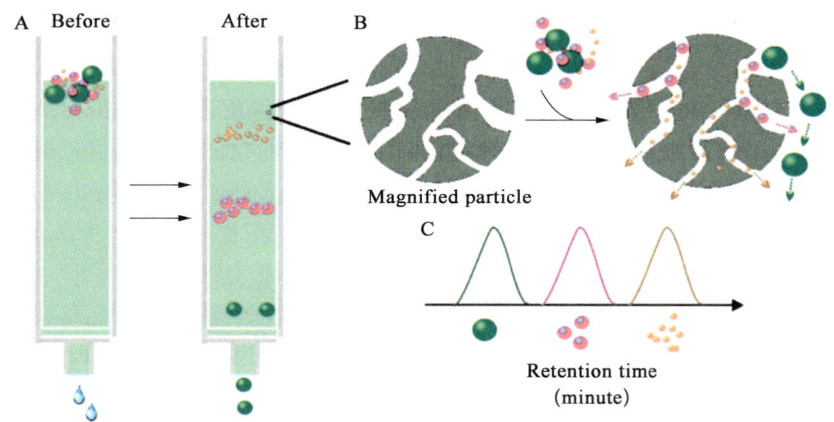

图 17-2-6 排阻色谱法原理示意图(引自参考文献[15])

具有异质性，且同源 EVs 上的标记物丰度各异，因此可以设计特定的抗体组合进行选择性捕获。目前已有成熟的试剂盒应用于临床。免疫捕获法提取 EVs 的优点是高纯度，但其成本较高，不适用于大体积样本的提取。

六、微流控法

微流控芯片技术作为一种新兴的 EVs 提取技术，通过在微米级别的微流控芯片上对微小体积流体的物理和生物化学性质进行微尺度处理与分析，实现了 EVs 的创新分选。待分选的标本通过微流控芯片的微小通道，不同组分(如细胞、碎片颗粒、囊泡)和不同生物分子(如蛋白质、核酸)由于流体阻力、表面张力、分子质量和大小的不同，导致它们流过芯片的时间不一致。该方法具有高灵敏度、高回收率和高纯度的优势，未来有望发展成为一种平台型工具，为 EVs 研究及精准治疗应用提供强有力的技术支持。

七、总结

EVs 的分离方法各具特色，具有不同的优缺点，需根据实验目的选择合适的分离技术。例如，免疫捕获法虽然不能处理大体积样本，但能够得到完整且纯度较高的 EVs；而超速离心法则适用于大体积样本的分离，但可能无法有效分离出密度相似、来源不同的 EVs。EVs 的分离方法并非单一且固定，通常需要结合多种方法才能获得高回收率且高纯度的 EVs。总的来说，EVs 的分离方法仍需不断优化和完善，建立一套省时、高效、高质量且可重复的提取方法显得尤为重要。

第三节 细胞外囊泡鉴定

细胞外囊泡(EVs)携带蛋白质、核酸、脂类等“货物分子”，不仅粒径小、含量低，而且由于细胞来源、细胞状态及分泌途径的不同，EVs 之间存在着高度的异质性和多样性。因此，准确表征和分析 EVs 是研究的关键基础。目前，EVs 的表征主要通过分析其形态特征、粒径大小和标志性蛋白。扫描电子显微镜、透射电子显微镜、冷冻透射电子显微镜和原子力显微镜等显微技术被广泛应用于 EVs 形态的表征。纳米颗粒跟踪分析技术、纳米流式技术、动态光散射技术和可调电阻脉冲传感技术常用于 EVs 粒径和浓度的快速测定。当前常用的 EVs 标志蛋白检测技术包括蛋白免疫印迹法、酶联免疫吸附法和微流控技术等。本节将对 EVs 的表征技术进行总结和概述。

一、EVs 形态表征技术

1. 扫描电子显微术 扫描电子显微镜(scanning electron microscopy, SEM)是 EVs 形态表征中常用且较为成熟的技术。它通过细聚焦的电子束轰击样品表面,利用电子与样品相互作用产生的二次电子、背散射电子等,观察和分析样品表面或断口形貌。在使用 SEM 技术对 EVs 进行鉴定和拍摄时,需要保持真空条件。绝大多数样本此时处于典型的吸附固定和脱水状态,因此 SEM 测得的 EVs 图像常呈碟形或茶托状形态。

2. 透射电子显微术 透射电子显微镜(transmission electron microscopy, TEM)是另一种广泛应用的纳米显微成像技术,也常用于 EVs 的表征。TEM 通过加速并聚焦的电子束投射到非常薄的样品上,使电子与样品中的原子碰撞并改变方向,从而产生立体角散射。散射角的大小与样品的密度和厚度相关,进而形成明暗不同的影像。通常,透射电子显微镜的分辨率为 0.1～0.2 nm。在使用 TEM 对 EVs 进行成像时,常需使用重金属盐,如四氧化锇和乙酸铀等试剂对 EVs 进行负染,以突出其脂质膜结构。此外,结合免疫胶体金标记技术(immunogold labeling, immuno - EM),TEM 也可用于 EVs 表面蛋白的表征分析。

3. 冷冻透射电子显微术 冷冻透射电子显微镜(cryo - TEM)是一种将液相样品中的水或其他溶剂快速冷冻固定后,在低温环境下使用透射电子显微镜进行观察的技术。通过液氮将溶液样品快速降温,使样品由液态迅速转变为玻璃态,从而保证样品的结构和形态完好。随后,样品在高真空、持续低温(通常低于 100 K/－173.15℃)的条件下进行高分辨率成像。与 SEM 或 TEM 相比,Cryo - TEM 不需要对样品进行固定、染色等前处理,而是在冷冻条件下直接分析囊泡,避免了水或溶剂结晶对 EVs 样品结构的破坏及样品干燥引起的结构变化,从而保证了 EVs 的原始状态。因此,在 Cryo - TEM 成像中,EVs 的形态多呈圆形。

4. 原子力显微术 原子力显微镜(atomic force microscope, AFM)是一种通过原子和分子间的相互作用力观察物体表面微观形貌的新型实验技术。它配有一根纳米级的探针,固定在可灵敏操控的微米级弹性悬臂上。当探针接近样品时,探针顶端的原子与样品表面原子之间的作用力会导致悬臂弯曲,偏离原位置。根据扫描时探针的偏移量或振动频率,重建出三维图像,从而间接获得样品表面的形貌或原子成分。在 AFM 检测 EVs 时,通常将 EVs 置于云母支架上,温和干燥后观察。EVs 在 AFM 下呈现圆形。

二、EVs 粒径检测检测技术

1. 纳米颗粒跟踪分析仪 纳米颗粒跟踪分析技术(nanoparticle tracking analysis, NTA)是一种利用光散射和布朗运动特性获得液体中样本粒度分布的检测方法。该技术能够对悬浮液中粒径分布较宽的颗粒进行全面表征,具有分辨率高、检测速度快、准确度高等优点,现已成为文献中最常用的 EVs 粒径测量方法。纳米颗粒在悬浊液中受到周围溶液分子的撞击，做无规则的布朗运动。通过激光照射样品溶液，激光光束以小角度入射，照亮溶液中的颗粒。光学显微镜收集颗粒散射光信号，跟踪颗粒的布朗运动轨迹。通过二维 Stokes-Einstein 方程计算颗粒的流体力学半径。除了散射模式，NTA 仪器还提供荧光检测功能，能通过膜染料、核酸染料等标记抗体来表征荧光标记的 EVs 的浓度和粒径分布。然而，由于光学显微镜难以精确分辨纳米级颗粒，仪器可能将相近的颗粒误识别为单个颗粒，导致粒径测定结果偏大。

2. 纳米流式技术　电子显微镜（透射电镜和扫描电镜）是表征纳米颗粒粒径和形态的主要方法，但它们存在样品制备烦琐、测量速度慢等缺点，尤其在粒径分布统计时存在主观性，并且由于统计颗粒数较少（100～200 个），结果缺乏代表性。厦门大学颜晓梅教授课题组结合瑞利散射和鞘流单分子荧光检测技术，研发了具有自主知识产权的纳米流式检测装置（nano-flow cytometer，nFCM），实现了对低至 40 nm 粒径的 EVs 的单颗粒水平多参数定量检测。nFCM 的分析速度高达每分钟 10 000 个颗粒，仅需几分钟即可获得具有高度统计意义的 EVs 粒径分布特征。纳米流式技术使研究人员能够采用与传统流式细胞术类似的方法对 EVs 进行多参数定量检测，具有速度快、统计精确性好、实用性强等优点。此外，纳米流式技术还可用于 EVs 蛋白的检测。

3. 动态光散色技术　动态光散射（dynamic light scattering，DLS），也称为光子相关光谱法（photon correlation spectroscopy，PCS）或准弹性光散射（quasi-elastic light scattering，QELS），是确定溶液样品中悬浮体或聚合物中颗粒尺寸和半径分布的常用分析方法之一，常用于 EVs 的粒径分析。单色光束（如激光）照射到含有以布朗运动形式移动的 EVs 的测试溶液中，当光照射到移动的粒子时，光波会发生多普勒频移，从而改变原始光的波长。该改变与 EVs 的尺寸密切相关。通过测量光子自相关函数，评估 EVs 在介质中的扩散系数，可以计算出颗粒的尺寸分布，并详细描述颗粒在介质中的运动。

4. 可调电阻脉冲传感技术　可调电阻脉冲传感（tunable resistive pulse sensing，TRPS）是一种利用纳米孔技术，在单颗粒水平上快速测定溶液中纳米颗粒粒径分布和浓度的方法。胶体粒子悬浮在导电溶液中，并通过膜上的一个或多个孔，产生电阻脉冲。这些电脉冲可通过相应软件收集和分析，将测得的孔隙堵塞数量和大小转化为颗粒浓度和直径。Vogel 等研究者采用多角度动态光散射（MADLS）、非对称流场流分馏和多角度光散射（AF4-MALS）、离心液体沉降（CLS）、纳米颗粒跟踪分析（NTA）、可调电阻脉冲传感（TRPS）和高灵敏度纳米流式细胞术（nFCM）分别检测了 EVs、聚苯乙烯颗粒和脂质体等多种纳米颗粒。TRPS 的检测量程为 40 nm～20 μm，所需样品量少（40 μL），测量成本较低，测量时间较短，且浓度测量准确性高，适用于多模态样品分析。

三、EVs 蛋白检测方法和技术

1. 蛋白质免疫印迹法（Western Blot，WB）　该法是分子生物学、生物化学和免疫遗传学中常用的一种实验方法，能够对蛋白质进行定性和半定量分析。目前，绝大多数文章均采用该方法分析 EVs 中的蛋白，以证明某些标志蛋白在 EVs 中的存在。将纯化的 EVs 用含变性剂和蛋白酶抑制剂的裂解缓冲液处理，利用聚丙烯酰胺凝胶电泳按分子量分离蛋白样本，再转移到膜上，最后通过一抗/二抗复合物对靶蛋白进行特异性检测。该方法操作步骤烦琐且耗时较长，但可以提供 EVs 中不同蛋白质的定量分析。

2. 酶联免疫吸附测定法(enzyme-linked immunosorbent assay，ELISA)　该法是一种成熟的蛋白质定量技术。在“双抗体夹心法”中，使用已连接捕获抗体的固相载体来捕获纯化的细胞裂解液(cell lysate，CL)或 EVs 裂解物，然后使用另一种检测抗体与被捕获的 EVs 靶标结合，从而实现对特定蛋白质的检测。

3. 基于微流控技术　该技术所发展出的多项新型检测方法，因其体积小、操作简便，在众多检测技术中脱颖而出，为 EVs 的检测与分析提供了可行的解决方案。

(1) 表面等离子体共振(surface plasmon resonance，SPR)：是一种无标签的实时跟踪传感技术，通过分子吸附在金属表面引起折射率的变化来分析生物分子的痕量。近年来，基于 SPR 技术的纳米传感器因其在分子检测中的高灵敏性而备受关注。Hu 等人开发了一种基于 SPR 的 EVs 微流控芯片传感器，该团队将 EVs 蛋白抗体(如 CD9)修饰在金表面，利用抗体微阵列捕获 EVs 后，金表面的折射率发生改变，从而实现了对肿瘤细胞培养液中 EVs 的定量检测，为 EVs 的分离分析提供了一种简便、高效的策略。

(2) 核磁共振(nuclear magnetic resonance，NMR)：是一种基于磁矩不为零的原子核在外磁场作用下自旋能级发生塞曼分裂并共振吸收某一定频率射频辐射的物理过程，由 Purcell 和 Bloch 在 1946 年发现。Lee 等人将用于 NMR 测量的微线圈嵌入到微流控芯片的中间层，通过抗体与 EVs 的作用后与磁性纳米颗粒偶联，使用内置微线圈进行核磁共振测量，以确定样品的 R2 值，从而实现对 EVs 膜蛋白的检测。

(3) 电化学传感：该方法因其低成本、快速响应、高灵敏度、少量样品等优点在生化检测领域受到广泛关注。在电化学检测过程中，识别元件(如抗体、适配体等)被修饰到化学电极上与 EVs 特异性结合，再利用不同的电化学检测技术(如伏安法、安培法、阻抗法、电位法等)对电极进行检测，从而获得样品中 EVs 的浓度和表面蛋白等信息。研究人员利用该方法开发了一种基于适配体的电化学生物传感器，用于 EVs 的定量检测。该传感器将 EVs 跨膜蛋白 CD63 适配体固定在金电极表面，与含亚甲蓝标记的探针链杂交。当检测到 EVs 时，探针链释放出来，电化学信号以与分析物浓度成正比的方式降低。将该装置整合到微流控芯片中，可以对浓度在$(1\sim100)\times10^6$ 个粒子/mL 范围内的 EVs 样本进行定量检测。

(钟田雨)

参考文献

[1] Hanson PI, Cashikar A. Multivesicular body morphogenesis[J]. Annual Review of Cell and Developmental Biology, 2012, 28: 337 - 362.

[2] Raposo G, Stoorvogel W. Extracellular vesicles: exosomes, microvesicles, and friends[J]. J Cell Biol, 2013, 200(4): 373 - 383.

[3] Clayton A, Mitchell JP, Court J et al. Human tumor-derived exosomes selectively impair lymphocyte responses to interleukin-2[J]. Cancer Research, 2007, 67(15): 7458 - 7466.

[4] Clayton A, Mitchell JP, Court J, et al. Human tumor-derived exosomes down-modulate NKG2D expression[J]. Journal of Immunology, 2008, 180(11): 7249 - 7258.

[5] Baj-Krzyworzeka M, Majka M, Pratico D, et al. Platelet-derived microparticles stimulate proliferation,

survival, adhesion, and chemotaxis of hematopoietic cells[J]. Experimental Hematology, 2002, 30(5): 450-459.

[6] Sprague DL, Elzey BD, Crist SA, et al. Platelet-mediated modulation of adaptive immunity: unique delivery of CD154 signal by platelet-derived membrane vesicles[J]. Blood, 2008, 111(10): 5028-5036.

[7] Al-Nedawi K, Meehan B, Kerbel RS, et al. Endothelial expression of autocrine VEGF upon the uptake of tumor-derived microvesicles containing oncogenic EGFR[J]. Proceedings of the National Academy of Sciences of the United States of America, 2009, 106(10): 3794-3799.

[8] Falati S, Liu Q, Gross P, et al. Accumulation of tissue factor into developing thrombi in vivo is dependent upon microparticle P-selectin glycoprotein ligand 1 and platelet P-selectin[J]. The Journal of Experimental Medicine, 2003, 197(11): 1585-1598.

[9] Sandfeld-Paulsen B, Jakobsen KR, Bæk R, et al. Exosomal Proteins as Diagnostic Biomarkers in Lung Cancer[J]. Journal of Thoracic Oncology, 2016, 11(10): 1701-1710.

[10] Li R, Wang Y, Zhang X, et al. Exosome-mediated secretion of LOXL4 promotes hepatocellular carcinoma cell invasion and metastasis[J]. Molecular Cancer, 2019, 18(1): 18.

[11] Théry C, Witwer KW, Aikawa E, et al. Minimal information for studies of extracellular vesicles 2018 (MISEV2018): a position statement of the International Society for Extracellular Vesicles and update of the MISEV2014 guidelines[J]. Journal of Extracellular Vesicles, 2018, 7(1): 1535750.

[12] Théry C, Amigorena S, Raposo G, et al. Isolation and characterization of exosomes from cell culture supernatants and biological fluids[J]. Current Protocols in Cell Biology, 2006, Chapter 3: Unit 3. 22.

[13] Zhang Q, Jeppesen DK, Higginbotham JN, et al. Comprehensive isolation of extracellular vesicles and nanoparticles[J]. Nature Protocols, 2023, 18(5): 1462-1487.

[14] Kang H, Kim J, Park JJM, et al. Methods to isolate extracellular vesicles for diagnosis[J]. Circulation Research, 120(10): 1632-1648.

[15] Yang D, Zhang W, Zhang H, et al. Progress, opportunity, and perspective on exosome isolation-efforts for efficient exosome-based theranostics[J]. Theranostics, 2020, 10(8): 3684-3707.

[16] van der Pol E, Hoekstra AG, Sturk A, et al. Optical and non-optical methods for detection and characterization of microparticles and exosomes[J]. J Thromb Haemost, 2010, 8(12): 2596-2607.

[17] Yuana Y, Koning RI, Kuil ME, et al. Cryo-electron microscopy of extracellular vesicles in fresh plasma[J]. J Extracell Vesicles, 2013, 2: 1, 21494.

[18] Sharma S, Rasool HI, Palanisamy V, et al. Structural-mechanical characterization of nanoparticle exosomes in human saliva, using correlative AFM, FESEM, and force spectroscopy[J]. ACS Nano, 2010, 4(4): 1921-1926.

[19] Gardiner C, Ferreira YJ, Dragovic RA, et al. Extracellular vesicle sizing and enumeration by nanoparticle tracking analysis[J]. J Extracell Vesicles, 2013, 2013: 2.

[20] Tian Y, Ma L, Gong M, et al. Protein profiling and sizing of extracellular vesicles from colorectal cancer patients via flow cytometry[J]. ACS Nano, 2018, 12(1): 671-680.

[21] Coumans FA, van der Pol E, Boing AN, et al. Reproducible extracellular vesicle size and concentration determination with tunable resistive pulse sensing[J]. J Extracell Vesicles, 2014, 3: 25922.

[22] Vogel R, Savage J, Muzard J, et al. Measuring particle concentration of multimodal synthetic reference materials and extracellular vesicles with orthogonal techniques: Who is up to the challenge? [J]. J Extracell Vesicles, 2021, 10(3): e12052.

[23] Lobb RJ, Becker M, Wen SW, et al. Optimized exosome isolation protocol for cell culture supernatant and human plasma[J]. J Extracell Vesicles, 2015, 4: 27031.

[24] Kalluri R, LeBleu VS. The biology, function, and biomedical applications of exosomes[J]. Science

(New York, NY), 2020, 367: 6478.
[25] Peinado H, Zhang H, Matei IR, et al. Pre-metastatic niches: organ-specific homes for metastases[J]. Nature reviews Cancer, 2017, 17(5): 302 - 317.
[26] Han C, Yang J, Sun J, Qin G. et al. Extracellular vesicles in cardiovascular disease: Biological functions and therapeutic implications[J]. Pharmacology & Therapeutics, 2022, 233: 108025.
[27] Batrakova EV, Kim MS. Using exosomes, naturally-equipped nanocarriers, for drug delivery[J]. Journal of controlled release: official journal of the Controlled Release Society, 2015, 219: 396 - 405.
[28] Riazifar M, Mohammadi MR, Pone EJ, et al. Stem cell-derived exosomes as nanotherapeutics for autoimmune and neurodegenerative disorders[J]. ACS nano, 2019, 13(6): 6670 - 6688.
[29] Srivastava A, Amreddy N, Babu A, et al. Nanosomes carrying doxorubicin exhibit potent anticancer activity against human lung cancer cells[J]. Scientific Reports, 2016, 6: 38541.
[30] Kamerkar S, LeBleu VS, Sugimoto H, et al. Exosomes facilitate therapeutic targeting of oncogenic KRAS in pancreatic cancer[J]. Nature, 2017, 546(7659): 498 - 503.
[31] Gordón-Alonso M, Yañez-Mó M, Barreiro O, et al. Tetraspanins CD9 and CD81 modulate HIV-1-induced membrane fusion[J]. Journal of Immunology, 2006, 177(8): 5129 - 5137.
[32] Luan X, Sansanaphongpricha K, Myers I, et al. Engineering exosomes as refined biological nanoplatforms for drug delivery[J]. Acta Pharmacologica Sinica, 2017, 38(6): 754 - 763.
[33] Srivastava A, Babu A, Filant J, et al. Exploitation of Exosomes as Nanocarriers for Gene-, Chemo-, and Immune-Therapy of Cancer[J]. Journal of biomedical nanotechnology, 2016, 12(6): 1159 - 1173.
[34] El Andaloussi S, Lakhal S, Mäger I, et al. Exosomes for targeted siRNA delivery across biological barriers[J]. Advanced Drug Delivery Reviews, 2013, 65(3): 391 - 397.
[35] Qi H, Liu C, Long L, et al. Blood exosomes endowed with magnetic and targeting properties for cancer therapy[J]. ACS Nano, 2016, 10(3): 3323 - 3333.
[36] Sadana A, Vo-Dinh T. Antibody-antigen binding kinetics. A model for multivalency antibodies for large antigen systems[J]. Applied Biochemistry and Biotechnology, 1997, 67(1 - 2): 1 - 22.
[37] Zhang P, Wang C, Zhao J, et al. Near infrared-guided smart nanocarriers for microRNA-controlled release of doxorubicin/siRNA with intracellular ATP as fuel[J]. ACS Nano, 2016, 10(3): 3637 - 3647.
[38] Acharya S, Sahoo SK. PLGA nanoparticles containing various anticancer agents and tumour delivery by EPR effect[J]. Advanced Drug Delivery Reviews, 2011, 63(3): 170 - 183.
[39] Meng Z, Zhou X, Xu J, et al. Light-triggered in situ gelation to enable robust photodynamic-immunotherapy by repeated stimulations[J]. Advanced Materials, 2019, 31(24): e1900927.

第十八章　生物信息学软件与数据库应用

第一节　概　　述

生物信息学(bioinformatics)是由生物科学、计算机科学、信息科学和统计学等多个学科交叉发展而成的新兴学科。它以计算机为主要工具,开发各种软件并提供相关在线数据库,收集和分析数据的相关信息,如 DNA 和蛋白质的序列和结构。数据库(database)是生物信息学的核心内容,也是分析生物信息学数据的重要基础。随着高通量测序技术的不断发展,各大生物信息学资源数据库和强大的软件工具应运而生,帮助研究人员揭示生物遗传数据背后的规律,并在生物学和医学研究中发挥着至关重要的作用。本节主要介绍 5 个常见的数据库及 4 个常用的在线生物信息学分析工具。其中,数据库包括综合性基础数据库 NCBI (National Center for Biotechnology Information)、核酸数据库 GenBank、蛋白序列数据库 UniProt(Universal Protein)、基因表达综合数据库 GEO(Gene Expression Omnibus)及肿瘤基因图谱数据库 TCGA(The Cancer Genome Atlas);在线生物信息学分析工具包括 DAVID(https://david.ncifcrf.gov)、Metascape(https://metascape.org)、GEPIA2 (gepia2.cancer-pku.cn)及蛋白相互作用(protein-protein interaction, PPI)数据库 STRING (https://cn.string-db.org)。

一、综合基础数据库:NCBI

美国国家生物技术信息中心(National Center for Biotechnology Information, NCBI)由美国国立卫生研究院(National Institutes of Health, NIH)于 1988 年创办,是国立医学图书馆(National Library of Medicine, NLM)下属的一个中心,旨在开发分子生物学信息系统。NCBI 目前创建并维护 40 多个综合数据库,包括 PubMed、GenBank、BLAST、Structure 等工具。NCBI 的数据来源包括:研究人员直接提交的数据、与数据提供者和研究联盟的国家及国际合作或协议,以及内部整理的数据。通过提供在线生物学数据和生物信息学分析工具,NCBI 帮助研究人员更好地理解生物学问题,并有助于分析基因组数据及传播生物医学信息。

二、核酸数据库：GenBank

GenBank是一个全面的核苷酸序列公共数据库，由NCBI维护，汇集并注释了所有公开的核酸及蛋白质序列。GenBank可通过NCBI的Entrez检索系统访问，该系统集成了来自主要DNA和蛋白质序列数据库的数据，包括分类、基因组、图谱、蛋白质结构和结构域信息，以及PubMed上的生物医学期刊文献。GenBank的完整双月版本和每日更新，可通过匿名FTP访问。

三、蛋白序列数据库：UniProt

UniProt，全称Universal Protein，是一个国际性的蛋白质序列数据库，核心以实验验证的蛋白质功能为主，同时也收录了通过基因模型预测的蛋白质序列。UniProt整合了来自EBI(European Bioinformatics Institute)、SIB(Swiss Institute of Bioinformatics)和PIR(Protein Information Resource)三大数据库的资源，成为全球最为丰富的蛋白质信息库，是蛋白质序列与功能的知识库。UniProt由UniProtKB、UniRef和UniParc三部分组成，可用于检索和分析蛋白质序列。UniProtKB是UniProt的核心部分，集中收录蛋白质功能信息，为每一条记录提供核心数据，包括氨基酸序列、蛋白质名称或描述、分类学数据及文献引用等信息。

四、基因表达综合数据库：GEO

基因表达综合数据库(Gene Expression Omnibus，GEO，http://www.ncbi.nlm.nih.gov/geo)是一个由NCBI于2000年创建并维护的高通量基因表达数据库，是国际上提交的高通量微阵列和下一代序列功能基因组数据集的重要公共资源。该资源库支持原始数据、处理过的数据和元数据的归档，并对这些数据进行索引、交叉链接和搜索。所有数据均以多种格式免费提供下载，帮助用户查询、分析和可视化数据。随着数据库的发展，GEO2R(一个基于R的网络应用程序)也已发布，进一步帮助用户分析GEO数据。这些数据包括mRNA、基因组DNA和蛋白质丰度的检测，以及非阵列技术的数据，如基因表达系列分析(SAGE)、质谱蛋白质组学数据和高通量测序数据。该数据库及工具仍在不断更新和开发，旨在帮助用户更好地探索和提取有意义的信息，并发现新的生物学规律。

五、肿瘤基因组图谱数据库：TCGA

癌症基因组图谱(The Cancer Genome Atlas，TCGA)是一项具有里程碑意义的癌症基因组学计划，已对33种癌症类型中的20 000多个原发性癌症样本和匹配的正常样本进行了分子鉴定。此项目由美国国家癌症研究所(National Cancer Institute，NCI)和美国国家人类基因组研究所(National Human Genome Research Institute，NHGRI)于2006年联合开展，汇集了来自不同学科和多个机构的研究人员。

TCGA生成了超过2.5 PB的基因组、表观基因组、转录组和蛋白质组数据，成为目前最大的癌症基因数据库，并将继续向公众开放，供全球研究人员使用。其庞大的样本量和多样化的数据类型为研究界提供了丰富的基因组学数据资源，显著提高了研究人员在癌症诊断、治疗和预防方面的能力。

六、DAVID

DAVID(The Database for Annotation, Visualization and Integrated Discovery)不仅是一个生物信息数据库,也是一款在线分析工具。该数据库整合了大量生物学数据和分析功能,主要用于差异基因的功能和通路富集分析。通过将输入的基因列表与生物学注释相结合,DAVID 为大规模基因或蛋白数据(例如成百上千个基因 ID 或蛋白 ID 列表)提供系统综合的生物功能注释信息,从而帮助研究人员识别富集最显著的生物学注释,进而理解相关的生物学背景。

七、Metascape

Metascape 结合了功能丰富的基因组注释、相互作用物组分析和搜索功能,是一款功能强大的基因功能注释分析工具。它帮助研究人员将生物信息学方法应用于需要批量处理的基因和蛋白质分析,以实现对基因或蛋白功能的认知。Metascape 覆盖领域广泛,整合了基因本体论(Gene Ontology, GO)、KEGG(Kyoto Encyclopedia of Genes and Genomes)、STRING、UniProt 等多个权威数据库,使其不仅能够完成通路富集和生物学过程注释,还能进行基因相关的蛋白质网络分析和药物分析,致力于为科研工作者提供每个基因全面而详细的信息。

八、GEPIA 2

基因表达谱交互式分析(Gene Expression Profiling Interactive Analysis, GEPIA)数据库于 2017 年推出,是基于 TCGA 和 GTEx 数据库中肿瘤和正常样本的基因表达分析的有价值且被高引用的资源。GEPIA2 是其更新和增强版,提供了更丰富的功能。GEPIA2 涵盖 198 619 个亚型和 84 种癌症亚型,已将基因表达量化从基因水平扩展到转录本水平,并支持特定癌症亚型的分析及亚型间的比较。此外,GEPIA2 借鉴单细胞测序研究中的基因特征定量分析新技术,提供定制化分析,用户可以上传自己的 RNA - seq 数据,并与 TCGA 和 GTEx 样品进行比较。GEPIA2 还提供 API,支持批量处理并轻松检索分析结果。用户可根据特定数据集应用自定义统计方法和阈值,动态获取差异表达基因及其在染色体上的位置分布。总之,GEPIA2 为用户提供了更大的资源库,可以深入、广泛地研究感兴趣的基因,成为实验生物学家和临床医生探索癌症基因组大数据的首选工具之一。

九、STRING

STRING 数据库是一个专门用于蛋白质间相互作用搜索的数据库,由欧洲分子生物实验室(European Molecular Biology Laboratory, EMBL)Peer Bork 团队开发。该数据库不仅涵盖蛋白质间的直接物理相互作用,还包括间接的功能相关性。

STRING 基于公共数据库和文献数据,整合了多个重要的公共资源,如 UniProt、KEGG、NCBI 和 Gene Ontology 等,形成了一个全面的蛋白质相互作用网络数据库。该数据库不仅提供蛋白质相互作用网络的可视化,还包括蛋白质家族、通路和亚细胞定位等信息,帮助研究人员深入理解蛋白质的功能和相互关系。此外,STRING 还提供了聚类分析和 GO 富集分析等一系列分析工具,助力用户探索并发现有意义的生物学课题。

第二节　常用生物信息学数据库检索

一、综合基础数据库：NCBI

进入 NCBI 主页(https://www.ncbi.nlm.nih.gov)，如图 18-2-1 所示。

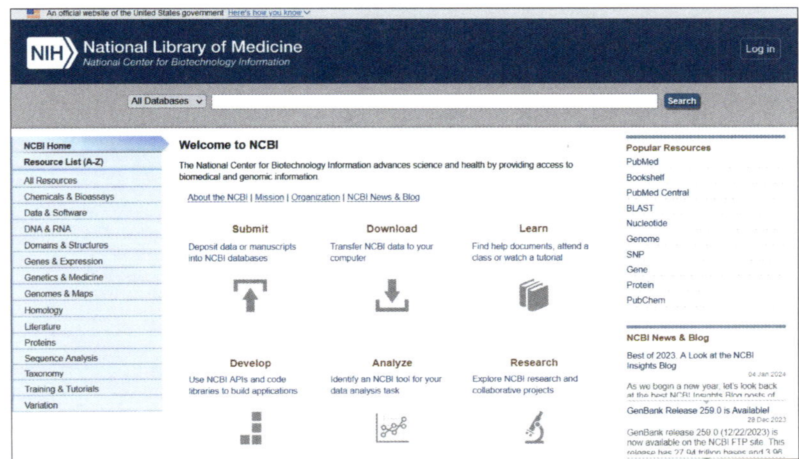

图 18-2-1　NCBI 主页

点击 All Databases 下拉框，出现所示各数据库的下拉列表(图 18-2-2)。

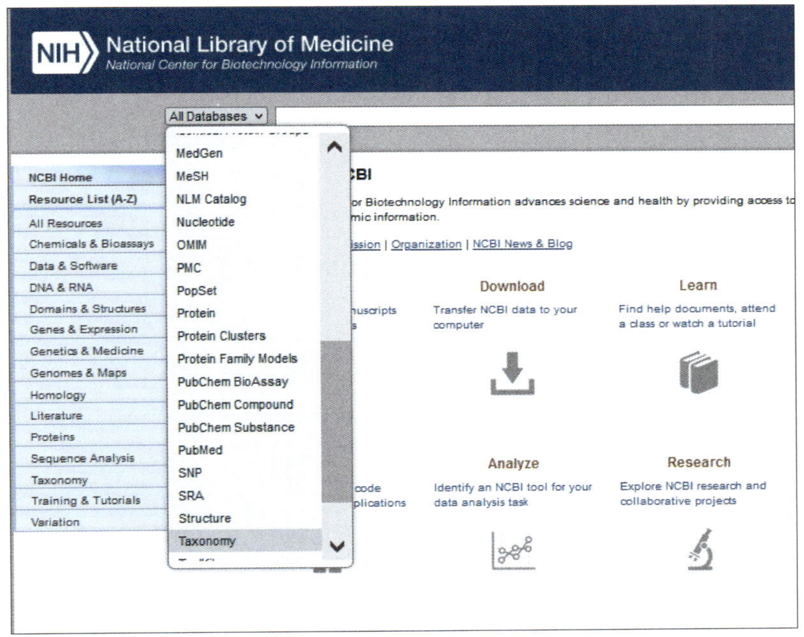

图 18-2-2　NCBI 主页 All Databases 下拉列表

下面以 *TP53* 基因为例，进行基因查询(图 18－2－3)。

图 18－2－3 在 NCBI 查询基因 *TP53*

点击 Search，查询结果如下(图 18－2－4)。

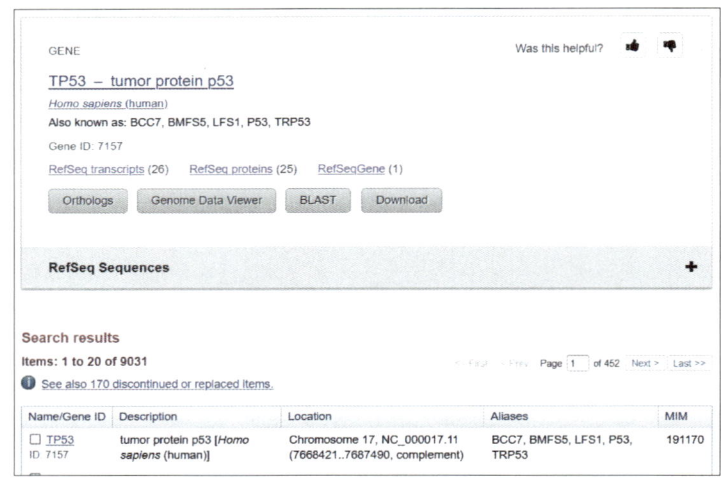

图 18－2－4 NCBI 查询基因 *TP53* 的结果

GENE 界面即为目的基因 *TP53* 的相关信息，下方根据研究选择相应的物种(此处默认为人类)，点击即可获取更多信息(图 18－2－5、图 18－2－6)。

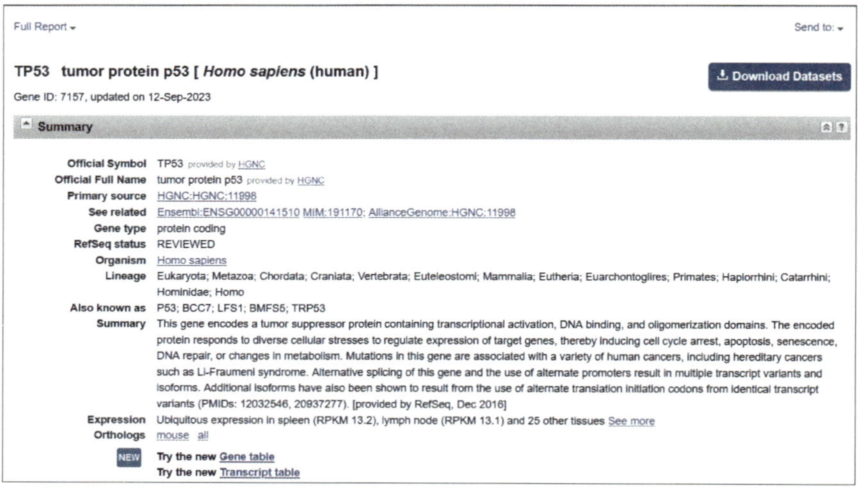

图 18－2－5 人类 *TP53* 基因信息概要

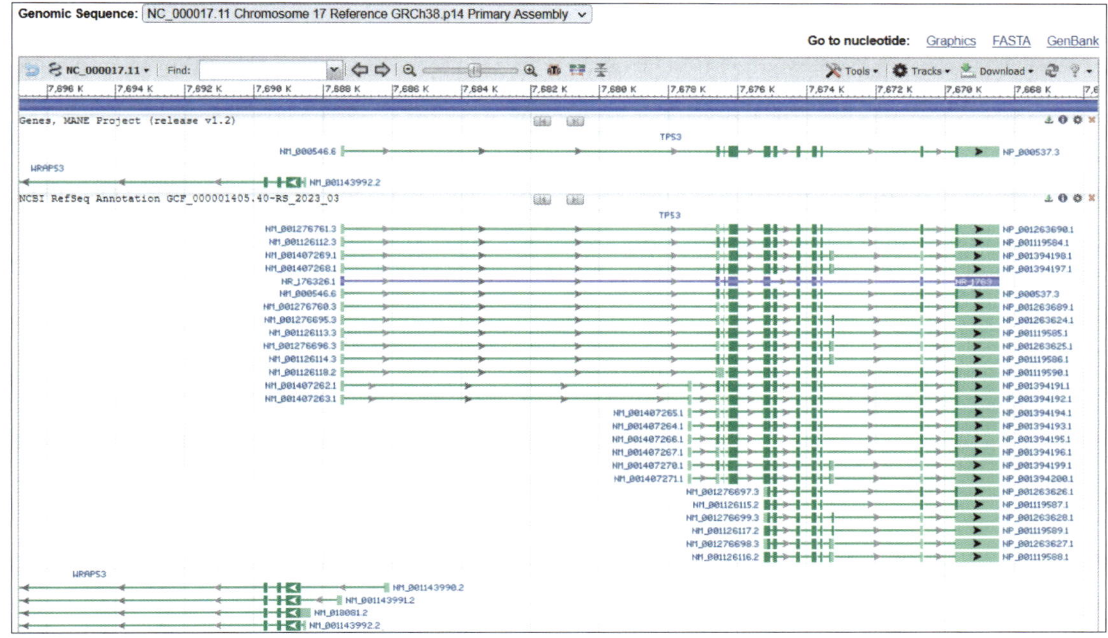

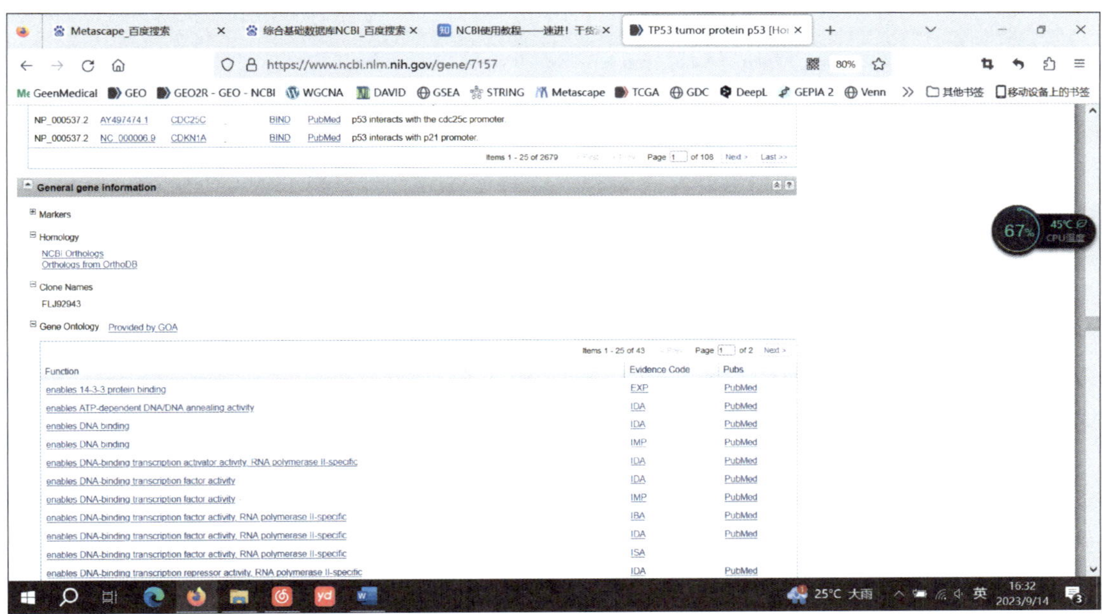

图 18－2－6　人类 *TP53* 基因详细信息

页面呈现一系列详细信息，主要包含基因组区域、转录本和产物、表型、变异和其他相关基因等信息(图 18－2－6)。

关于 NCBI 提供的功能与信息远远不止于此，用户可在“图 18－2－3”中“Gene”进行下拉修改选项，根据研究需求选择所要查询的板块进一步了解。

二、核酸数据库：GenBank

国际核酸序列数据库协会(INSDC，http://www.insdc.org)由美国国家生物技术中心(NCBI)的GenBank、欧洲分子生物学实验室(EMBL)的欧洲核苷酸序列数据集(European Nucleotide Archive，ENA)和日本的DNA数据库(DNA Data Bank of Japan，DDBJ)共同建立。此外，中国国家基因组科学数据中心(National Genomics Data Center，NGDC)提供的数据库组学原始数据归档库(Genome Sequence Archive，GSA)也被广泛使用。本节以GenBank为例介绍核酸数据库的使用。

首先进入GenBank主页(www.ncbi.nlm.nih.gov/genbank)(图18-2-7)。

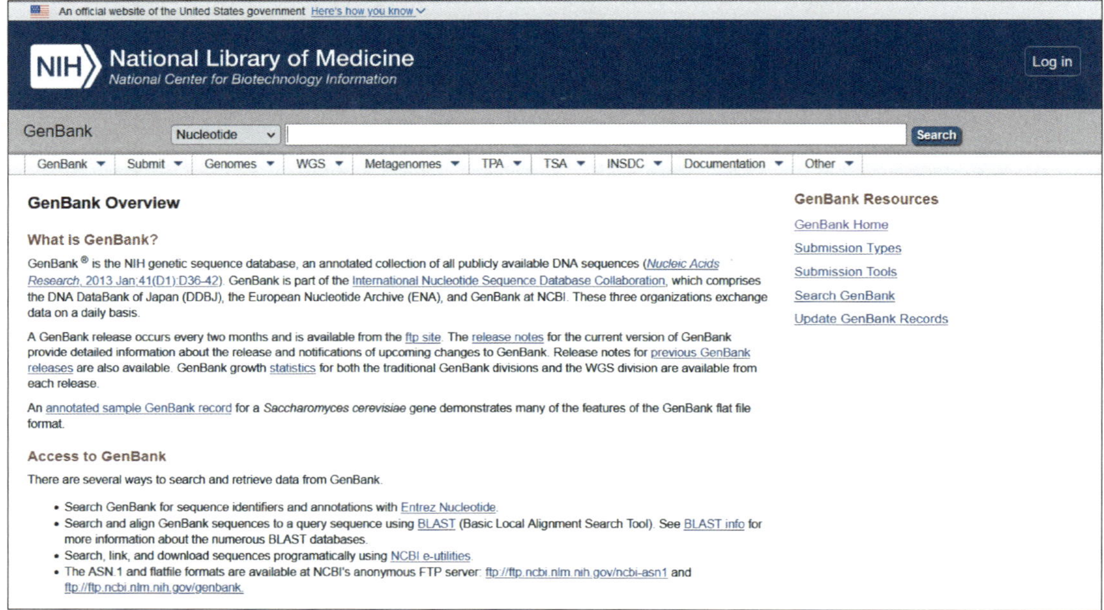

图18-2-7 GenBank主页

GenBank数据库获取核酸序列的方法主要有以下4种(图18-2-8)：

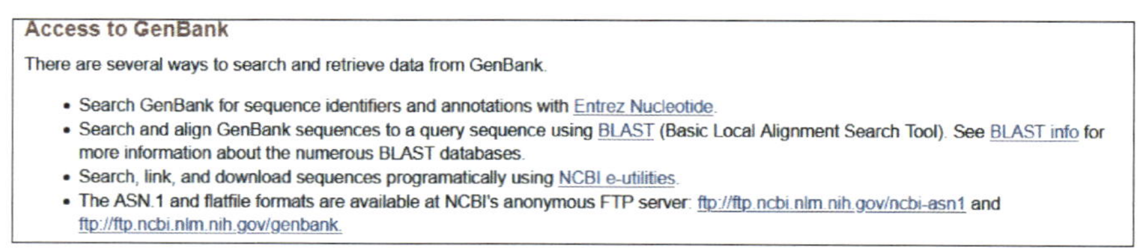

图18-2-8 GenBank数据库获取核酸序列的方法

1) 通过Entrez检索系统：GenBank中的序列记录可通过NCBI Entrez检索系统访问。可以使用Entrez Nucleotide搜索GenBank中的序列标识符和注释。

2) 通过BLAST序列相似性搜索：这是最基础且最常用的方法。序列相似性检索是

GenBank 数据库分析的一个重要类型，此外，NCBI 还提供 BLAST 系列程序（BLAST. NCBI. nlm. nih. gov）用于检测查询序列与数据库序列之间的相似性。

3）通过使用 NCBI 工具搜索和下载序列。

4）通过 FTP 站点：NCBI 以传统的平面文件格式和用于内部维护的 ASN. 1 格式发布 GenBank 版本。通过匿名 FTP，可以从 NCBI 的 ftp. ncbi. nlm. nih. gov/genbank 网站获取每两个月发布一次的 GenBank 全文以及每日更新（其中包括来自 EMBL－Bank 和 DDBJ 的序列数据）。也可以使用 Aspera 客户端高速下载 GenBank，网址为 www. ncbi. nlm. nih. gov/public/。

三、蛋白序列数据库 UniProt

首先进入 UniProt 主页（https://www. uniprot. org）（图 18－2－9）：

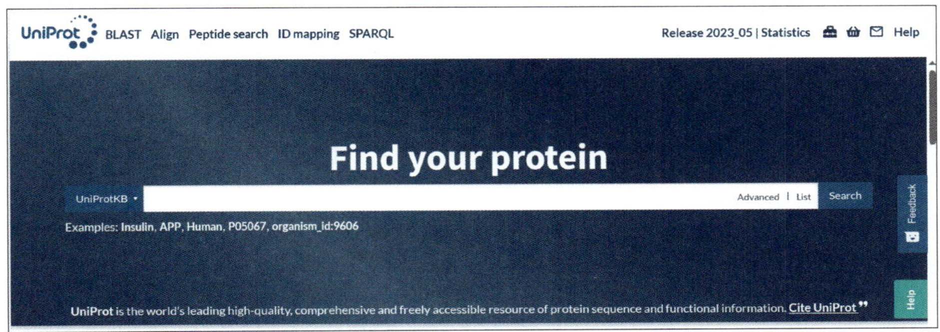

图 18－2－9　UniProt 主页

在上面的搜索框中输入基因名/UniProt ID/物种名，点击 Search 后，呈现如下界面（以 *TP53* 为例）（图 18－2－11）。

可以看到在显示 *TP53* 相关信息之前，有两种模式供用户选择，一种是卡片式（Cards），另一种是表格式（Table），任选其一即可进入并读取 *TP53* 相关信息，本次操作选择“Table”（图 18－2－10）。

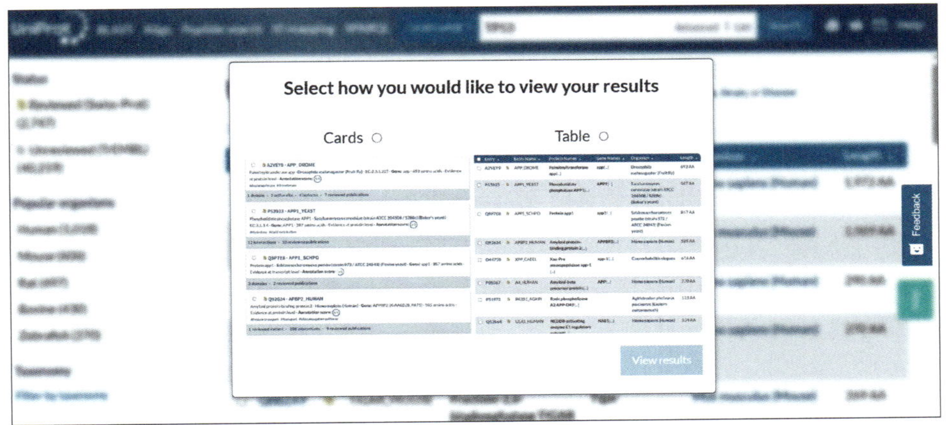

图 18－2－10　UniProt 蛋白搜索界面模式

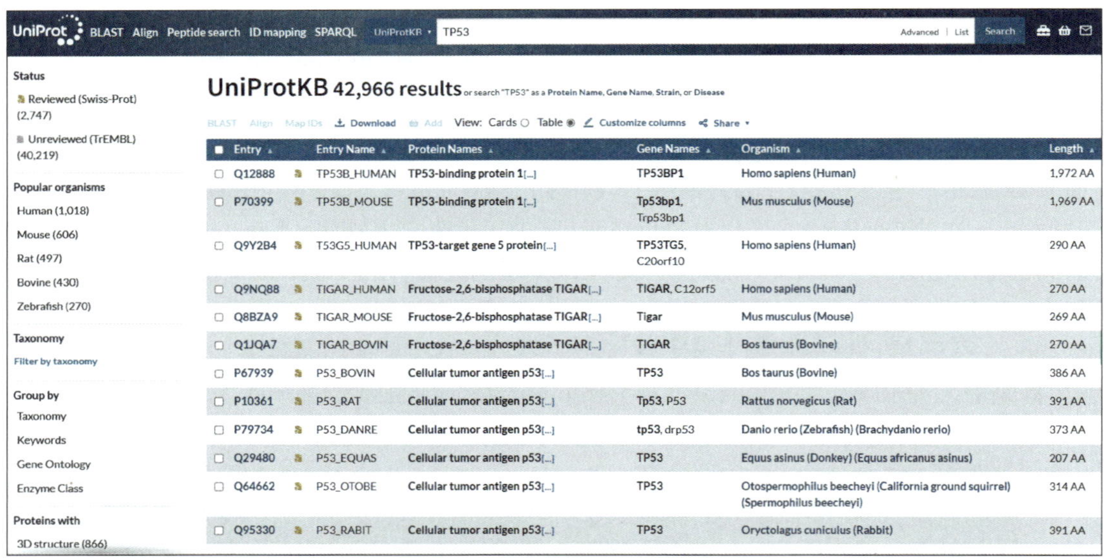

Entry	Entry Name	Protein Names	Gene Names	Organism	Length
Q12888	TP53B_HUMAN	TP53-binding protein 1[...]	TP53BP1	Homo sapiens (Human)	1,972 AA
P70399	TP53B_MOUSE	TP53-binding protein 1[...]	Tp53bp1, Trp53bp1	Mus musculus (Mouse)	1,969 AA
Q9Y2B4	T53G5_HUMAN	TP53-target gene 5 protein[...]	TP53TG5, C20orf10	Homo sapiens (Human)	290 AA
Q9NQ88	TIGAR_HUMAN	Fructose-2,6-bisphosphatase TIGAR[...]	TIGAR, C12orf5	Homo sapiens (Human)	270 AA
Q8BZA9	TIGAR_MOUSE	Fructose-2,6-bisphosphatase TIGAR[...]	Tigar	Mus musculus (Mouse)	269 AA
Q1JQA7	TIGAR_BOVIN	Fructose-2,6-bisphosphatase TIGAR[...]	TIGAR	Bos taurus (Bovine)	270 AA
P67939	P53_BOVIN	Cellular tumor antigen p53[...]	TP53	Bos taurus (Bovine)	386 AA
P10361	P53_RAT	Cellular tumor antigen p53[...]	Tp53, P53	Rattus norvegicus (Rat)	391 AA
P79734	P53_DANRE	Cellular tumor antigen p53[...]	tp53, drp53	Danio rerio (Zebrafish) (Brachydanio rerio)	373 AA
Q29480	P53_EQUAS	Cellular tumor antigen p53[...]	TP53	Equus asinus (Donkey) (Equus africanus asinus)	207 AA
Q64662	P53_OTOBE	Cellular tumor antigen p53[...]	TP53	Otospermophilus beecheyi (California ground squirrel) (Spermophilus beecheyi)	314 AA
Q95330	P53_RABIT	Cellular tumor antigen p53[...]	TP53	Oryctolagus cuniculus (Rabbit)	391 AA

图 18-2-11 UniProt 蛋白搜索结果

点击 Search 后，结果页面会显示目的蛋白的信息，如蛋白质的名称、序列、结构、功能、细胞亚定位、相互作用等。新版界面主要由上方的搜索框、中部的搜索结果表和左侧的过滤选项面板构成。搜索结果表从左往右依次为 UniProt ID、蛋白 UniProt 名称、蛋白名称、基因名、物种名、序列长度。这些信息有助于更好地了解目的蛋白的特性和功能。

此外，UniProt 还提供其他功能，如比对操作：

1）序列与蛋白库比对：如果需要 BLAST 来查看某个蛋白的序列与其他蛋白序列的相似性，选中感兴趣的蛋白前的复选框，然后点击 BLAST。

2）多序列比对：选中感兴趣的蛋白前的复选框，点击 Align。通过 UniProt 进行不同蛋白质的序列和结构比较，进一步了解它们的异同及表达与调节。

总之，UniProt 是一个功能强大的工具，能帮助研究人员检索和分析蛋白质序列及相关信息，从而深入了解蛋白质的特性和功能。

四、基因表达综合数据库：GEO

GEO 是一个国际公共存储库，收录并整理了全球研究人员上传的微阵列芯片、二代测序以及其他形式的高通量基因组数据，并提供免费下载。我们既可以将自己的数据上传至 GEO 数据库，也可以直接查询或下载其他研究人员已公开的数据。本章节重点介绍 GEO 数据库的使用及基因表达数据的下载方法。

首先进入 GEO 主页（https://www.ncbi.nlm.nih.gov/geo）（图 18-2-12）。

从文献中找到相应的数据编号并输入至搜索框中（以 GSE33745 为例），点击 GO（图 18-2-13）。

页面呈现的信息由上至下依次为：发布时间、标题、物种、实验类型、摘要、实验设计描述、作者、对应的文献、作者详细信息、平台及样本文件、基于 R 语言的在线分析数据工具

(GEO2R,通常用于基因芯片数据)、序列文件、原始数据(可下载至本地并使用 R 语言自行分析)。确定数据集后,即可开始下载。通常需要同时下载两个文件,分别为:① GPL 平台注释文件;② 表达矩阵“Series Matrix File(s)”文件(图 18-2-14)。

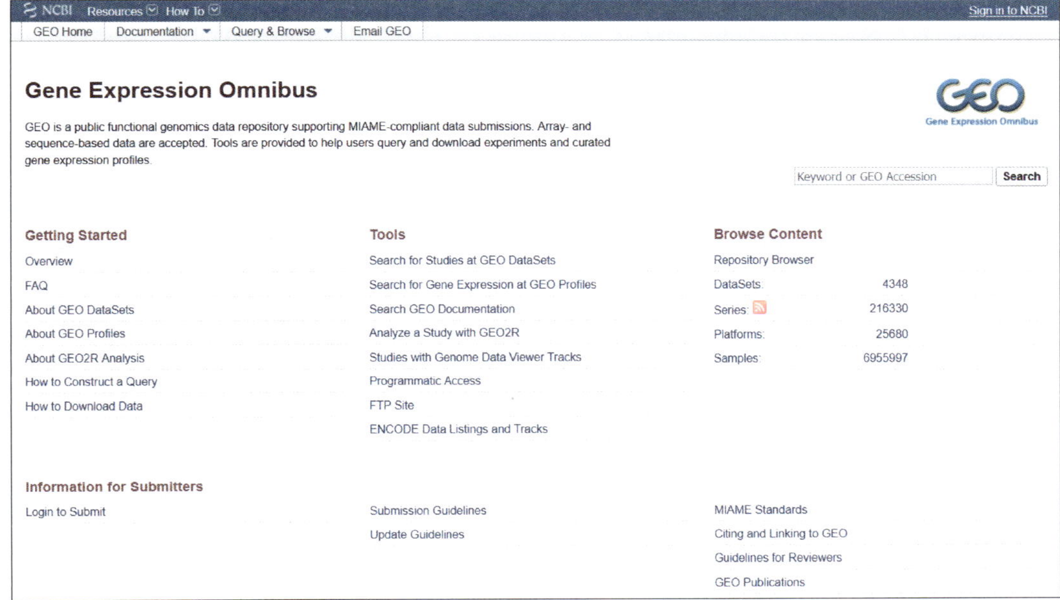

图 18-2-12　GEO 主页

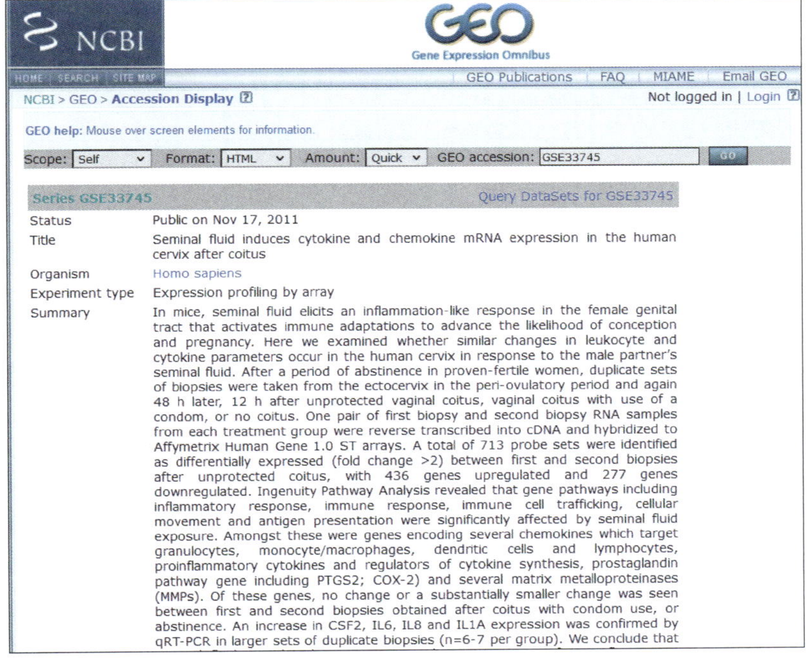

图 18-2-13　GEO 查询 GSE 编号

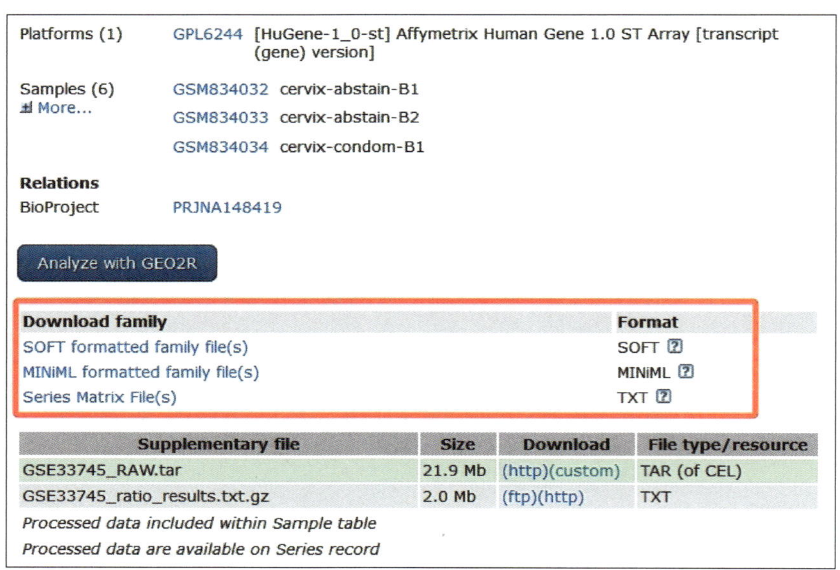

图 18－2－14 GEO 下载数据

将上述文件下载至本地后可用于后续分析。

GSE33745_RAW. tar 文件是原始数据文件，下载后需要解压（图 18－2－15）。Series Matrix File 是用于下载基因表达量矩阵信息的文件。Samples 条目可以选择单个样本数据进行下载。

Supplementary file	Size	Download	File type/resource
GSE33745_RAW.tar	21.9 Mb	(http)(custom)	TAR (of CEL)
GSE33745_ratio_results.txt.gz	2.0 Mb	(ftp)(http)	TXT
Processed data included within Sample table			
Processed data are available on Series record			

图 18－2－15 GEO 原始数据下载

将这两个来自 GEO 数据库的文件下载到本地计算机后，可以进行后续的生物信息学分析，如差异基因分析、火山图、热图、临床特征分析等。

五、肿瘤基因组图谱数据库：TCGA

TCGA 数据库主要包含肿瘤组织的基因测序数据，如基因组、表观基因组、转录组和蛋白质组数据。TCGA 数据库中的数据类型非常丰富，常见的类型如下。

（1）mRNA：通过 mRNA 芯片或 RNA－Seq 测定的 mRNA 表达量；

（2）Protein：通过蛋白质芯片测序获得的约 200 种常见癌症相关蛋白的表达量；

（3）Methylation：通过甲基化芯片测定的 DNA 甲基化数据；

（4）microRNA：通过 microRNA 芯片或 microRNA－Seq 测定的 microRNA 表达量；

（5）Clinical：患者的基本信息、生存状况、肿瘤分期等随访数据。

TCGA 数据可以直接从官方网站下载，也可以通过 R 语言或其他在线数据库进行下载。以下是如何从官网下载 TCGA 数据的步骤，以子宫内膜癌(UCEC)的数据为例，展示数据下载过程(图 18－2－16 至图 18－2－18)。

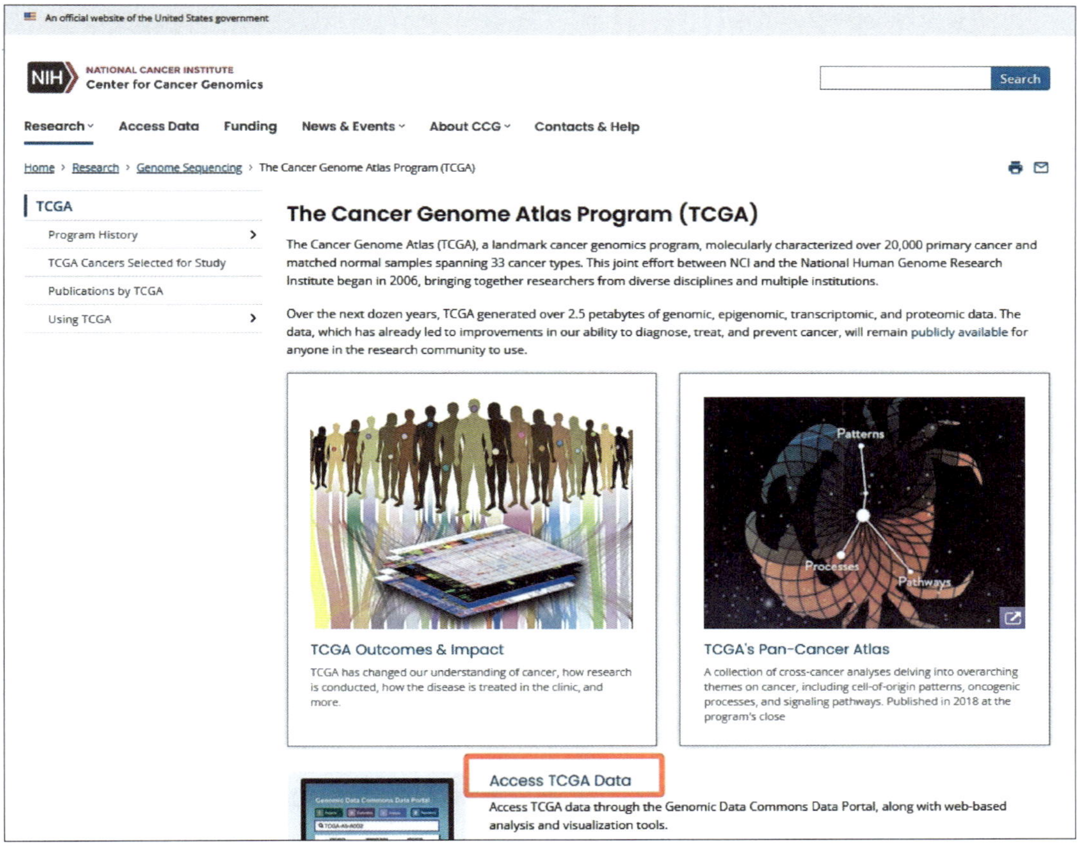

An official website of the United States government
NIH NATIONAL CANCER INSTITUTE
Center for Cancer Genomics
Search
Research
Access Data
Funding
News & Events
About CCG
Contacts & Help
Home › Research › Genome Sequencing › The Cancer Genome Atlas Program (TCGA)
TCGA
Program History
TCGA Cancers Selected for Study
Publications by TCGA
Using TCGA
The Cancer Genome Atlas Program (TCGA)
The Cancer Genome Atlas (TCGA), a landmark cancer genomics program, molecularly characterized over 20,000 primary cancer and matched normal samples spanning 33 cancer types. This joint effort between NCI and the National Human Genome Research Institute began in 2006, bringing together researchers from diverse disciplines and multiple institutions.
Over the next dozen years, TCGA generated over 2.5 petabytes of genomic, epigenomic, transcriptomic, and proteomic data. The data, which has already led to improvements in our ability to diagnose, treat, and prevent cancer, will remain publicly available for anyone in the research community to use.
Patterns
Processes
Pathways
TCGA Outcomes & Impact
TCGA has changed our understanding of cancer, how research is conducted, how the disease is treated in the clinic, and more.
TCGA's Pan-Cancer Atlas
A collection of cross-cancer analyses delving into overarching themes on cancer, including cell-of-origin patterns, oncogenic processes, and signaling pathways. Published in 2018 at the program's close
Access TCGA Data
Access TCGA data through the Genomic Data Commons Data Portal, along with web-based analysis and visualization tools.

图 18－2－16　TCGA 主页

NIH NATIONAL CANCER INSTITUTE
GDC Data Portal
Home
Projects
Exploration
Analysis
Repository
Quick Search
Manage Sets
Login
Cart
GDC Apps
Harmonized Cancer Datasets
Genomic Data Commons Data Portal
Get Started by Exploring:
Projects
Exploration
Analysis
Repository
e.g. BRAF, Breast, TCGA-BLCA, TCGA-A5-A0G2
Data Portal Summary
Data Release 39.0 - December 04, 2023
PROJECTS
79
PRIMARY SITES
69
CASES
44,451
FILES
986,114
GENES
22,534
MUTATIONS
2,930,136
Cases by Major Primary Site
GDC Applications
The GDC Data Portal is a robust data-driven platform that allows cancer researchers and bioinformaticians to search and download cancer data for analysis. The GDC applications include:
Data Portal
Website
API
Data Transfer Tool
Documentation
Data Submission Portal
Publications

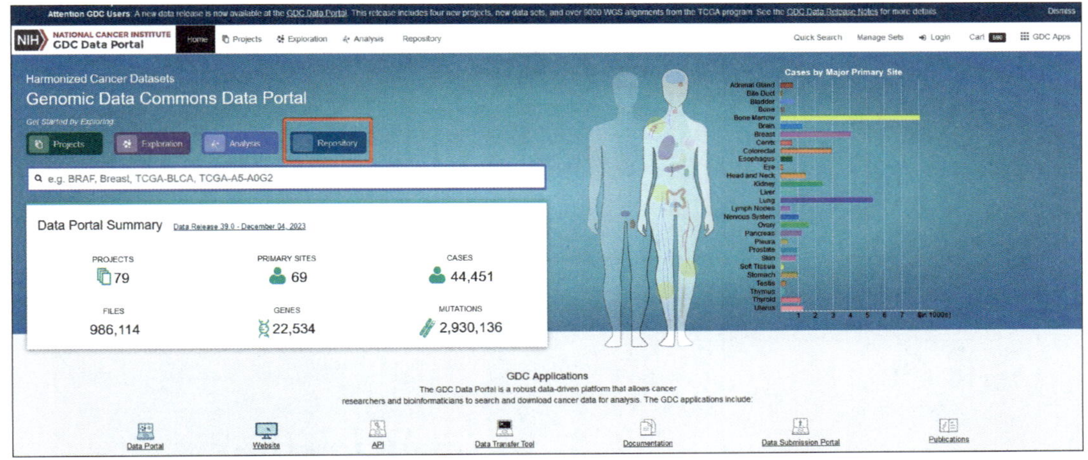

图 18－2－17　TCGA 数据下载步骤：点击 Repository 进入数据仓库

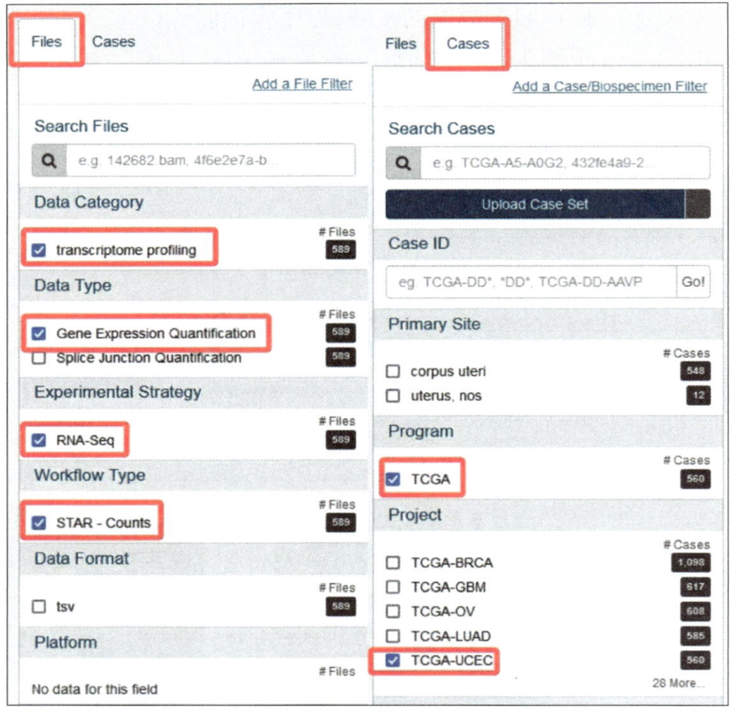

图 18-2-18 TCGA 数据下载步骤：样本筛选条件设置

依次勾选红框中的内容，点击 Add All Files to Cart 将选择好的数据加入购物车进入购物车(Cart)界面(图 18-2-19)。

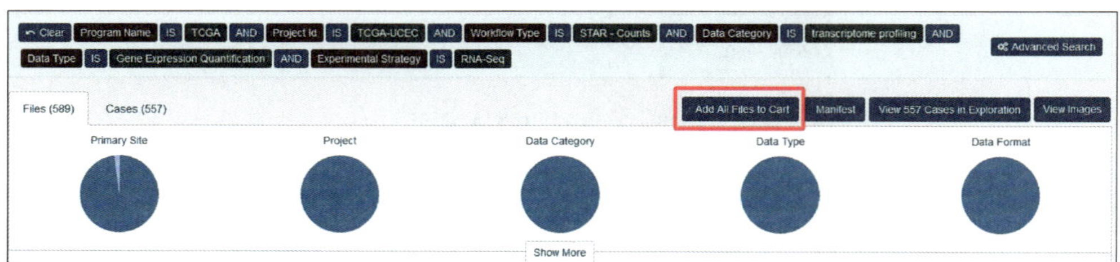

图 18-2-19 TCGA 数据下载步骤：将选择好的数据加入购物车

在 Cart 界面分别点击 Clinical(下载临床信息文件)、Metadata(下载样本注释文件)以及 Download(下载数据)(图 18-2-20)。

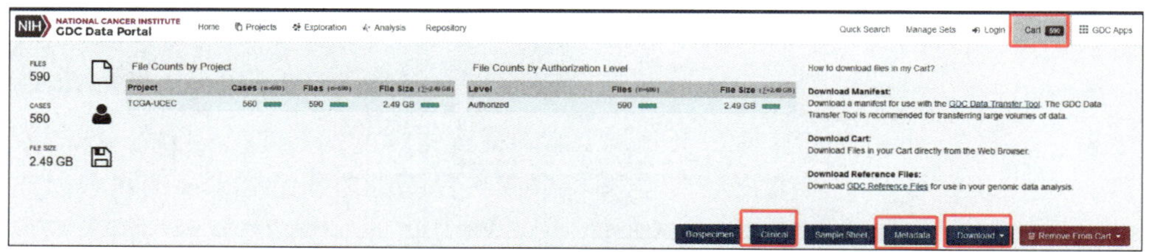

图 18-2-20 TCGA 数据下载按钮

Download 按钮提供两种数据下载途径：Manifest 以及 Cart(图 18-2-21)。

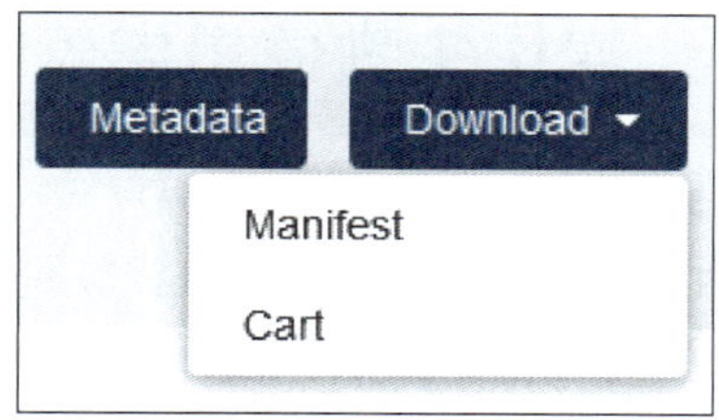

图 18-2-21　TCGA 数据下载的两种方式

将上述文件下载至本地后，即可通过 R 语言等进行相关数据分析，如 Clinical. Cart 文件压缩包下载至本地解压后包含下列文件(图 18-2-22)，可用于生存曲线分析等。

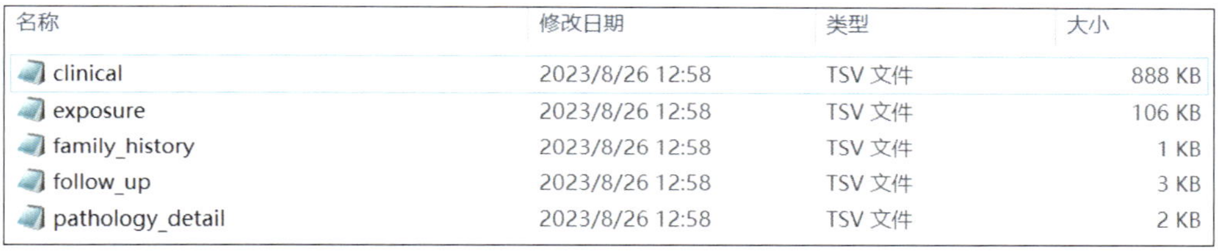

名称	修改日期	类型	大小
clinical	2023/8/26 12:58	TSV 文件	888 KB
exposure	2023/8/26 12:58	TSV 文件	106 KB
family_history	2023/8/26 12:58	TSV 文件	1 KB
follow_up	2023/8/26 12:58	TSV 文件	3 KB
pathology_detail	2023/8/26 12:58	TSV 文件	2 KB

图 18-2-22　Clinical. Cart 文件压缩包解压后文件夹内容

GDC(Genomic Data Commons)下载数据包含有 589 个文件夹代表 589 个样本，以及一个 MANIFEST 文件(图 18-2-23)。

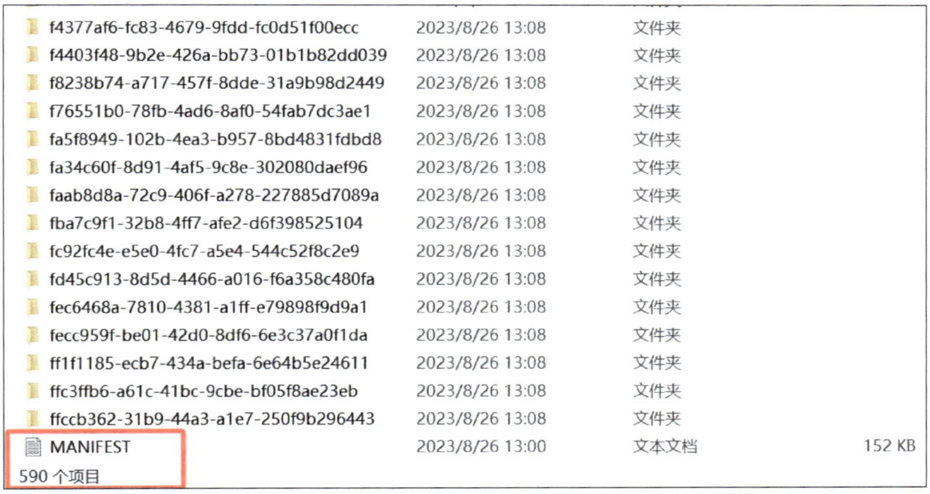

f4377af6-fc83-4679-9fdd-fc0d51f00ecc	2023/8/26 13:08	文件夹	
f4403f48-9b2e-426a-bb73-01b1b82dd039	2023/8/26 13:08	文件夹	
f8238b74-a717-457f-8dde-31a9b98d2449	2023/8/26 13:08	文件夹	
f76551b0-78fb-4ad6-8af0-54fab7dc3ae1	2023/8/26 13:08	文件夹	
fa5f8949-102b-4ea3-b957-8bd4831fdbd8	2023/8/26 13:08	文件夹	
fa34c60f-8d91-4af5-9c8e-302080daef96	2023/8/26 13:08	文件夹	
faab8d8a-72c9-406f-a278-227885d7089a	2023/8/26 13:08	文件夹	
fba7c9f1-32b8-4ff7-afe2-d6f398525104	2023/8/26 13:08	文件夹	
fc92fc4e-e5e0-4fc7-a5e4-544c52f8c2e9	2023/8/26 13:08	文件夹	
fd45c913-8d5d-4466-a016-f6a358c480fa	2023/8/26 13:08	文件夹	
fec6468a-7810-4381-a1ff-e79898f9d9a1	2023/8/26 13:08	文件夹	
fecc959f-be01-42d0-8df6-6e3c37a0f1da	2023/8/26 13:08	文件夹	
ff1f1185-ecb7-434a-befa-6e64b5e24611	2023/8/26 13:08	文件夹	
ffc3ffb6-a61c-41bc-9cbe-bf05f8ae23eb	2023/8/26 13:08	文件夹	
ffccb362-31b9-44a3-a1e7-250f9b296443	2023/8/26 13:08	文件夹	
MANIFEST	2023/8/26 13:00	文本文档	152 KB

590 个项目

图 18-2-23　TCGA 数据下载压缩包解压后文件夹内容

这些数据均可用 R 语言进行数据清洗整理后做生物信息学分析并实现可视化。

第三节　常用生物信息学软件使用

一、DAVID

DAVID 不仅是一个生物数据库，也是一款在线分析软件(https://david.ncifcrf.gov)。该软件可以输入差异表达的基因或蛋白列表，将其与生物注释相关联，进行生物学功能和通路的富集分析。打开 DAVID 链接后，首先进入其主页(图 18-3-1)。

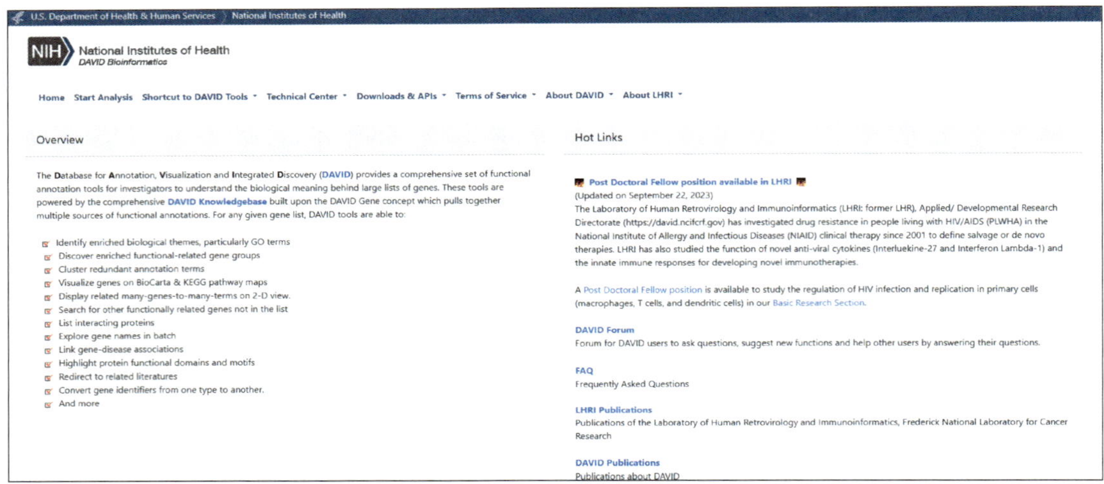

图 18-3-1　DAVID 主页

"Shortcut to DAVID Tools"菜单包含 4 个功能，分别是：① Functional Annotation(功能注释)；② Gene Functional Classification(基因功能分类)；③ Gene ID Conversion(基因 ID 转换)：用于转换不同编号或名称的基因；④ Gene Name Batch Viewer(基因名称批量显示)：显示基因名称、ID、所属物种及相关基因信息(图 18-3-2)。

在"Shortcut to DAVID Tools"中，"功能注释"进一步分为 3 种形式：① Functional Annotation Clustering(功能注释聚类)：使用模糊聚类方法，对注释的功能条目进行聚类及

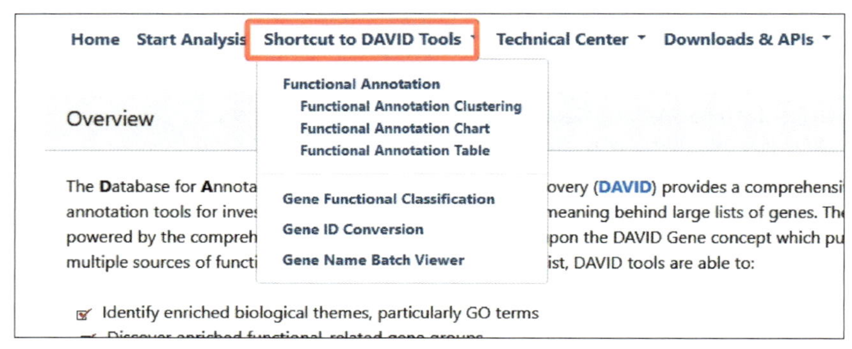

图 18-3-2　DAVID "Shortcut to DAVID Tools"菜单下拉列表

聚类分值的计算;② Functional Annotation Chart(功能注释图表):包括 GO 功能富集分析和 KEGG 通路富集分析;③ Functional Annotation Table(功能注释表格):以表格形式展示每个基因在选定数据库中的功能注释信息(图 18-3-2)。

而第二个菜单"Start Analysis"直接汇总了上述各种功能,这也是我们做分析时最常使用的模块,点击之后,呈现以下界面(图 18-3-3)。

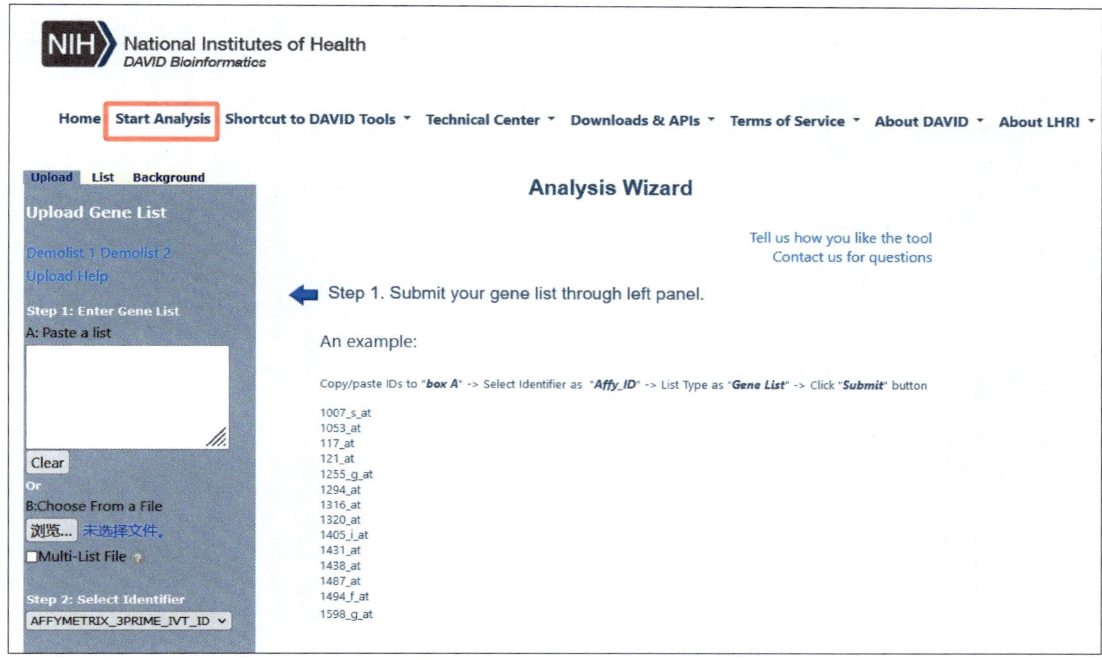

图 18-3-3　DAVID "Start Analysis"菜单界面 1

(1) 在"Upload"标签页的"Step 1: Enter Gene List"部分,在"A: Paste a list"文本框中粘贴基因列表,或者在"B: Choose From a File"中上传一个基因文本文件,文件格式为每行一个基因(图 18-3-4)。

(2) 在"Step 2: Select Identifier"中,选择上传的基因序号或名称类型。如果上传的是基因名(Gene Symbol),则从下拉框中选择"OFFICIAL_GENE_SYMBOL"(图 18-3-3)。

(3) 在"Step 2a: Select species"中,根据所研究的物种输入相应的物种分类号,例如输入人类物种分类号 9606,并在下拉列表中选择"Homo sapiens"(图 18-3-4)。

(4) 在"Step 3: List Type"中,通常选择"Gene List"这一项(图 18-3-4)。

(5) 在"Step 4: Submit List"部分,点击"Submit List"按钮提交分析任务,分析结果将在右侧显示(图 18-3-5)。

选择"Functional Annotation Chart"后,弹出以下界面(图 18-3-6)。

在图 18-3-6 中,取消勾选"Check Defaults"复选框,然后在 Gene Ontology 和 Pathways 中重新勾选以下条目(图 18-3-7、图 18-3-8)。再次点击"Functional Annotation Chart"按钮,即可得到 GO 和 KEGG 的分析结果(图 18-3-9)。

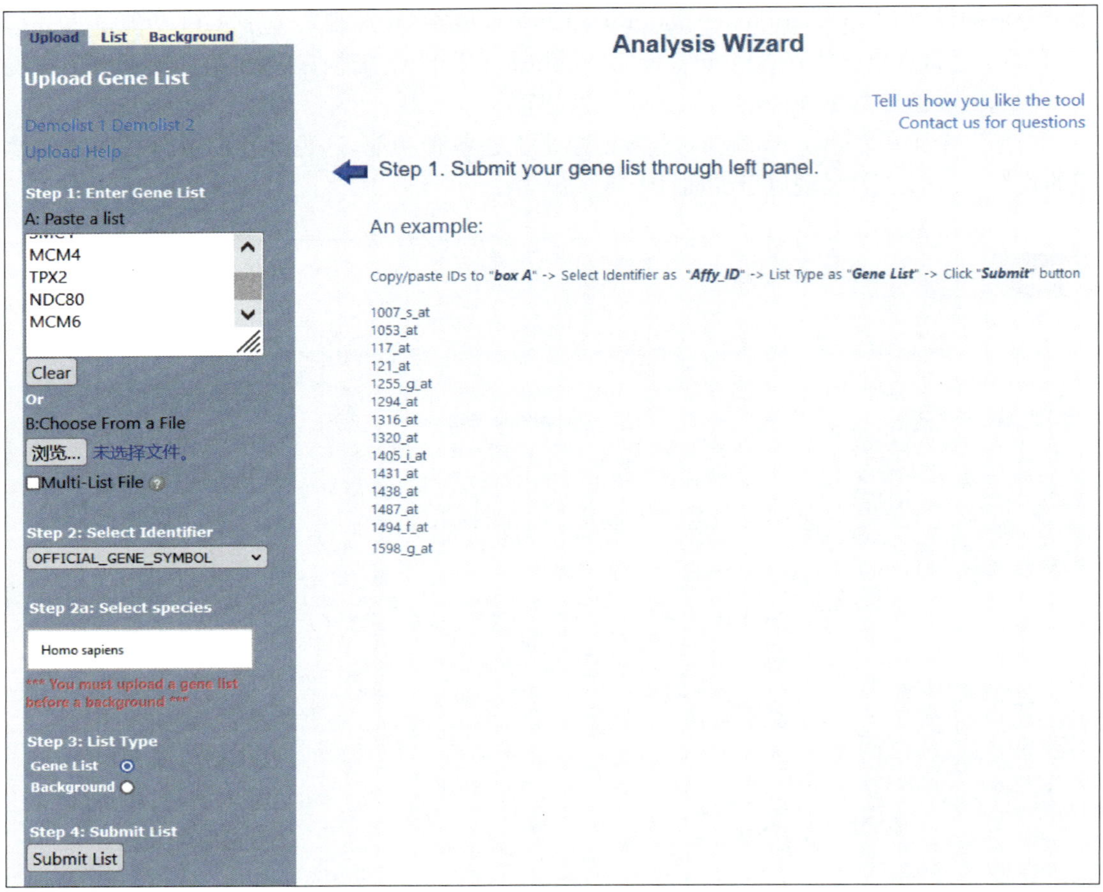

Upload List Background

Upload Gene List

Demolist 1 Demolist 2

Upload Help

Step 1: Enter Gene List

A: Paste a list

MCM4
TPX2
NDC80
MCM6

Clear

Or

B:Choose From a File

浏览... 未选择文件。

Multi-List File

Step 2: Select Identifier

OFFICIAL_GENE_SYMBOL

Step 2a: Select species

Homo sapiens

*** You must upload a gene list before a background ***

Step 3: List Type

Gene List

Background

Step 4: Submit List

Submit List

Analysis Wizard

Tell us how you like the tool
Contact us for questions

Step 1. Submit your gene list through left panel.

An example:

Copy/paste IDs to "box A" -> Select Identifier as "Affy_ID" -> List Type as "Gene List" -> Click "Submit" button

1007_s_at
1053_at
117_at
121_at
1255_g_at
1294_at
1316_at
1320_at
1405_i_at
1431_at
1438_at
1487_at
1494_f_at
1598_g_at

图 18-3-4 DAVID "Start Analysis"菜单界面 2

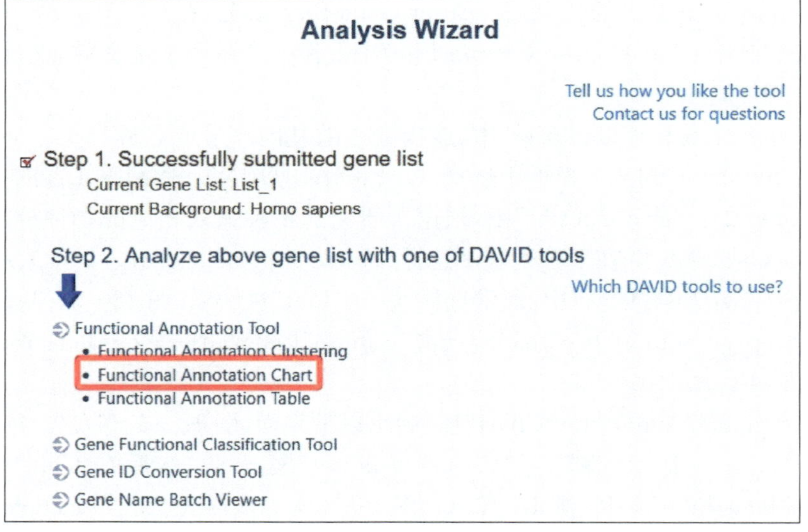

图 18-3-5 DAVID "Start Analysis"分析结果

Annotation Summary Results

Help and Tool Manual

Current Gene List: List_1 29 DAVID IDs

Current Background: Homo sapiens Check Defaults ☑ Clear All

⊞ Disease (2 selected)

⊞ Functional_Annotations (5 selected)

⊞ Gene_Ontology (3 selected)

⊞ Gene_Report_Categories (0 selected)

⊞ General_Annotations (0 selected)

⊞ Interactions (1 selected)

⊞ Literature (0 selected)

⊞ Pathways (3 selected)

⊞ Protein_Domains (4 selected)

⊞ Tissue_Expression (0 selected)

Red annotation categories denote DAVID defined defaults

Combined View for Selected Annotation

Functional Annotation Clustering

Functional Annotation Chart

Functional Annotation Table

图 18-3-6 点击“Functional Annotation Chart”弹出界面

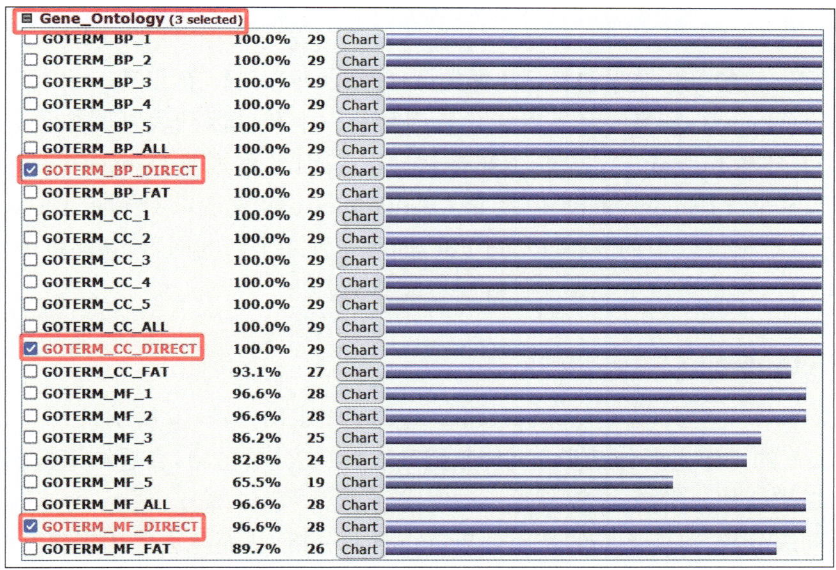

图 18-3-7 Gene_Ontology 分析条目勾选

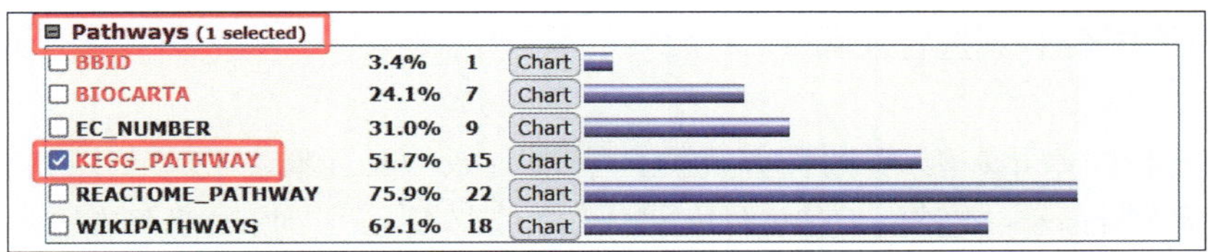

图 18-3-8 Pathways 分析条目勾选

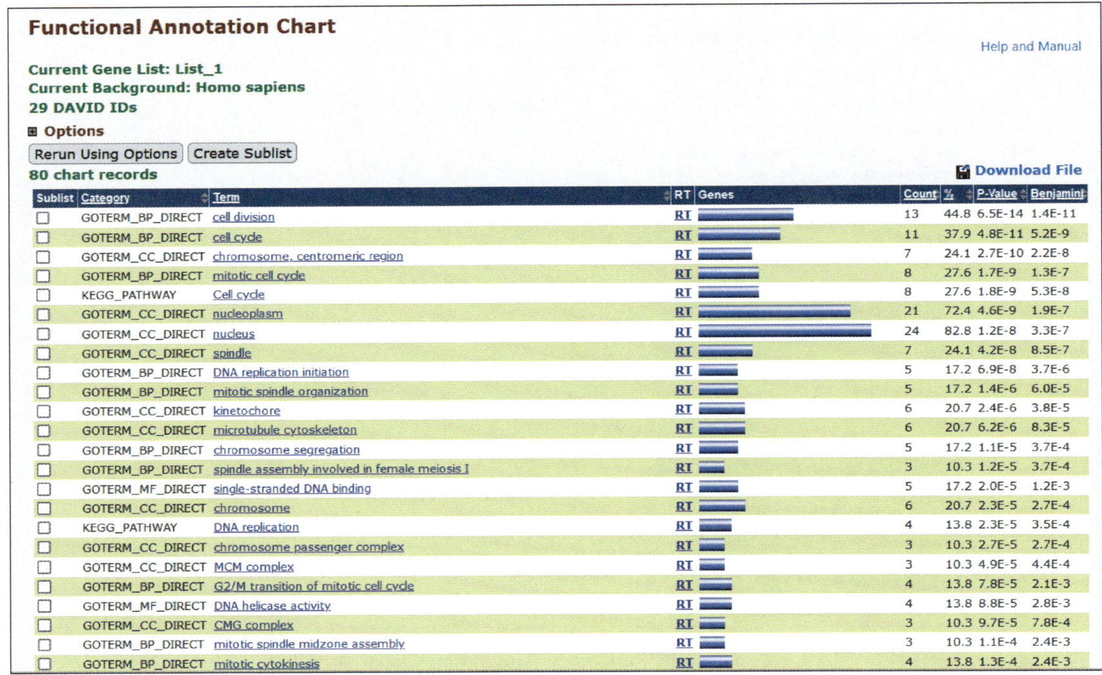

Functional Annotation Chart

Help and Manual

Current Gene List: List_1
Current Background: Homo sapiens
29 DAVID IDs

Options

Rerun Using Options | Create Sublist

80 chart records

Download File

Sublist	Category	Term	RT	Genes	Count	%	P-Value	Benjamini
	GOTERM_BP_DIRECT	cell division	RT		13	44.8	6.5E-14	1.4E-11
	GOTERM_BP_DIRECT	cell cycle	RT		11	37.9	4.8E-11	5.2E-9
	GOTERM_CC_DIRECT	chromosome, centromeric region	RT		7	24.1	2.7E-10	2.2E-8
	GOTERM_BP_DIRECT	mitotic cell cycle	RT		8	27.6	1.7E-9	1.3E-7
	KEGG_PATHWAY	Cell cycle	RT		8	27.6	1.8E-9	5.3E-8
	GOTERM_CC_DIRECT	nucleoplasm	RT		21	72.4	4.6E-9	1.9E-7
	GOTERM_CC_DIRECT	nucleus	RT		24	82.8	1.2E-8	3.3E-7
	GOTERM_CC_DIRECT	spindle	RT		7	24.1	4.2E-8	8.5E-7
	GOTERM_BP_DIRECT	DNA replication initiation	RT		5	17.2	6.9E-8	3.7E-6
	GOTERM_BP_DIRECT	mitotic spindle organization	RT		5	17.2	1.4E-6	6.0E-5
	GOTERM_CC_DIRECT	kinetochore	RT		6	20.7	2.4E-6	3.8E-5
	GOTERM_CC_DIRECT	microtubule cytoskeleton	RT		6	20.7	6.2E-6	8.3E-5
	GOTERM_BP_DIRECT	chromosome segregation	RT		5	17.2	1.1E-5	3.7E-4
	GOTERM_BP_DIRECT	spindle assembly involved in female meiosis I	RT		3	10.3	1.2E-5	3.7E-4
	GOTERM_MF_DIRECT	single-stranded DNA binding	RT		5	17.2	2.0E-5	1.2E-3
	GOTERM_CC_DIRECT	chromosome	RT		6	20.7	2.3E-5	2.7E-4
	KEGG_PATHWAY	DNA replication	RT		4	13.8	2.3E-5	3.5E-4
	GOTERM_CC_DIRECT	chromosome passenger complex	RT		3	10.3	2.7E-5	2.7E-4
	GOTERM_CC_DIRECT	MCM complex	RT		3	10.3	4.9E-5	4.4E-4
	GOTERM_BP_DIRECT	G2/M transition of mitotic cell cycle	RT		4	13.8	7.8E-5	2.1E-3
	GOTERM_MF_DIRECT	DNA helicase activity	RT		4	13.8	8.8E-5	2.8E-3
	GOTERM_CC_DIRECT	CMG complex	RT		3	10.3	9.7E-5	7.8E-4
	GOTERM_BP_DIRECT	mitotic spindle midzone assembly	RT		3	10.3	1.1E-4	2.4E-3
	GOTERM_BP_DIRECT	mitotic cytokinesis	RT		4	13.8	1.3E-4	2.4E-3

图 18－3－9 “Functional Annotation Chart”分析结果

GO 和 KEGG 的分析结果包括：注释类型(Category)、注释条目(Term)、富集注释条目包含基因数目(Count)、富集注释条目包含基因数目占上传基因列表基因数目百分比(%)、富集注释条目 P 值(PValue)、富集注释条目包含基因名称列表(Genes List)、富集倍数(Fold Enrichment)、Benjamini 校正 P 值(Benjamini)、伪发现率(False Discovery Rate，FDR)等信息。点击红框中的“Download File”即可打开一个新的网页，新网页中将显示分析结果的文本文件，用户可以下载该文件并保存至本地。

二、Metascape

进入 Metascape 主页(www. metascape. org/)，如图 18－3－10 所示。

Metascape 的操作主要分三步：上传基因列表，点击分析选项，查看结果报告。

该网站提供两种分析模式，以满足不同需求：

单基因列表分析，可将不同的基因列表进行合并分析，从而免去使用者自行合并不同列表的麻烦。

多基因列表分析，可将不同基因列表进行独立分析，比较不同列表之间共享或者特异存在的生物过程与通路，并进行注释。

1. 单基因列表分析

输入待分析的差异基因，有两种方式：① 点击 select file 上传一份单基因列表文件 gene list，右侧显示 Metascape 支持的上传文件有 xls/xlsx、CSV 及 txt 三种；② 选择在输入框中粘贴由逗号/冒号/空格/tab/换行符等分隔标识符组成的基因列表本地文件导入(图 18－3－11)。

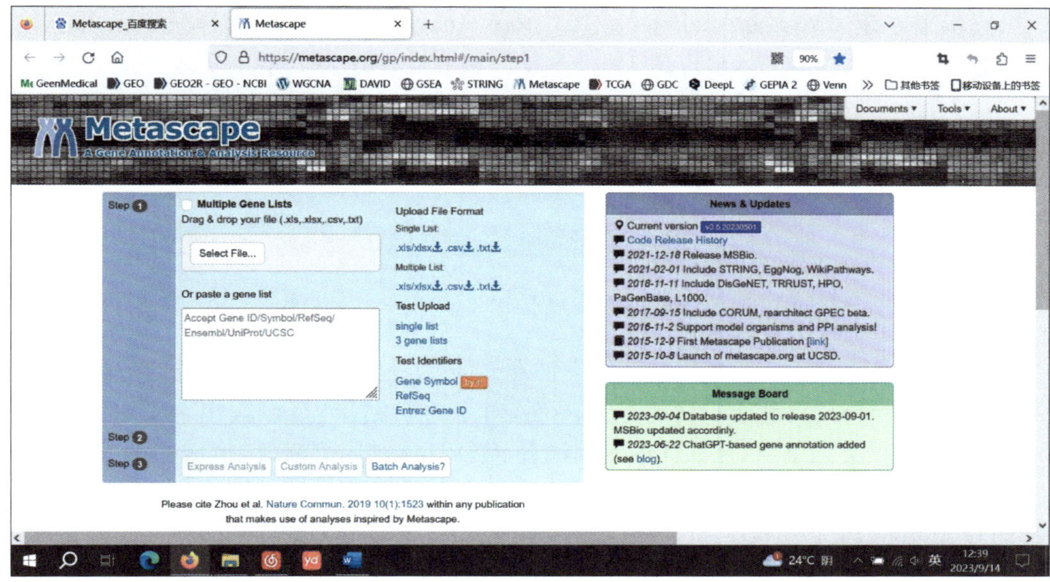

图 18－3－10　Metascape 主页

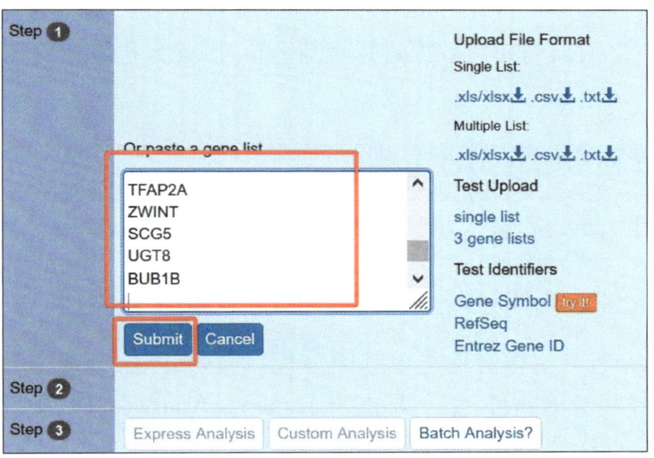

图 18－3－11　输入待分析的差异基因

输入基因列表后，即可以开始第二步，选择物种信息。点击 Submit 之后，出现图 18－3－12。Metascape 支持多种物种，用户可以选择输入基因列表的物种来源信息，并选择参考物种进行分析。本例中，基于上传的基因列表，我们将物种设置为人类（H. sapiens）。

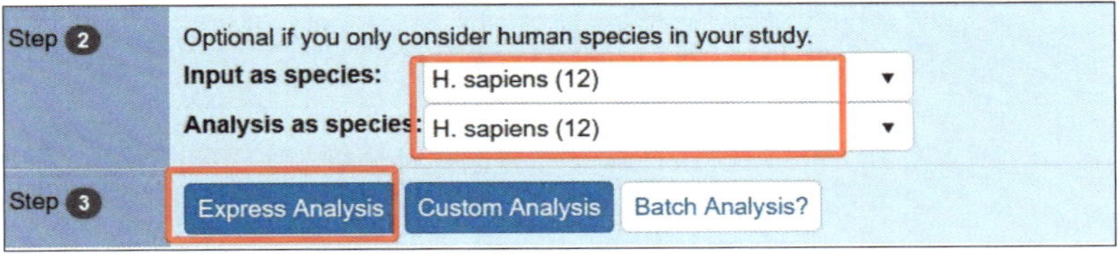

图 18－3－12　物种选择

第三步中选择“Express Analysis”或“Custom Analysis”均可以。选择完毕后，根据输入基因量等待数秒或数分不等，出现图 18-3-13。点击“Analysis Report Page”查看结果。

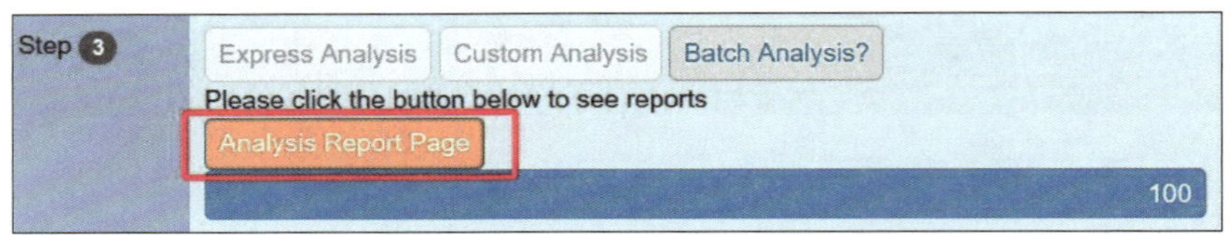

图 18-3-13 分析完成点击“Analysis Report Page”

结果解读：Metascape 所生成的结果文件形式丰富，包含很多不同种类的数据和图片。首先看点击“Express Analysis”后的结果界面，对于分析结果，可以输出为 EXCEL 格式。Metascape 将数据类的结果，比如详细基因注释、GO 具体基因列表等，生成一份 Excel 统计表，供用户进行下载；图片类的结果，比如热图、网络富集图等，则会被 Metascape 自动生成一个 PPT 显示在 PPT 模板中。

Metascape 还提供所有种类结果文件的打包下载，点击“All in One Zip File”，即得到一个结果汇总的压缩文件，可解压进行文件查阅使用。此外，作为一个在线应用工具，Metascape 还有十分新颖的一点，即可以在网页上浏览生成的结果报告，但在线结果报告仅保留 72 h，超过 72 h 之后就需要对数据进行重新分析，因此分析人员要注意及时下载分析结果(图 18-3-14)。

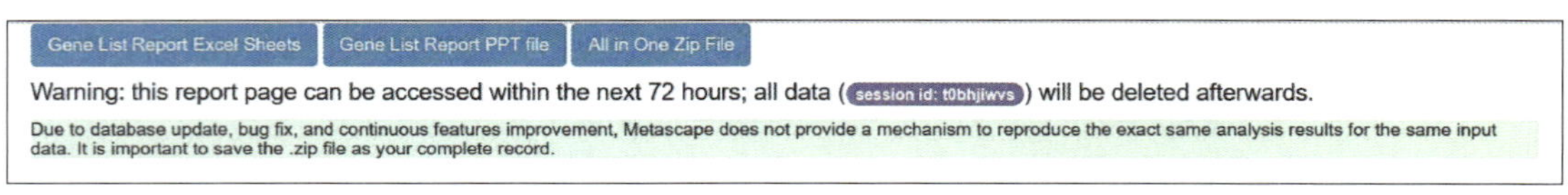

图 18-3-14 Metascape 分析结果下载

2. *多基因列表分析* 主体流程与单基因分析一致，多基因列表上传完成后，第二步针对不同基因列表选择相应的物种，第三步点击 Express Analysis。需要注意的是，当一起提交多个 gene list 时，如果想将不同的 list 分别进行分析，则右上角的“Multiple gene lists”前复选框需要勾选上，否则 Metascape 会将多个列表整合成一个列表进行分析(图 18-3-15)。

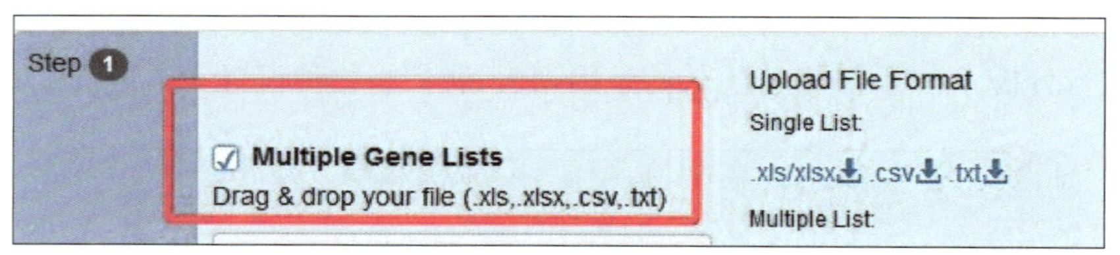

图 18-3-15 Metascape 多基因列表分析参数选项

在结果输入页面，与 3.2.1 的单基因列表分析是一致的，对于分析结果，可以输出在 PPT 模板中，也可以呈现为 EXCEL 格式。同样，点击“All in One Zip File”，即得到一个结果汇总的压缩文件，可解压进行文件查阅使用。

三、GEPIA 2

进入 GEPIA 2 主页（http://gepia2.cancer-pku.cn/#index），如图 18－3－16 所示。

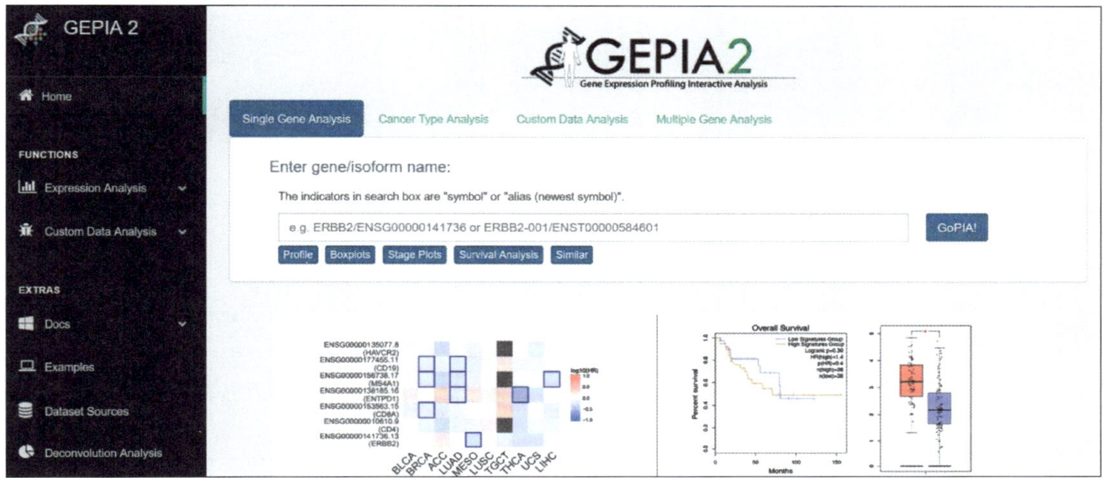

图 18－3－16　GEPIA 2 主页

1. 单基因分析

（1）肿瘤高低表达基因在染色体上的分布情况分析：点击“Expression Analysis”下拉列表中的“Differential Genes”，在“Dataset(Cancer name)”下拉框中选择癌症疾病名称。以肺腺癌（LUAD）为例，其他选项保持默认，最后点击“Plot”（图 18－3－17）。

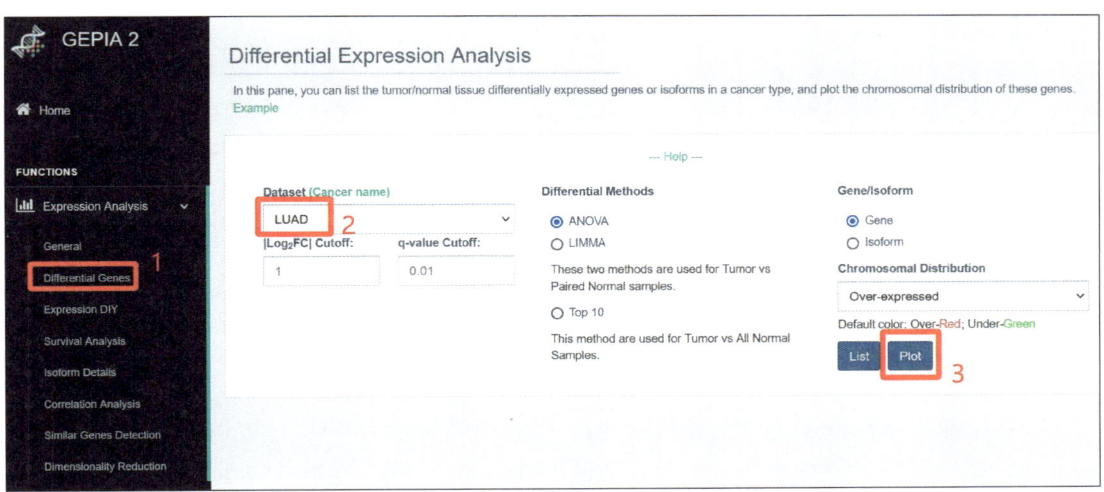

图 18－3－17　“Differential Genes”分析

“Differential Genes”中，点击“List”会列出肿瘤/正常组织中差异表达的基因列表（图

18－3－18)；点击“Plot”则可绘制这些基因的染色体分布(图 18－3－19)。

Show 10 entries　　Search:　　Download

Gene Symbol	Gene ID	Median (Tumor)	Median (Normal)	Log2(Fold Change)	adjp
RP11-40C6.2	ENSG00000219928.2	876.068	1.950	8.216	1.50e-160
XAGE1A	ENSG00000204379.10	168.545	0.340	6.983	7.11e-76
XAGE1B	ENSG00000204382.11	118.020	0.640	6.181	1.82e-74
RP5-940J5.9	ENSG00000269968.1	41.981	0.000	5.426	3.12e-54
IGHGP	ENSG00000253755.1	70.112	1.410	4.883	2.29e-118
CRABP2	ENSG00000143320.8	136.503	4.070	4.761	7.75e-110
FAM83A	ENSG00000147689.16	30.260	0.190	4.715	5.90e-178
SPP1	ENSG00000118785.13	252.422	9.080	4.652	9.22e-123
TMPRSS4	ENSG00000137648.16	47.221	1.050	4.556	1.49e-131
CEACAM5	ENSG00000105388.14	83.470	2.680	4.521	3.47e-72

Showing 1 to 10 of 4,245 entries　　Previous 1 2 3 4 5 … 425 Next

图 18－3－18　点击“List”列出肿瘤/正常组织中差异表达的基因列表

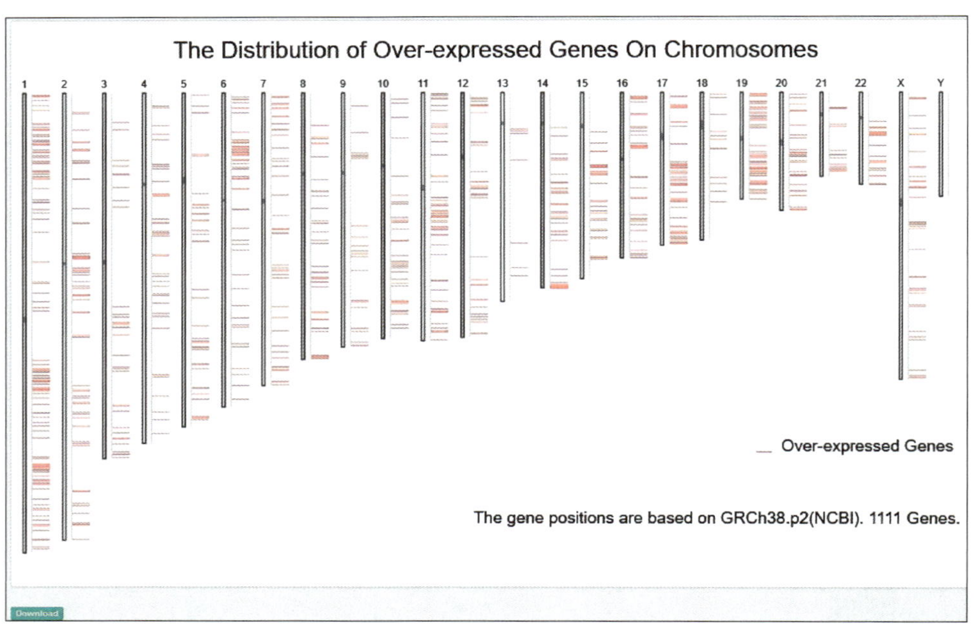

图 18－3－19　点击“Plot”绘制这些基因的染色体分布

List 结果表示高低表达的差异基因列表；Plot 结果表示 LUAD 过表达基因在染色体上的分布情况。若需分析低表达或高低表达基因的分布，可在“Chromosomal Distribution”中进行选择。左下角提供下载功能(图 18－3－19)。

(2)“Expression DIY”模块分析：点击“Expression Analysis”下拉列表中的“Expression DIY”，进入该模块分析界面。

1）“Profile”可自定义查看某个基因在某些癌症组织和正常组织中的表达量，需选择肿瘤类型。切换至“Profile”标签，在 GENE 文本框中输入研究的目的基因（以 *TP53* 为例），“Dataset（Cancer name）”滚动框中选择肿瘤类型（以肺腺癌 LUAD 为例），其他选项保持默认，最后点击“Plot”按钮（图 18－3－20）。结果显示为 *TP53* 在肺腺癌组织中和正常组织的表达情况（图 18－3－21）。

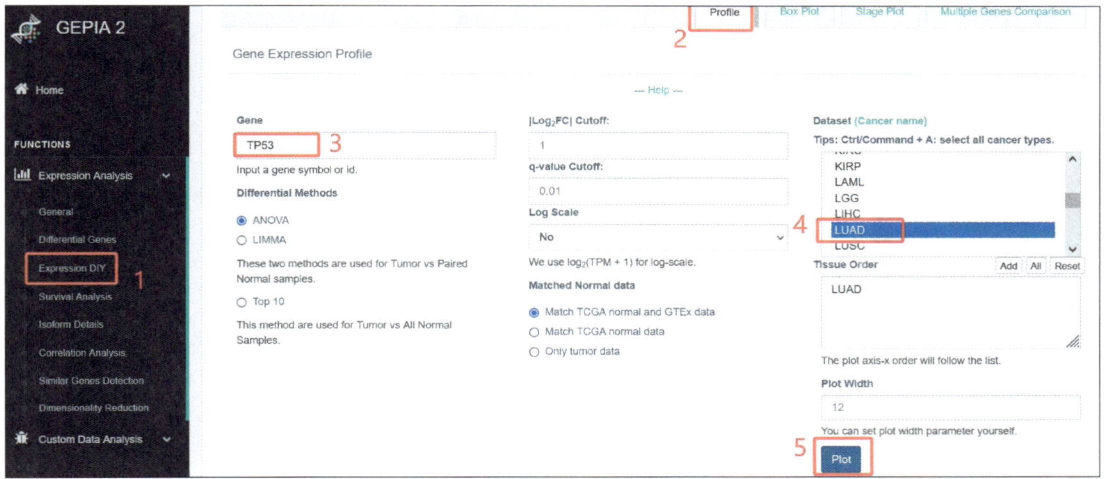

图 18－3－20　“Expression DIY”中“Profile”分析流程

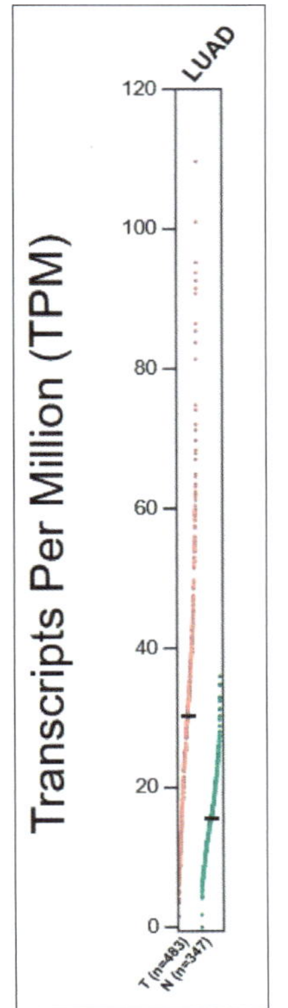

图 18－3－21　“Expression DIY”中“Profile”分析结果

2）“Box Plot”可查看某个基因在某个或某些癌症组织和正常组织中的基因表达量，需选择肿瘤类型。切换至“Box Plot”标签，在 GENE 文本框中输入研究的目的基因（以 *TP53* 为例），Dataset 选择肿瘤类型（以肺腺癌 LUAD 为例），其他选项保持默认，最后点击“Plot”（图 18－3－22）。GEPIA2 既可以实现 TCGA 数据库的肿瘤组织和正常组织进行比较，也可以匹配 GTEX 数据库进行比较，如图 18－3－23 所示 *TP53* 在肺腺癌组织和正常组织中的基因表达量差异情况。右上角提供保存按钮。

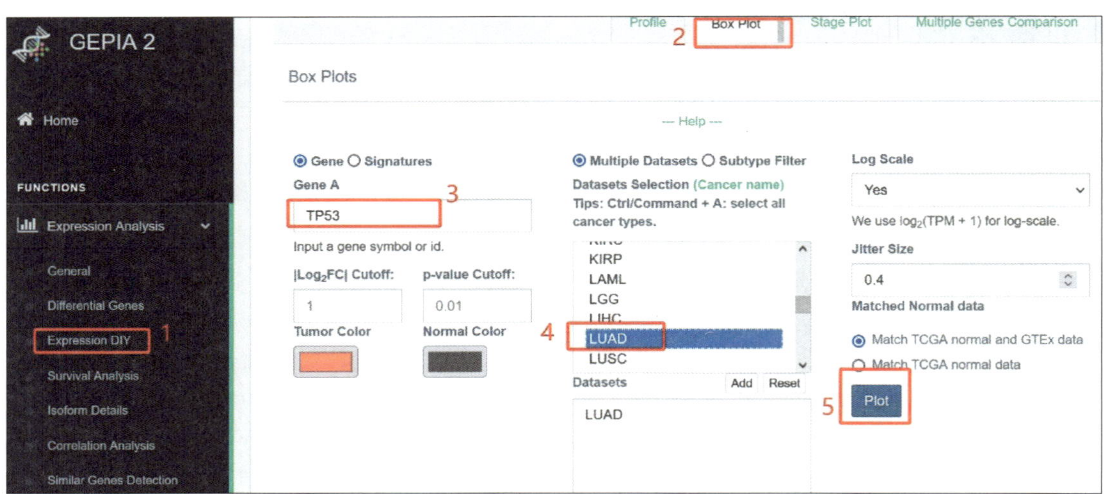

图 18－3－22 “Expression DIY”中“Box Plot”分析流程

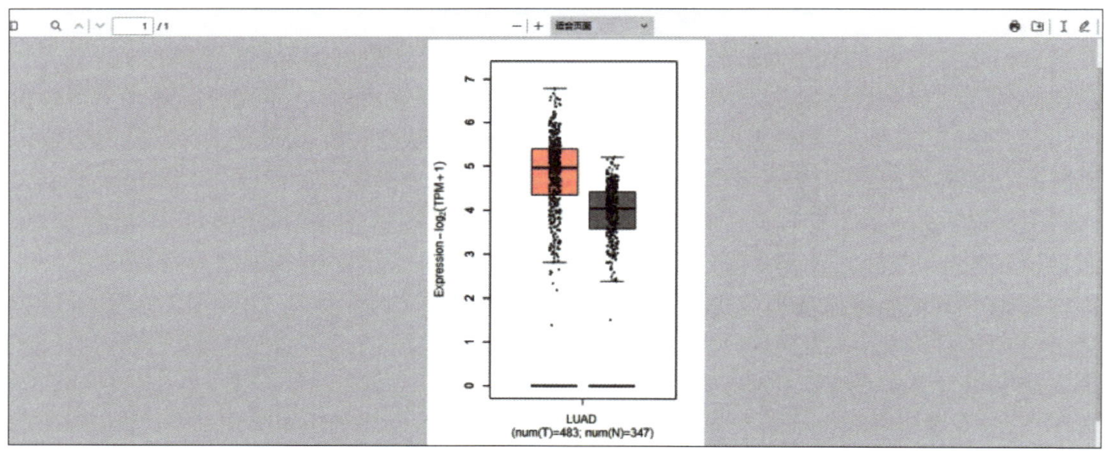

图 18－3－23 “Expression DIY”中“Box Plot”分析结果

3）“Stage plot”可分析一个基因在癌症不同进展阶段的表达情况，需选择肿瘤类型。切换至“Stage Plot”标签，在 GENE 文本框中输入研究的目的基因（以 *TP53* 为例），Dataset 选择肿瘤类型（以肺腺癌 LUAD 为例），其他选项保持默认，最后点击“Plot”（图 18－3－24）。结果显示目的基因在对应肿瘤不同阶段的表达差异（图 18－3－25）。

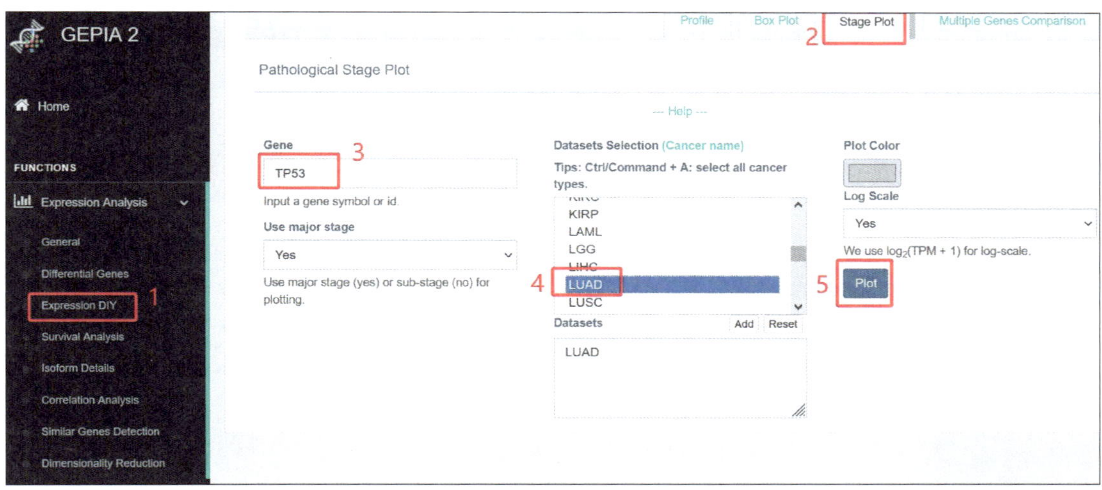

图 18－3－24　“Expression DIY”中“Stage Plot”分析流程

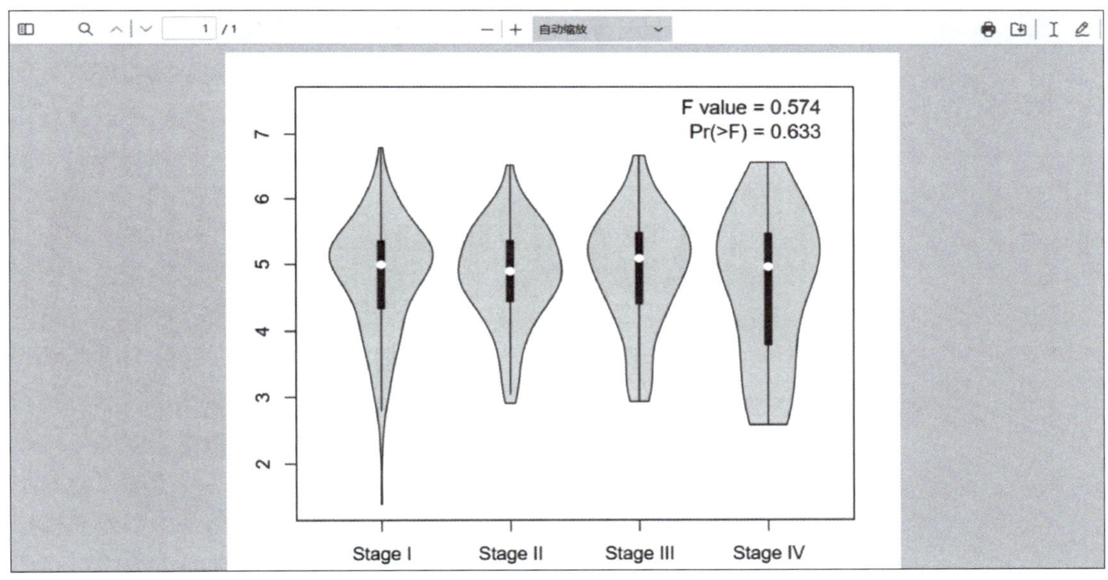

图 18－3－25　“Expression DIY”中“Stage Plot”分析结果

(3) 肿瘤生存曲线分析：点击“Expression Analysis”下拉列表中的“Survival Analysis”进入生存曲线分析模块，该模块可分为总体生存(overall survival，OS)与无病生存(disease free survival，RFS)两种类型。

1) 生存分析(survival analysis)

OS 分析：切换至“Survival Analysis”标签，在“Survival Plots”中输入基因名字(以 *TP53* 为例)和肿瘤类型(以肺腺癌 LUAD 为例)，选择总体生存，其他选项保持默认(图 18－3－26)。生存曲线图中偏于右上方的线条对应于有利于生存，其中 Logrank $P<0.05$

有显著意义，即研究基因表达量与病人预后良好或预后不良显著相关（图 18-3-27）。此外，HR(High)<1 表明该研究基因是保护因子，防止肿瘤进展；若 HR(High)>1 表明该研究基因是风险因子，促进肿瘤发生（图 18-3-27）。

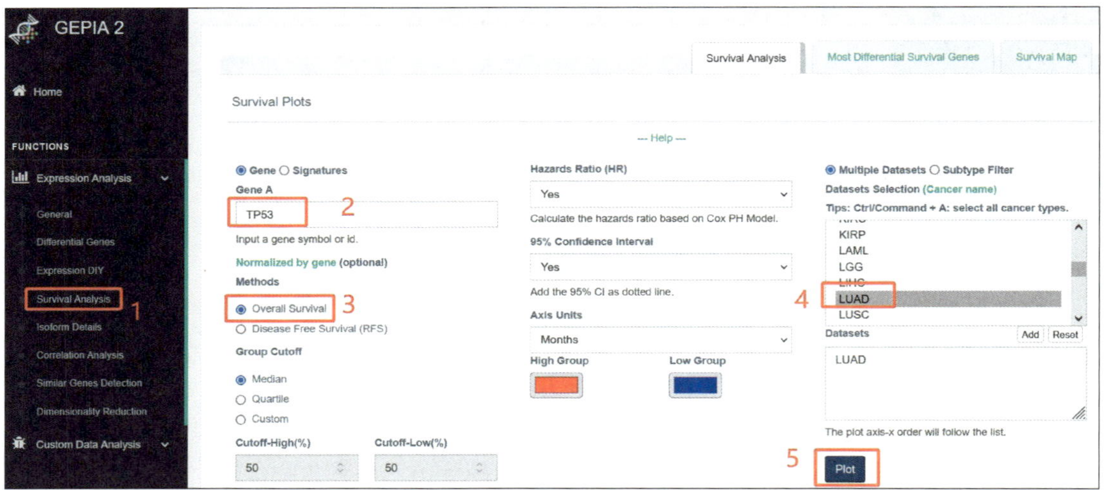

图 18-3-26 "Survival Analysis"中"Survival Analysis"的"Overall Survival"分析流程

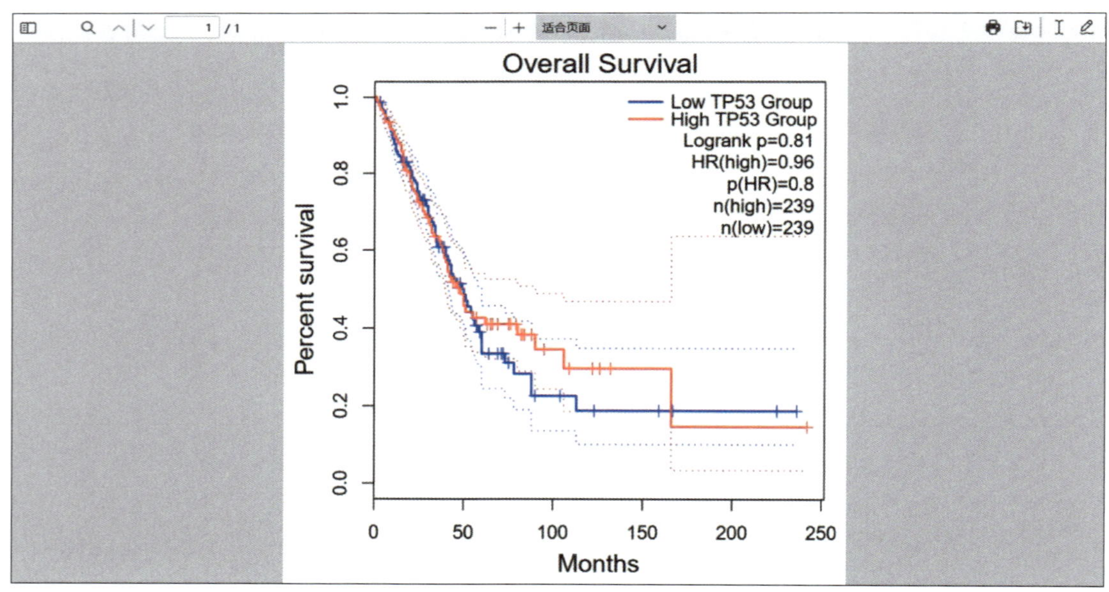

图 18-3-27 "Survival Analysis"中"Survival Analysis"的"Overall Survival"分析结果

RFS 分析：切换至"Survival Analysis"标签，在"Survival Plots"中输入基因名字（以 *TP53* 为例）和肿瘤类型（以肺腺癌 LUAD 为例），选择无病生存，其他选项保持默认（图 18-3-28、图 18-3-29）。

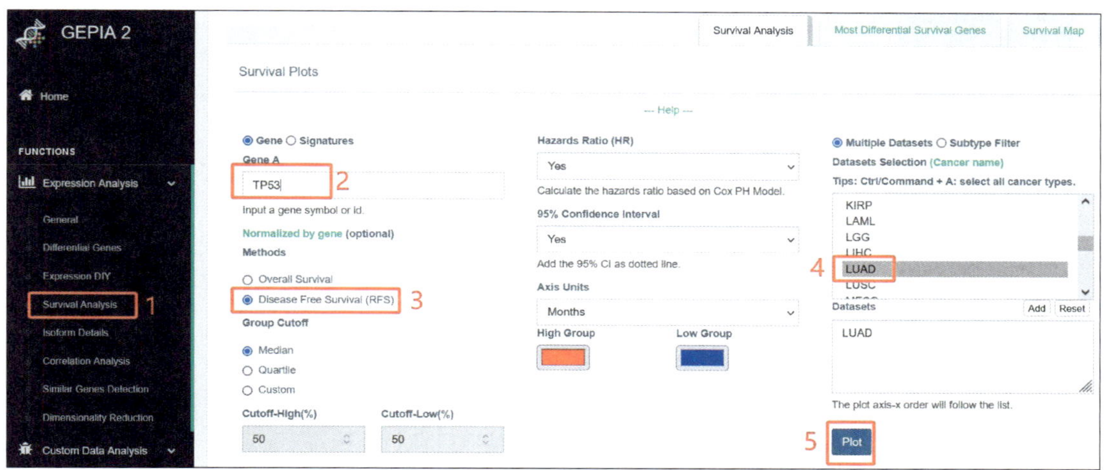

图 18-3-28　“Survival Analysis”中“Survival Analysis”的“Disease Free Survival”分析流程

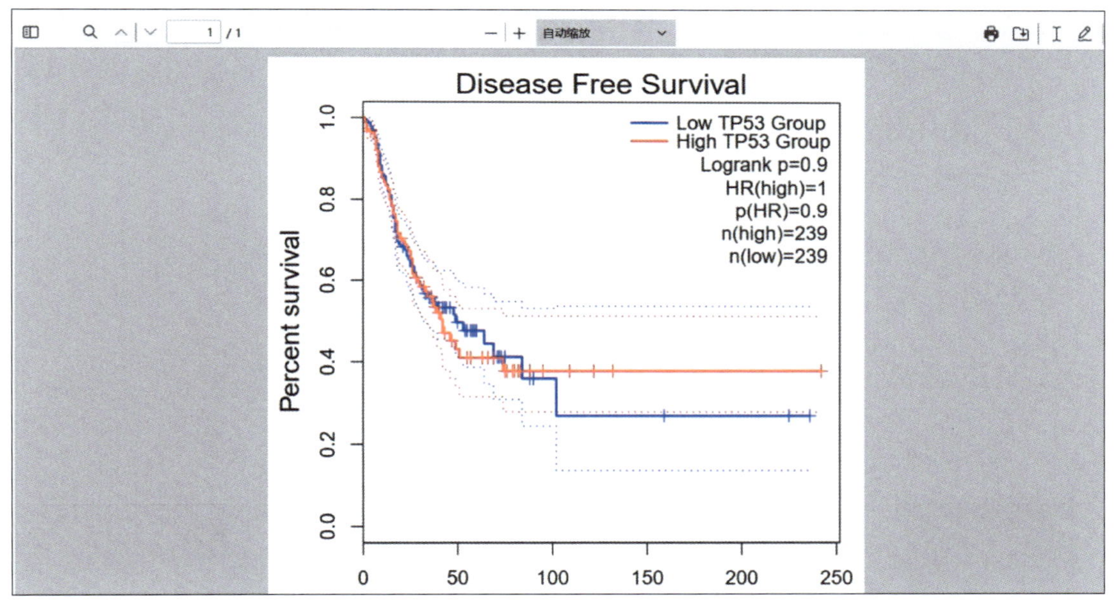

图 18-3-29　“Survival Analysis”中“Survival Analysis”的“Disease Free Survival”分析结果

2）“Most Differential Survival Genes”可以查看某个肿瘤类型中与生存有关基因的列表。若不知道某个癌症中哪些基因与生存有关，可切换至“Most Differential Survival Genes”标签，在“Datasets Selection”下拉框中选择肿瘤类型（以肺腺癌 LUAD 为例），选择总体生存或无病生存，其他选项保持默认（图 18-3-30），得到与该肿瘤类型总体生存或无病生存有关基因的列表（图 18-3-31），可下载该列表。

3）“Survival Map”可根据生存热图查看基因或亚型表达水平对预后的影响。若要了解多个基因在不同肿瘤类型中与生存的关联，可以切换至“Survival Map”标签，输入基因列表并选择肿瘤类型列表，其他选项保持默认设置，点击“Plot”（图 18-3-32）。此功能适用于

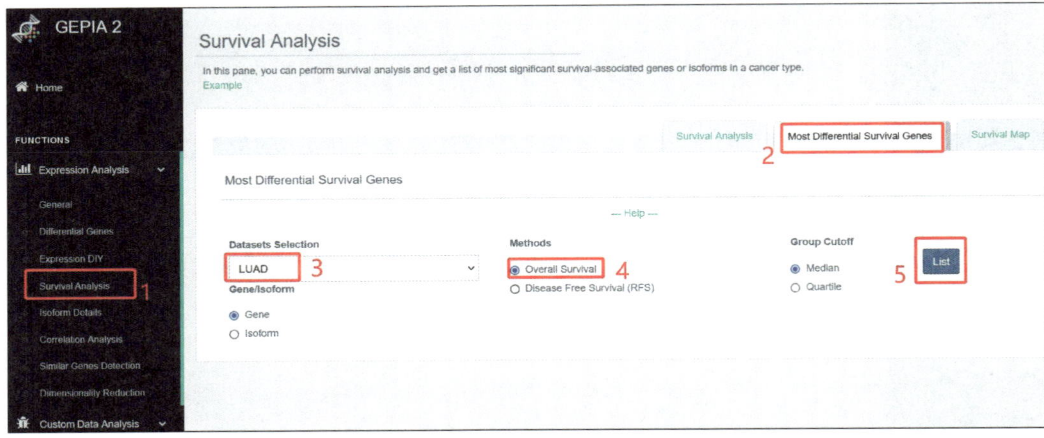

图 18－3－30 “Survival Analysis”中“Most Differential Survival Genes”分析流程

Show 10 entries　　Search:　　Download

Gene Symbol	Gene ID	P-Value (Survival os)
DKK1	ENSG00000107984.9	5.83e-8
ERO1L	ENSG00000197930.12	4.17e-7
STEAP1	ENSG00000164647.8	4.94e-7
INPP5J	ENSG00000185133.13	2.27e-6
ANLN	ENSG00000011426.10	2.60e-6
RP11-462L8.1	ENSG00000229656.6	2.97e-6
CASC5	ENSG00000137812.19	3.01e-6
FAM207BP	ENSG00000228797.2	3.23e-6
RP4-803A2.2	ENSG00000239670.1	3.88e-6
S100A10	ENSG00000197747.8	4.88e-6

Showing 1 to 10 of 500 entries　　Previous 1 2 3 4 5 ... 50 Next

图 18－3－31 “Survival Analysis”中“Most Differential Survival Genes”分析结果

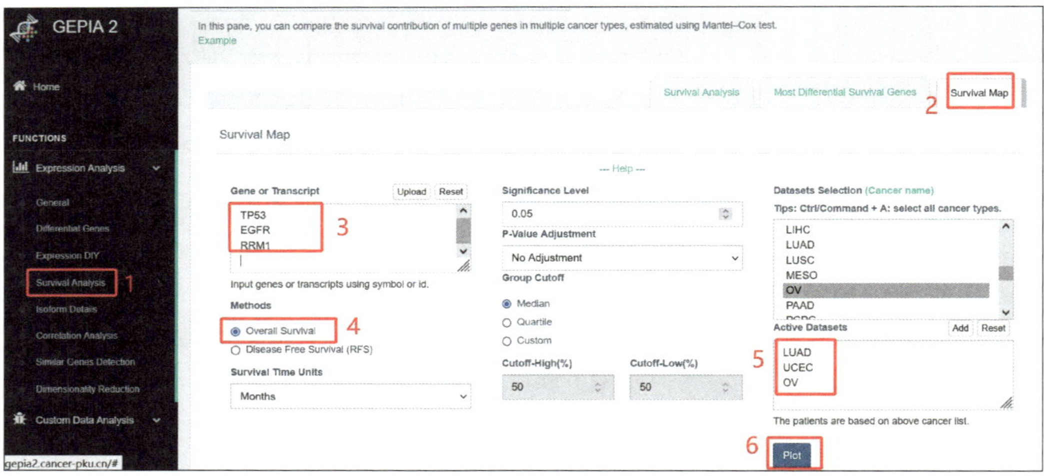

图 18－3－32 “Survival Analysis”中“Survival Map”分析流程

展示多基因或基因家族在多种肿瘤中的生存差异。在此示例中，基因列表以 *TP53*、*EGFR*、*RRM1* 为例，肿瘤类型列表选择肺腺癌、卵巢癌和子宫内膜癌，相应设置如图 18－3－32 所示，其他选项保持默认。热图展示了多基因在多种肿瘤中的生存差异(图 18－3－33)。红色和蓝色方块分别表示风险较高和较低。带有方框的矩形在预后分析中意味着显著的不利或有利结果。

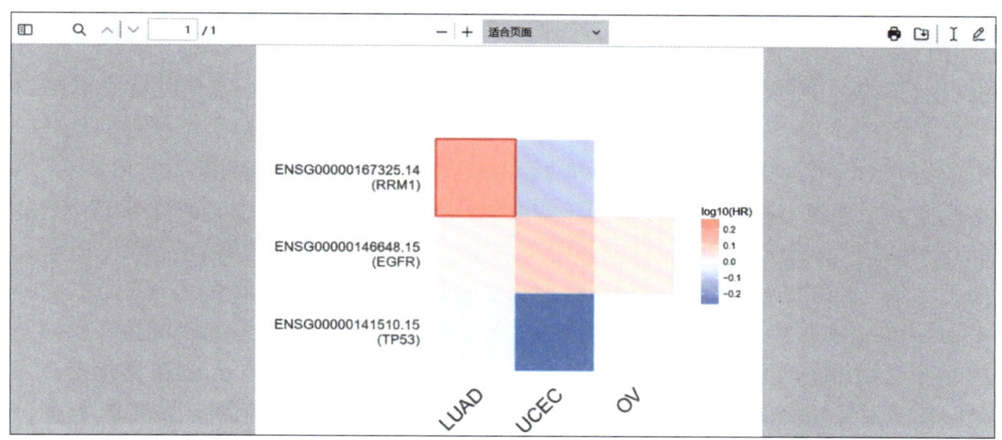

图 18－3－33　"Survival Analysis"中"Survival Map"分析结果

(4) Isoform Details 模块分析：该模块可分为 Isoform Usage 与 Isoform Structure 两部分。可以描绘基因在多种肿瘤类型中的表达分布(小提琴图)和异构体(条形图)。

1) Isoform Usage：可通过小提琴图看到基因的所有基因亚型在多种类型肿瘤中的表达情况。

2) Isoform Structure 查询基因亚型结构：输入基因的 isoform 后通过条形图描绘出异构体。

(5) Correlation Analysis 模块分析：可计算多种癌症类型和组织中两个基因或两个特征的相关性。

(6) Similar Genes Detection 模块：可搜索在不同癌症类型和组织中与某个基因或标记具有相似表达模式的基因。

(7) Dimensionality Reduction 模块：可根据一组基因的表达，对来自不同肿瘤类型和组织的样本进行主成分分析(Principal Component Analysis，PCA)降维。

2. 肿瘤类型分析　在"Home"中切换至"Cancer Type Analyses"标签，包括筛选与肿瘤关系、影响生存最密切的基因，适用于筛选具有表达差异或者生存差异的基因。

3. 多基因分析　在"Home"中切换至"Multiple Gene Analyses"标签，适用于多基因综合分析，包括多基因对比(Multiple Gene Comparison)、相关分析(Correlation Analysis)和 PCA 分析。

4. 自定义数据分析　在"Home"中切换至"Custom Data Analysis"标签，包括"Cancer Subtype Classifier"和"Expression Comparison"分析。

(1) "Cancer Subtype Classifier"允许用户上传自己的数据，与肿瘤或来自 TCGA 或 GTEx 项目的正常数据进行差异分析。

(2) "Expression Comparison"可以上传用户自己的文件并选择一个肿瘤类型进行比

较。在默认情况下，将根据所选肿瘤类型的中位值执行分位数归一化。上传的基因表达谱应为带有 Hugo 基因名称的 TPM 值。

第四节　蛋白质相互作用预测

蛋白质作为细胞内常见的分子之一，对于调节生物体内各种生物过程至关重要。蛋白质并非独立发挥作用，而是通过相互作用共同发挥功能。因此，蛋白质-蛋白质相互作用(PPIs)的研究对于深入理解蛋白质组的功能和组织结构具有重要意义。研究 PPIs 不仅有助于揭示生物学机制，还能够为诊断和治疗提供潜在的药物靶点，推动新药的设计。因此，PPIs 的预测是系统生物学中的一个关键研究课题。目前，PPIs 预测方法大体分为实验性方法和计算方法。随着高通量技术的发展，许多与蛋白质相关的数据库已被建立，为计算预测蛋白质相互作用提供了重要资源。

要全面了解细胞功能，必须掌握表达蛋白之间的所有功能性相互作用。STRING 数据库通过整合已知的和预测的蛋白质关联数据，致力于收集和整合这些信息。下面将重点介绍 STRING 数据库在蛋白质相互作用网络中的应用。

一、STRING 的使用

用户可通过 STRING 数据库官方网站(https://string-db.org/)进行访问，并点击“SEARCH”进入搜索界面输入感兴趣的蛋白质名称/序列/基因名称等格式进行检索(图 18-4-1)。此外，STRING 现在允许用户通过提交编码蛋白质的全部序列来创建、浏览和分析任何感兴趣的新基因组的完整相互作用网络。

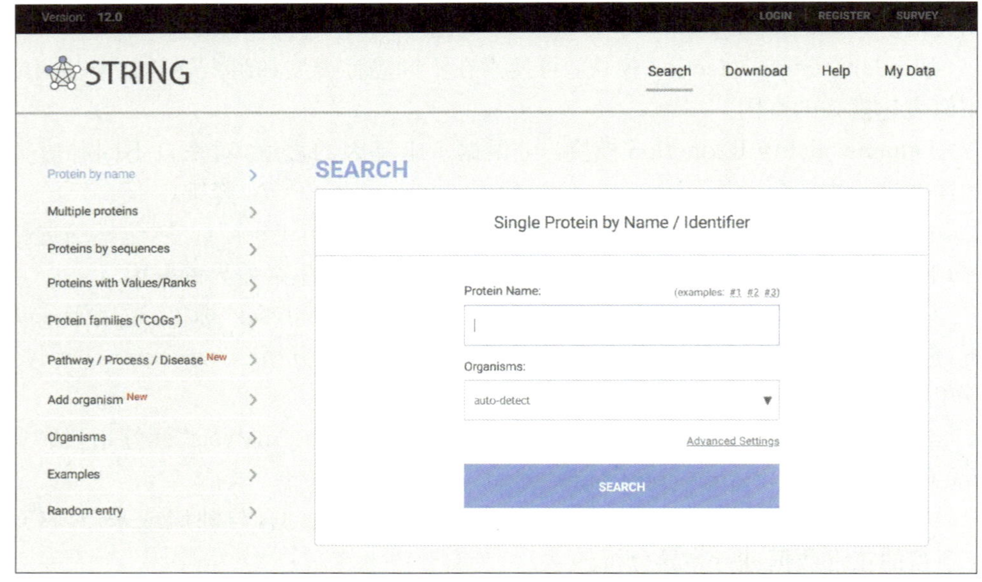

图 18-4-1　STRING 数据库“SEARCH”界面

对于单个蛋白进行检索，会给出与该蛋白相互作用的所有蛋白构成的网络，该功能更适用于对某个蛋白的相互作用进行探究。本文以 *TP53* 为例，展示搜索步骤(图 18－4－2)，点击“SEARCH”，后点击“CONTINUE”(图 18－4－3)。检索完成之后，会得到如图 18－4－4 所示的结果。

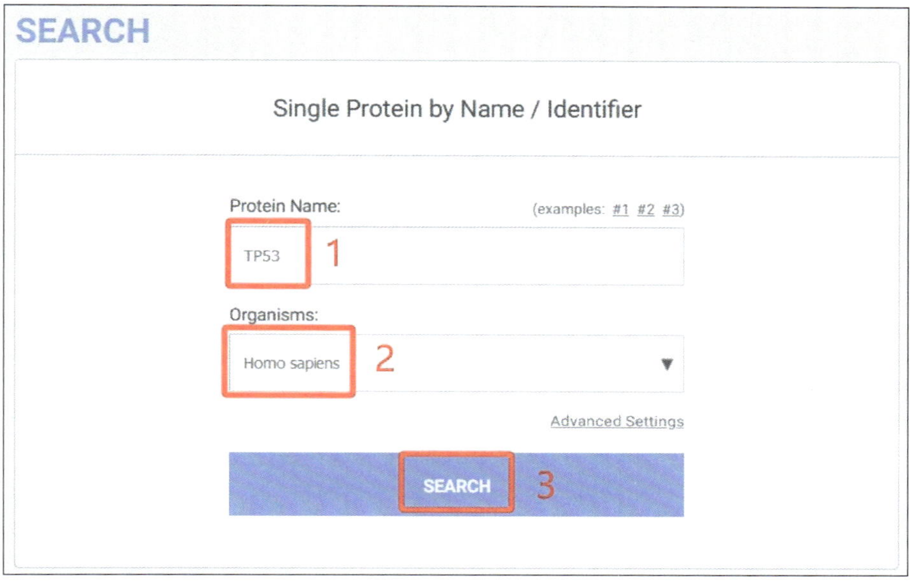

图 18－4－2　以 *TP53* 为例在 STRING 数据库中进行搜索

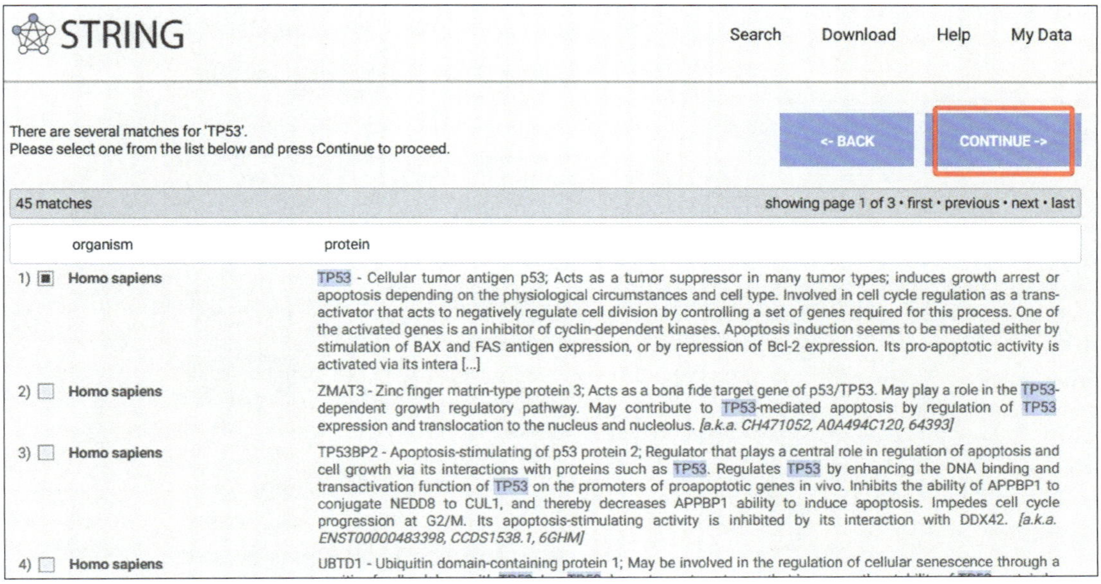

图 18－4－3　以 *TP53* 为例在 STRING 数据库中进行搜索的结果页面

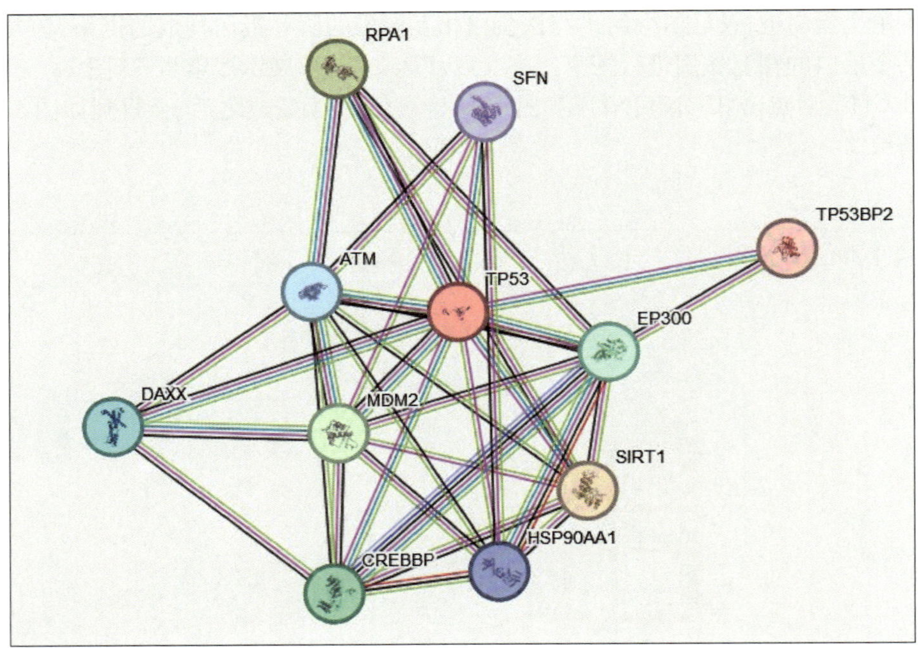

图 18－4－4　以 *TP53* 为例在 STRING 数据库中进行搜索的网络图

点击“Multiple proteins”，将关注基因列表输入“List of Names：”文本框中或在“... or, upload a file：”中上传基因列表文件，在“Organisms：”下拉框中选择物种(图 18－4－5)。点击“SEARCH”，后点击“CONTINUE”，检索完成后出现网络图，支持下载 TSV 格式的文件。

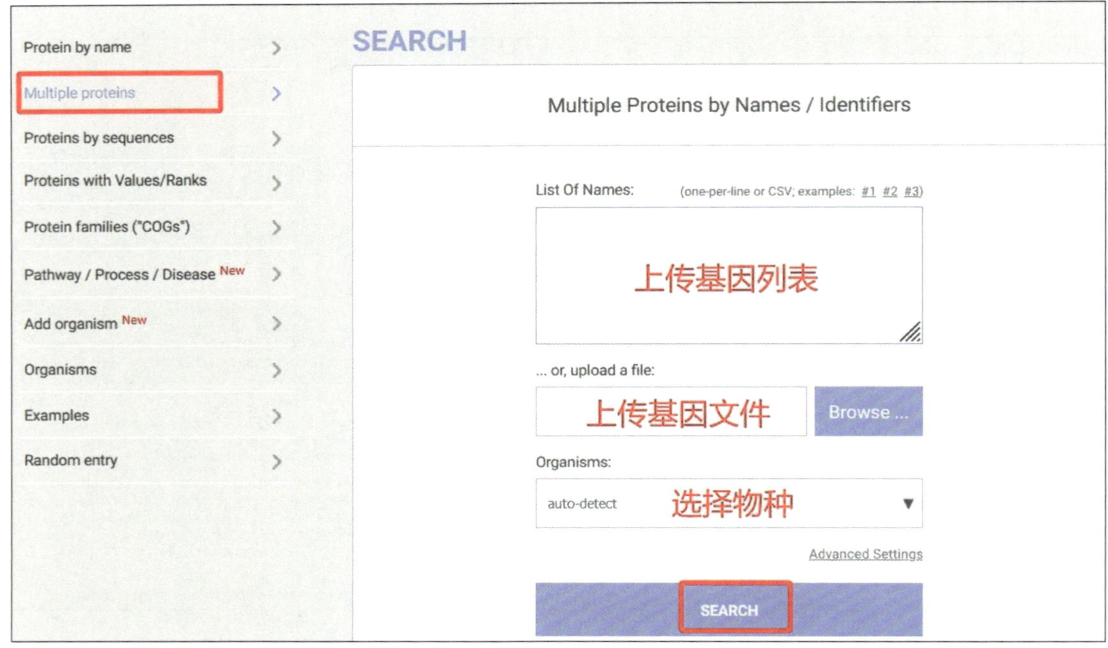

图 18－4－5　“Multiple proteins”搜索界面

二、STRING 的输出结果

STRING 数据库的主要输出结果是蛋白质相互作用网络图。这些图表的节点代表蛋白质，节点间的连线则代表蛋白质之间的相互作用。

默认情况下节点的颜色分成红色和其他颜色，红色代表是查询的蛋白，其他颜色代表与查询蛋白具有相互作用的其他蛋白。STRING 会根据与相互作用的 score 值对颜色进行映射。在 Legend 页面，可以看到每个蛋白的颜色和对应的 score 值。此外，蛋白质相互作用的强度也可以通过线型和线宽来表示。节点之间的连线表示两个蛋白之间的相互作用，不同颜色对应不同的相互作用类型(图 18-4-6)。

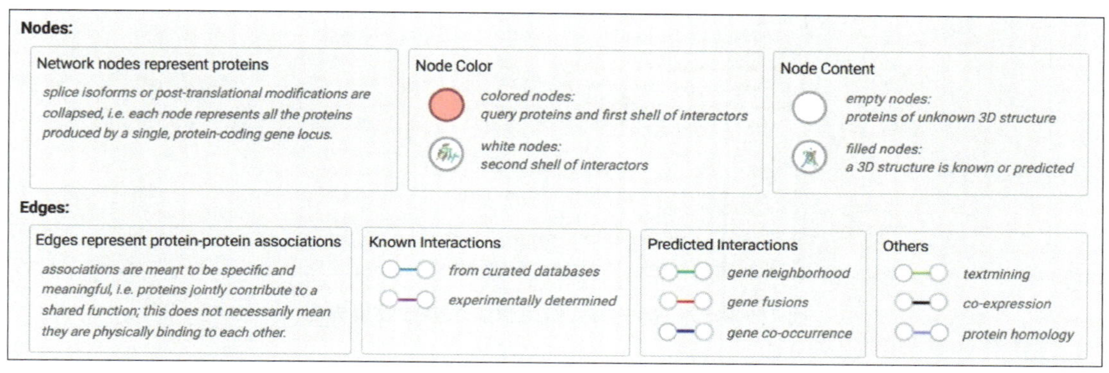

图 18-4-6 蛋白相互作用图例

如图 18-4-4 所示，两个蛋白之间的连线不止一条，这表示两个蛋白间存在多种相互作用关系。所有的相互关系中，既有实验验证的，也有数据预测的结果，线条之间的显示情况可以通过结果页面的 Settings 模块进行调节，选择所感兴趣的相互作用类型进行展示(图 18-4-7)。此外，STRING 模块还提供了从不同来源获得的 PPI 分数，用来评估相互作用的可靠性。在实际应用时，也可挑选得分较高的蛋白质构建更为可靠的 PPI 网络。这些信息可帮助用户找到在生物学过程中发挥重要作用的关键蛋白质，以及确定重要的生物学过程和通路。

三、STRING 的分析工具

越来越多的 STRING 用户在进入数据库时并不是查询一个蛋白质，而是查询一组蛋白质。在这种情况下，STRING 会对用户输入的信息进行标识符映射，然后显示一个涵盖所有映射蛋白质及其相互联系的网络。与所有 STRING 网络一样，用户可以交互式浏览该网络，并使用 k-means 或 MCL 聚类方法进行聚类。此外，STRING 数据库还提供了分析工具，根据用户输入的信息自动执行通路富集分析，并列出观察到的频率高于预期的任何通路。此处以 *TP53* 为例，分析结果如图 18-4-8 所示。GO 和 KEGG 富集分析可以帮助确定关键生物学过程和通路，进一步帮助研究人员找到在特定生物过程中发挥重要作用的蛋白质群体。

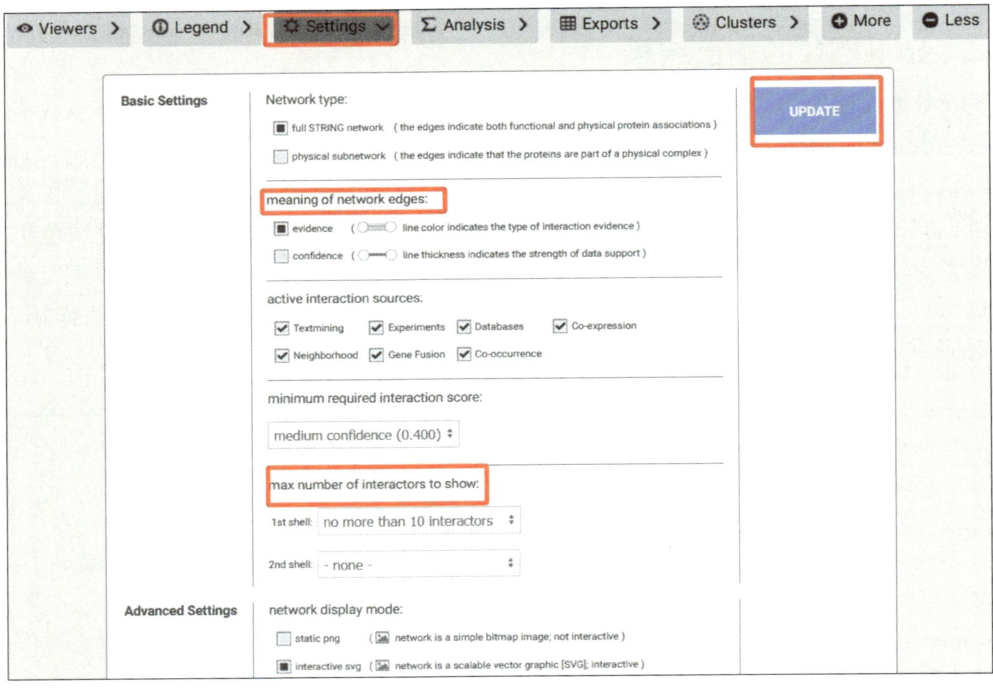

图 18-4-7 蛋白相互作用图展示参数设置界面

GO-term	description	count in network	strength	false discovery rate
GO:0018076	N-terminal peptidyl-lysine acetylation	2 of 3	3.08	0.00088
GO:0072717	Cellular response to actinomycin D	2 of 4	2.95	0.0012
GO:0051097	Negative regulation of helicase activity	2 of 5	2.86	0.0015
GO:0090400	Stress-induced premature senescence	2 of 8	2.65	0.0026
GO:1900034	Regulation of cellular response to heat	4 of 17	2.62	8.72e-07
				(more ...)

Molecular Function (Gene Ontology)

GO-term	description	count in network	strength	false discovery rate
GO:0002039	p53 binding	7 of 70	2.25	1.69e-11
GO:0097718	Disordered domain specific binding	3 of 34	2.2	0.00082
GO:0050681	Nuclear androgen receptor binding	2 of 28	2.11	0.0354
GO:0043425	bHLH transcription factor binding	2 of 31	2.06	0.0391
GO:0051059	NF-kappaB binding	2 of 32	2.05	0.0391
				(more ...)

Cellular Component (Gene Ontology)

GO-term	description	count in network	strength	false discovery rate
GO:0016605	PML body	4 of 103	1.84	0.00054
GO:0005667	Transcription regulator complex	4 of 517	1.14	0.0281
GO:0016604	Nuclear body	5 of 833	1.03	0.0161
GO:0005730	Nucleolus	5 of 996	0.95	0.0272
GO:0005694	Chromosome	6 of 1850	0.76	0.0392
				(more ...)

KEGG Pathways

pathway	description	count in network	strength	false discovery rate
hsa04115	p53 signaling pathway	4 of 72	2.0	4.43e-06
hsa05215	Prostate cancer	5 of 97	1.97	1.70e-07
hsa03440	Homologous recombination	2 of 38	1.97	0.0038
hsa04110	Cell cycle	6 of 120	1.95	9.15e-09
hsa05219	Bladder cancer	2 of 40	1.95	0.0039
				(more ...)

图 18-4-8 *TP53* 相互作用网络中基因的功能富集分析结果

对于一个包含许多节点的蛋白质相互网络，还可以通过 Cluster 模块来挖掘其中的子网"Sub Network"(图 18－4－9)，属于同一类的基因所构成的相互作用网络即代表一个 Module(图 18－4－10、图 18－4－11)。

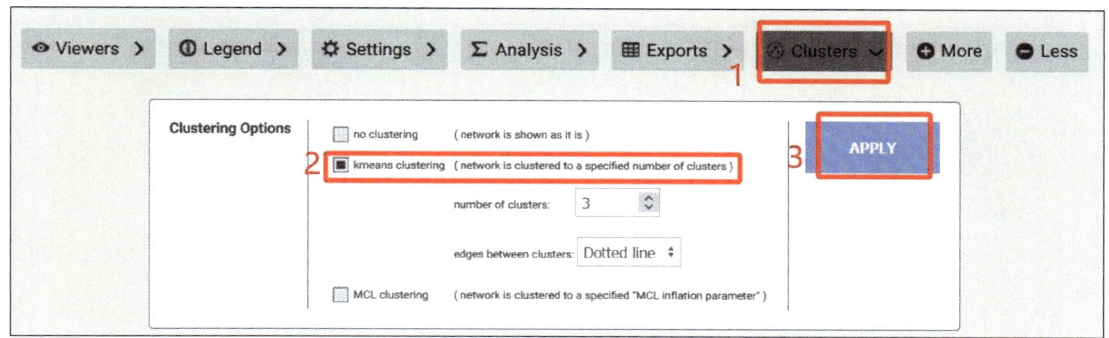

图 18－4－9　蛋白相互作用网络 Module 鉴定界面

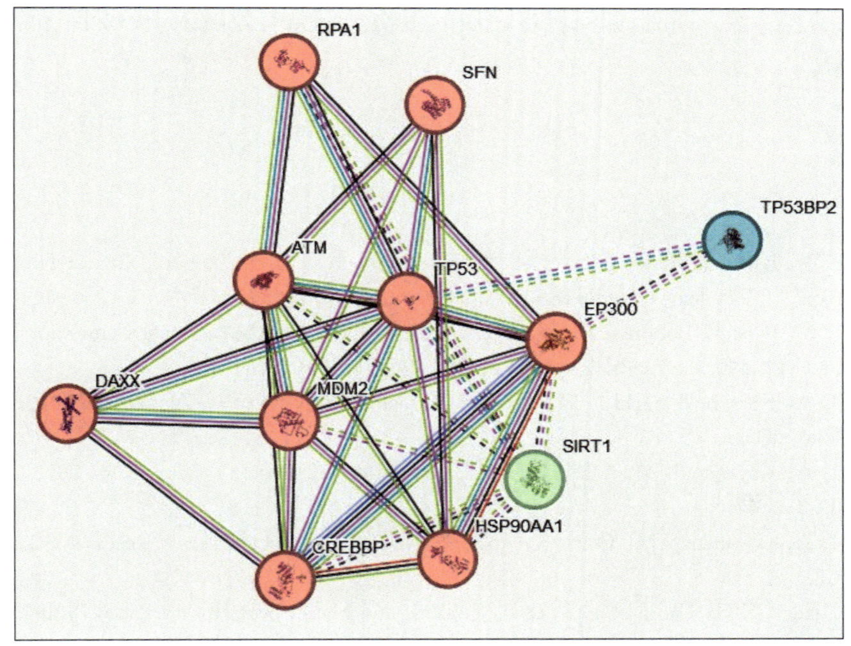

图 18－4－10　蛋白相互作用网络 Module 鉴定结果

总之，STRING 数据库的网络和富集功能可以全面识别用户提交的基因列表和功能基因组学数据集，并允许创建和共享高度定制化的蛋白质-蛋白质相互作用网络。未来，STRING 的开发将进一步细化网络，以支持基于基因表达数据在特定细胞类型或组织中的分析，并扩展功能富集检测，以涵盖更多的分类系统和更复杂类型的用户输入。

总而言之，蛋白质相互作用研究为医学诊断和治疗提供了新视角。蛋白质互作常常是药物设计的靶点，许多药物通过调节特定蛋白质间的相互作用来发挥疗效。例如，通过阻断

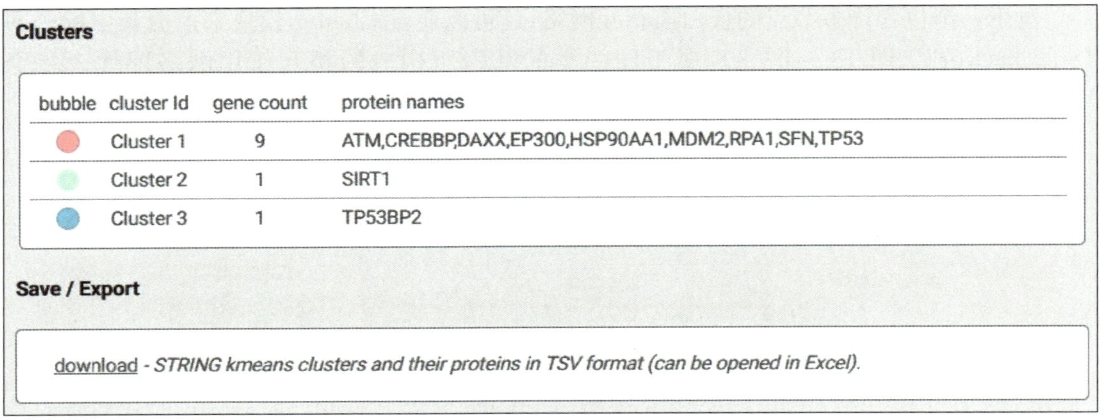

Clusters

bubble	cluster Id	gene count	protein names
	Cluster 1	9	ATM,CREBBP,DAXX,EP300,HSP90AA1,MDM2,RPA1,SFN,TP53
	Cluster 2	1	SIRT1
	Cluster 3	1	TP53BP2

Save / Export

download - *STRING kmeans clusters and their proteins in TSV format (can be opened in Excel).*

图 18-4-11 蛋白相互作用网络 Module 鉴定结果图例

或促进特定蛋白质间的相互作用,可以用于治疗相关疾病。在基于 PPI 网络的预测中,局部和全局网络结构已被证明有助于提高预测准确性。然而,现有基于网络的模型很少考虑两者结构信息的互补性。同时,如何将蛋白质的生物学信息有效融入 PPI 网络仍然是一个亟待解决的问题。

(张文娟)

参考文献

[1] Sayers E W, Beck J, Brister J R, et al. Database resources of the National Center for Biotechnology Information[J]. Nucleic Acids Res, 2020, 48(D1): D9-D16.

[2] Sayers E W, Beck J, Bolton E E, et al. Database resources of the National Center for Biotechnology Information[J]. Nucleic Acids Research, 2020, 49(D1): D10-D7.

[3] Benson D A, Karsch-Mizrachi I, Clark K, et al. GenBank[J]. Nucleic Acids Res, 2012, 40(Database issue): D48-D53.

[4] Benson D A, Cavanaugh M, Clark K, et al. GenBank[J]. Nucleic Acids Res, 2013, 41(Database issue): D36-D42.

[5] Benson D A, Cavanaugh M, Clark K, et al. GenBank[J]. Nucleic Acids Research, 2012, 41(D1): D36-D42.

[6] Bowler-Barnett E H, Fan J, Luo J, et al. UniProt and Mass Spectrometry-Based Proteomics-A 2-Way Working Relationship[J]. Mol Cell Proteomics, 2023, 22(8): 100591.

[7] 罗静初. UniProt 蛋白质数据库简介. 生物信息学, 2019, 17(3): 131-144. DOI: 10.12113/j.issn.1672-5565.201903005.

[8] Barrett T, Wilhite SE, Ledoux P, et al. NCBI GEO: archive for functional genomics data sets — update[J]. Nucleic Acids Research, 2012, 41(D1): D991-D995.

[9] Barrett T, Wilhite SE, Ledoux P, et al. NCBI GEO: archive for functional genomics data sets — update[J]. Nucleic Acids Res, 2013, 41(Database issue): D991-D995.

[10] Dennis G, Jr., Sherman BT, Hosack DA, et al. DAVID: Database for Annotation, Visualization, and Integrated Discovery[J]. Genome Biol, 2003, 4(5): P3.

[11] Zhou Y, Zhou B, Pache L, et al. Metascape provides a biologist-oriented resource for the analysis of

systems-level datasets[J]. Nat Commun, 2019, 10(1): 1523.
[12] Tang Z, Kang B, Li C, et al. GEPIA2: an enhanced web server for large-scale expression profiling and interactive analysis[J]. Nucleic Acids Research, 2019, 47(W1): W556 - W60.
[13] Szklarczyk D, Gable AL, Nastou KC, et al. The STRING database in 2021: customizable protein-protein networks, and functional characterization of user-uploaded gene/measurement sets[J]. Nucleic Acids Res, 2021, 49(D1): D605 - D612.
[14] Database resources of the National Center for Biotechnology Information[J]. Nucleic Acids Res, 2013, 41(Database issue): D8 - D20.
[15] Zhang Z, Schäffer A A, Miller W, et al. Protein sequence similarity searches using patterns as seeds [J]. Nucleic Acids Res, 1998, 26(17): 3986 - 3990.
[16] Altschul SF, Madden TL, Schäffer AA, et al. Gapped BLAST and PSI - BLAST: a new generation of protein database search programs[J]. Nucleic Acids Res, 1997, 25(17): 3389 - 3402.
[17] Hu L, Wang X, Huang YA, et al. A survey on computational models for predicting protein-protein interactions[J]. Briefings in Bioinformatics, 2021, 22(5): bbab036.
[18] Murakami Y, Tripathi L P, Prathipati P, et al. Network analysis and in silico prediction of protein-protein interactions with applications in drug discovery[J]. Curr Opin Struct Biol, 2017, 44: 134 - 142.
[19] Szklarczyk D, Morris J H, Cook H, et al. The STRING database in 2017: quality-controlled protein-protein association networks, made broadly accessible[J]. Nucleic Acids Research, 2016, 45(D1): D362 - D368.
[20] Szklarczyk D, Kirsch R, Koutrouli M, et al. The STRING database in 2023: protein-protein association networks and functional enrichment analyses for any sequenced genome of interest[J]. Nucleic Acids Research, 2022, 51(D1): D638 - D646.
[21] Szklarczyk D, Gable A L, Nastou K C, et al. The STRING database in 2021: customizable protein-protein networks, and functional characterization of user-uploaded gene/measurement sets[J]. Nucleic Acids Research, 2020, 49(D1): D605 - D612.
[22] 白墨石. 一文读懂 UniProt 数据库(2023 最新版)[EB/OL]. (2023 - 02 - 01)[2025 - 06 - 04]. 腾讯云开发者社区. https://cloud. tencent. com/developer/article/2212550.
[23] 贾俊君. 手把手教你 TCGA 数据库使用：以肝癌为例[EB/OL]. (2016 - 12 - 19)[2025 - 06 - 04]. 丁香园. https://paper. dxy. cn/article/511878.
[24] 翾格格. DAVID 数据库简介及使用说明[EB/OL]. (2021 - 04 - 29)[2025 - 06 - 04]. 简书. https://www. jianshu. com/p/7f6c3e3062a7.
[25] 生信人. 基因注释工具——Metascape 使用教程[EB/OL]. (2018 - 09 - 19)[2025 - 06 - 04]. Public Library of Bioinformatics. https://www. plob. org/article/13205. html.
[26] 尔云间. TCGA 分析的数据库——GEPIA 数据库的使用教程 /SCI 论文/科研/研究生/生信分析热点思路[EB/OL]. (2023 - 02 - 13)[2025 - 06 - 04]. 哔哩哔哩. https://www. bilibili. com/read/cv21715180/.

第十九章　医学生科研论文写作教程

在现代医学教育中，培养医学生的科研能力已成为重要教学目标之一。在医学领域，科研成果的交流与传播对推动学科发展、改善医疗实践起着至关重要的作用。科研论文作为科研成果的核心载体，其写作质量直接影响研究成果的传播力和影响力。科研论文写作不仅是科研能力的体现，也对医学生的学术发展和未来职业生涯有着深远影响。本章旨在为医学生提供系统、全面且实用的科研论文写作指导，帮助他们掌握这一关键技能。

第一节　概　　述

一、科研的重要性

1. 推动医学知识的进步　科研是获取新医学知识和理论的关键途径。通过深入探讨疾病的发生机制、病理生理过程、诊断方法和治疗策略等，不断完善医学理论体系，为医学发展奠定坚实的理论基础。

2. 提高疾病的诊断水平　科研促进了诊断技术和方法的创新。例如，新型影像学技术、生物标志物的发现和基因检测等，能够更早期、准确地诊断疾病，为患者提供及时有效的治疗。

3. 促进治疗方法的创新　通过对药物、手术和康复等治疗手段的研究，发现更高效的治疗方案，提高治愈率、减少并发症、改善患者生存质量和预后。同时，科研推动个性化医疗，根据患者的个体差异制定精准治疗策略。

4. 预防疾病的发生　研究疾病的危险因素和发病机制，有助于制定有效的预防措施，如疫苗研发、健康教育和公共卫生政策的实施，降低疾病发生率，保障人民健康并减轻社会医疗负担。

5. 培养医学人才　参与科研能培养医学生和医务人员的创新思维、科学方法及实践能力，提升专业素养和解决实际问题的能力，为医学领域培养高素质的专业人才。

6. 优化医疗资源配置　科研成果为医疗政策制定提供依据，有助于合理分配医疗资源，提高医疗系统的效率和效益。

7. 增强国际竞争力　科研成果代表国家或地区医学水平和创新能力。高水平的科研可以提升国家在国际医学领域的地位和影响力，促进国际医学交流与合作。

8. 满足患者期望 随着人们对健康的关注和对医疗服务质量的要求不断提升，科研进展能满足患者对更有效治疗和更好医疗体验的需求。

总之，科研对于提高医疗水平、保障人民健康、促进社会发展具有不可替代的重要作用。

二、科研论文的定义与类型

科研论文是医学科研工作者将其研究成果、实验方法、观察结果、理论探讨等进行系统总结，并按照一定格式和规范撰写的学术文章。它具有科学性、创新性、逻辑性和规范性，旨在传播医学新知识、新理论、新技术和新方法，推动医学科学发展。通过科研论文，研究者可以与同行分享成果，为临床实践提供科学依据，促进学术交流和知识更新。科研论文常见的类型主要包括以下几种。

1. 论著(original article) 这是最常见的类型，详细报道原创性的研究工作，包括研究目的、方法、结果和结论等完整的研究过程。

2. 综述(review article) 对某一特定主题的现有研究进行综合、分析和评价，总结该领域的研究现状、进展和存在的问题，并提出未来的研究方向。

3. 病例报告(case report) 针对单个或少数几个特殊病例的详细描述和分析，包括临床表现、诊断、治疗和预后等，通常能够提供罕见疾病或特殊病例的宝贵经验。

4. 临床研究(clinical trial) 重点关注新的治疗方法、药物或医疗干预措施在患者中的效果和安全性评估。

5. 流行病学研究(epidemiological study) 调查疾病在人群中的分布、发生频率、危险因素等，以了解疾病的发生、发展和传播规律。

6. 基础研究(basic research) 主要涉及医学的基础科学领域，如细胞生物学、分子生物学、免疫学等方面的研究。

7. 系统评价和荟萃分析(systematic review and meta-analysis) 通过系统地收集、评价和综合多个相关研究的结果，提供更具可靠性和说服力的结论。

8. 技术与方法(technique and method) 介绍新的实验技术、诊断方法或治疗手段的开发和应用。

不同类型的科研论文在目的、内容和写作方法上有所差异，但都为医学领域的知识积累和传播做出了贡献。

三、科研论文的结构与要素

以论著为例，包括标题(title)、摘要(abstract)、引言(introduction)、材料与方法(materials and methods)、结果(results)、讨论(discussion)、结论(conclusion)、参考文献(references)。

第二节 选题与研究设计

科研论文的选题和研究设计是确保研究成果和论文质量的关键步骤。选题是科研论文写作的第一步，也是最为关键的一步。一个好的选题应具备科学性、创新性、可行性和实用性。在选题时，应充分考虑当前医学领域的研究热点和前沿问题，并结合自身的研究兴趣和实际条件，选择具有研究价值的课题。研究设计则是确保研究结果准确可靠的重要保障。根据研究目的和选题特点，选择合适的研究类型（如观察性研究、实验性研究、临床试验等），并制定科学合理的研究方案。

一、选题

1. 从临床实践出发　关注临床工作中遇到的尚未解决的问题，例如某种疾病的治疗效果不佳、诊断方法的准确性不高、并发症的预防等。对常见疾病的新的临床表现、特殊病例进行观察和研究。

2. 紧跟学科前沿　关注医学领域的最新研究进展，可以通过阅读高水平的学术期刊、参加学术会议等获取前沿信息，了解新技术、新方法、新理论的应用和发展趋势。

3. 结合社会需求　针对公共卫生领域的热点问题，如传染病的防控、慢性病的管理、老龄化相关的健康问题等进行研究。

4. 考虑自身兴趣和优势　选择自己感兴趣的领域，能够提高研究的积极性和持久性。结合所在团队的研究基础和资源优势，确保研究的可行性。

二、研究设计

1. 明确研究类型

观察性研究：如队列研究、病例对照研究等，用于探索疾病的危险因素、自然病程等。

实验性研究：包括动物实验和临床试验等，用于验证某种干预措施的效果。

2. 确定研究对象　明确纳入和排除标准，保证研究对象的同质性和代表性。考虑样本量的大小，根据研究目的、效应大小、检验效能等进行估算。

3. 选择研究指标

主要指标：能够直接反映研究的主要目的，如疾病的治愈率、生存率等。

次要指标：用于补充和支持主要指标，如症状改善情况、生活质量等。

4. 控制混杂因素　在研究设计阶段，尽可能识别可能影响结果的混杂因素，并通过匹配、分层、多因素分析等方法进行控制。

5. 制定研究方案　包括研究的流程、时间安排、数据收集方法、质量控制措施等。

6. 考虑伦理问题　确保研究符合伦理原则，保护研究对象的权益和安全，获得伦理委员会的批准。

总之，科研论文的选题要具有科学性、创新性和实用性，研究设计要严谨合理，以保证研究结果的可靠性和有效性。

第三节　科研论文撰写

一、标题与摘要的撰写

标题是论文的“眼睛”，应简洁明了，并准确反映研究的核心内容和主要创新点。避免使用模糊、笼统或过于宽泛的标题。应突出研究对象、干预措施(如有)、主要结果等关键信息。使用专业术语的同时,确保标题具有吸引力,能够引起读者兴趣。摘要则是论文的“缩影”,应遵循结构化原则,语言精练、准确。高度概括研究的目的、方法、结果和结论,简述研究问题的重要性和背景;明确阐述研究的主要目标;简要描述研究设计、研究对象、干预措施(如有)、主要检测指标和数据分析方法;列出关键研究结果,包括主要的数据和统计学意义;总结研究的主要发现及其意义,使读者能够快速了解论文的核心内容。

1. 标题的撰写

(1) 突出核心内容:标题应准确反映研究的主要内容和重点,清楚地表达出研究对象或问题,不能含糊不清或有歧义。例如,如果研究的是某种分子标志物对特定疾病的诊断价值,标题应明确提及分子标志物名称和疾病名称。

(2) 简洁明了:尽量使用简洁的语言,避免冗长和复杂的表述。一般地说,标题不宜超过 25 个字。

(3) 强调创新性:如果研究有新的发现、方法或观点,应在标题中体现出来,以吸引读者的注意力。

(4) 遵循学术规范:标题的语法应正确,词语的搭配应恰当。

2. 摘要的撰写

(1) 结构完整:通常包括目的、方法、结果和结论四个部分。

目的:阐述研究的初衷和预期目标。

方法:描述研究的设计、对象、干预措施(如适用)、测量指标和数据分析方法。

结果:呈现研究的主要发现,包括关键的数据和统计结果。

结论:总结研究的主要结论及其意义。

(2) 语言精练:摘要应简洁明了,避免冗长和复杂的句子结构。尽量使用主动语态,减少被动语态的使用。

(3) 客观准确:如实反映研究的内容,不夸大或缩小研究结果。数据应准确无误,统计描述应清晰。

(4) 重点突出:强调研究的重要发现和结论,使读者能够快速了解研究的核心价值。

总之,标题和摘要的撰写对于科研论文至关重要,它们直接影响读者对论文的第一印象和阅读兴趣。

二、引言的写作

引言是论文的开篇部分,主要介绍研究的背景、目的和意义,提出研究问题并阐述研究现状,为后续的研究内容奠定基础。引言的撰写应具有逻辑性和连贯性,通常从宏观到微观,逐步引导读者进入研究主题。在阐述研究现状时,应客观评价前人的研究成果,并指出存在的不足或争议,以突出本研究的创新性和重要性。通过这种方式,可以明确研究的定位,并展示研究的创新点和必要性。

科研论文引言的写作主要有以下几个要点。

1. 引出研究主题 以宽泛的医学背景或相关领域的普遍问题开篇,逐渐聚焦到具体的研究主题。例如,从某种疾病的高发病率和严重危害,过渡到针对该疾病早期诊断的研究。

2. 阐述研究背景　回顾前人在该领域的研究成果，包括重要的理论、实验和临床发现。指出已有研究的不足之处或尚未解决的问题，为自己的研究提供合理性和必要性。

3. 提出研究问题　明确阐述本研究试图解决的具体问题或需要验证的假设。使读者清晰了解研究的核心、焦点。

4. 说明研究目的　阐述开展本研究的目的和预期达到的目标。强调研究的重要性和潜在的应用价值。

5. 简述研究方法（可选）　如果研究方法具有创新性或特殊性，可以在引言中简要提及，以引起读者的兴趣。在写作引言时，要注意语言简洁明了、逻辑清晰，避免冗长和复杂的叙述。同时，要确保所引用的文献准确、权威，并与研究主题紧密相关。

三、材料与方法的描述

材料与方法部分应详细描述研究对象、研究方法、材料和试剂、数据收集及统计分析方法，确保读者能够重复和验证研究结果。在实验方法的描述中，应遵循标准化和规范化的原则，明确实验条件、仪器设备、试剂药品的来源和规格等信息。对于统计学方法，需说明所使用的统计软件、分析方法及检验水准的设定。科研论文中的“材料与方法”部分要求清晰、准确、详细，以确保研究具有可重复性。

1. 研究对象　明确描述研究对象的纳入和排除标准，包括年龄、性别、疾病诊断标准、症状严重程度等。说明研究对象的来源，如医院、社区、特定的人群队列等。提供研究对象的数量以及分组情况（如果有）。

2. 研究方法　详细描述研究采用的实验设计，如随机对照试验、队列研究、病例对照研究等，并说明随机分组的方法（如果适用）。描述实验的操作步骤，包括样本采集、处理、检测方法等。对于复杂的实验流程，可以使用流程图或图表进行辅助说明。说明测量指标和评估方法，包括生理指标、实验室检测指标、影像学检查方法等，并给出其正常参考值范围。

3. 材料和试剂　列出实验中使用的主要材料、仪器设备和试剂，包括名称、型号、生产厂家、规格等详细信息。对于自制或特殊处理的材料，应详细说明其制备方法和质量控制措施。

4. 数据收集　描述如何收集研究数据，包括数据记录的表格设计、收集的时间点和频率等。以及数据收集过程中的质量控制措施，如培训数据收集人员、数据审核和纠错机制等。

5. 统计分析　说明所使用的统计软件和版本。描述具体的统计分析方法，包括描述性统计、假设检验、相关性分析、生存分析等，并说明选择这些方法的依据。给出检验水准和统计学意义的判定标准。

四、结果的呈现与表达

按照研究设计和预定的观察指标，依次呈现研究结果。可以使用图表辅助展示数据。以清晰、客观的方式陈述研究数据，先描述主要结果，再依次介绍次要结果。对于图表，应确保标题清晰，坐标轴标注准确，数据易于理解。在文中对图表的关键内容进行必要的文字解释。在描述结果时，应避免主观评价和过度解读，只陈述事实和数据。包括描述性统计（如均值、标准差、中位数等)和推断性统计(如 P 值、置信区间等)。

1. 条理清晰 按照研究设计和逻辑顺序依次展示结果,可采用分段、分点的方式,使内容易于阅读和理解。

2. 客观准确 只陈述事实,避免主观解释和猜测。数据应精确无误,使用合适的测量单位和精度。

3. 结合图表 对于复杂的数据,使用图表(如表格、柱状图、折线图、流程图等)进行直观展示。图表应具有自明性,即读者仅通过图表就能大致了解其主要内容,但同时也要在文中对图表的关键信息进行必要的文字描述。

4. 先主后次 优先呈现最重要和最有意义的结果,如主要研究指标的结果、与研究假设直接相关的结果等。次要结果或辅助性的数据可以随后陈述。

5. 统计分析 对于定量数据,给出描述性统计量(如均值、中位数、标准差等)。如果进行了假设检验,应报告检验统计量、P 值和置信区间,并说明差异的显著性。

6. 避免冗余 只报告与研究目的直接相关的结果,删除无关或重复的信息。

总之,"结果"部分应清晰、简洁、准确地展示研究的主要发现,为后续的"讨论"部分奠定基础。

五、讨论的展开与深入

讨论部分是对研究结果的分析和解释,是论文的精华所在。通常包括对研究结果的解释、与已有研究的比较、研究的局限性、研究的意义和展望未来研究方向。首先,对研究结果进行深入的分析和解释,探讨结果产生的原因和可能的机制。将本研究结果与前人的研究进行比较,讨论相似性和差异性,并分析可能的原因。诚实地指出研究的局限性,如样本量、研究设计的缺陷等。阐述研究结果的临床意义和对未来研究的启示,提出进一步研究的建议。

1. 对研究结果的解释 重新阐述主要结果,强调其重要性和意义。解释结果产生的可能原因和机制,结合相关的理论和前人的研究进行分析。

2. 与前人研究的比较 将本研究结果与已发表的类似研究进行对比,讨论一致性和差异性。分析导致差异的可能因素,如研究对象、研究方法、干预措施等的不同。

3. 研究的局限性 诚实地指出研究存在的局限性,例如样本量较小、随访时间短、研究方法的不足等。探讨这些局限性对研究结果和结论的可能影响。

4. 实际应用和临床意义 探讨研究结果在临床实践中的应用价值和潜在影响。提出对未来临床治疗、诊断或预防策略的建议。

5. 未来研究方向 根据本研究的发现和存在的问题,提出未来进一步研究的方向和建议。可以包括改进研究方法、拓展研究对象、深入探讨相关机制等方面。

6. 综合评价 对整个研究进行综合评价,强调研究的创新点和贡献,再次总结研究结果的主要意义和影响。

六、结论的提炼与总结

结论是对研究工作的总结和概括,应简洁明了地回答研究的主要问题,得出明确的结论。结论应与研究目的和结果相一致，避免夸大和缩小研究成果。同时，结论应具有一定的普遍性和推广价值，为临床实践和进一步的研究提供参考。

七、参考文献的引用与管理

参考文献是科研论文的重要组成部分，它反映了作者对前人研究成果的尊重和借鉴。在引用参考文献时，应遵循学术规范和期刊的要求，选择权威、可靠的文献，并正确标注文献的出处。参考文献的引用与管理在学术研究、写作以及各种专业领域中都具有重要意义。

引用参考文献的主要目的包括：① 支持观点和论证：为您提出的观点提供权威和可靠的依据，增强论证的可信度。② 表明学术诚信：承认他人的研究成果，避免抄袭和剽窃。③ 为读者提供进一步研究的线索：方便读者查阅相关资料，深入了解主题。

在引用参考文献时，需要遵循一定的规范和格式。要准确记录文献的作者、出版年份、标题、期刊名、卷号、页码等信息。

管理参考文献可以借助一些工具和软件，例如 EndNote、Zotero、NoteExpress 等，它们可以帮助您：① 方便收集和整理文献信息。② 按照选定的格式自动生成参考文献列表。③ 快速在文档中插入引用标记。

在引用和管理参考文献时，还需要注意以下几点：① 只引用可靠和权威的来源。② 确保引用的准确性和完整性。③ 合理引用，避免过度引用或不当引用。

八、论文的修改与完善

完成初稿后，应仔细检查和修改论文，确保内容的准确性、逻辑性和语言的规范性。修改的重点包括语法错误、拼写错误、标点符号的使用、数据的准确性、图表的清晰度、参考文献的格式等。可以请同行专家或导师对论文进行审阅，提出修改意见和建议，进一步完善论文的质量。

科研论文的修改与完善是确保论文质量和学术价值的重要环节。以下是一些关键的步骤和要点：

1. 内容审查　确保研究方法科学合理、数据准确可靠、结果清晰明确，并能有力支持结论。检查研究设计是否存在缺陷，样本量是否足够，统计分析是否恰当。

2. 逻辑梳理　段落之间、句子之间的逻辑关系要清晰顺畅，过渡自然。引言部分要引出研究问题和目的，方法部分要详细描述研究过程，结果部分要客观呈现数据，讨论部分要对结果进行深入分析和解释。

3. 语言优化　消除语法错误、拼写错误和标点不当的问题。采用简洁、准确、专业的医学术语和表达方式，避免模糊、含混或口语化的表述。

4. 格式规范　遵循目标期刊的格式要求，包括字体、字号、行距、页边距、图表格式等。确保参考文献的引用格式正确且完整。

5. 数据和图表检查　核实数据的准确性和一致性，图表的标题、标注、坐标轴标签等要清晰准确，与正文内容相互呼应。

6. 删减冗余　去除不必要的重复内容、冗长的描述和无关的信息，使论文简洁明了。

7. 增强论证　补充更多的证据和文献支持，使论点更有说服力。

8. 审核伦理问题　确保研究符合伦理规范，保护患者隐私。
9. 征求他人意见　请教同行、导师或专业编辑，获取多方面的反馈和建议。

第四节　科研论文的投稿与发表

科研论文的投稿与发表需要经过一系列的步骤和考虑。选择合适的期刊投稿是论文发表的关键步骤。在投稿前，应仔细阅读期刊的投稿指南，了解期刊的主题范围、格式要求、审稿流程等。根据期刊的要求准备好投稿材料，包括论文正文、摘要、关键词、图表、推荐信等。在投稿过程中，应注意遵守学术道德和规范，如实填写作者信息和依托基金课题项目信息（如果有）等。论文投稿后，应耐心等待审稿结果，并根据审稿人的意见认真修改论文，直至论文发表。

一、选择目标期刊

评估研究内容与期刊主题的相关性。考虑期刊的影响力、审稿周期、发表费用等因素。仔细阅读期刊的投稿指南，包括论文格式、字数限制、图表要求、参考文献格式等。同时注意期刊对研究类型、创新性和科学性的要求。

作为医学研究生选择期刊时应尽量选择高水平的期刊，如 SCI 收录的期刊。下面简单介绍一下 SCI。SCI 是美国《科学引文索引》(Science Citation Index)的简称，它是由美国科学信息研究所于 1957 年创办的引文数据库。SCI 并不是一个期刊，而是一种基于文章引用关系创建的引文数据库。它涵盖了生命科学、临床医学、物理化学、农业、生物、兽医学、工程技术等多个方面的综合性检索刊物，能反映自然科学研究的学术水平，是目前国际上三大检索系统中最著名的一种，也是国际公认的进行科学统计与科学评价的主要检索工具之一（另外两个是 EI 和 ISTP)。

选择 SCI 期刊首先应确保自己的研究内容和目标期刊的主题和范围相契合，其次要关注该期刊分区、影响因子(impact factor)以及是否为预警期刊。目前国内 SCI 分区遵循两种分区方式，分别是中科院分区和 JCR 分区。影响因子是衡量学术期刊影响力的一个重要指标。一种期刊的影响因子指的是该刊前两年发表的文献在当前年的平均被引用次数。影响因子被广泛用于学术界评价期刊的重要性和影响力。较高的影响因子意味着该期刊的论文更容易被其他学者引用，反映了该期刊在学术界的影响力和知名度。SCI 预警是指一些被相关机构或组织认为存在问题或风险的 SCI 期刊。这些期刊可能在运营过程中出现了异常特征，例如发文量猛增、影响因子异常变化、撤稿率过高、自引率过高等，近年又出现了国内作者占比过高也会被认为异常的情况。被预警的 SCI 期刊可能不再满足 SCI 收录的标准，需要重新评估其质量。主办单位（如中国科学院文献情报中心）会监督 SCI 期刊的运营情况，发现异常后将其认定为预警期刊，以提醒科研人员审慎选择成果发表平台，并提醒出版机构强化期刊质量管理。如果评估后期刊没有问题或异常情况得到改善，它可能会继续留在 SCI 期刊名单中，也会移出预警名单；反之，如果问题严重，可能会被踢出 SCI 期刊名单。所以在选择 SCI 期刊时应根据自己的文章研究内容尽量选择分区高、影响因子大的期刊，同时规避预警期刊。

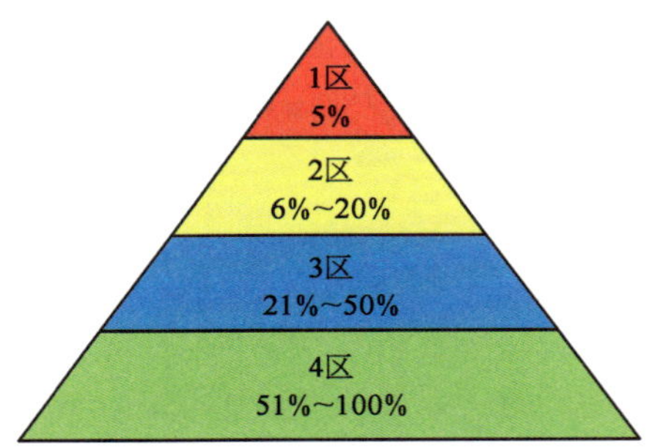

中科院分区先将 JCR 中所有期刊分为数学、物理、化学、生物、地学、天文、工程技术、医学、环境科学、农林科学、社会科学、管理科学及综合性期刊 13 大类，再根据每个学科分类按照期刊的 3 年平均影响因子高低，分为 4 个区：影响因子前 5％ 为该类 1 区；影响因子前 6％～20％ 为 2 区；影响因子前 21％～50％ 为 3 区；影响因子后 50％为 4 区。

图 19－4－1　中科院分区

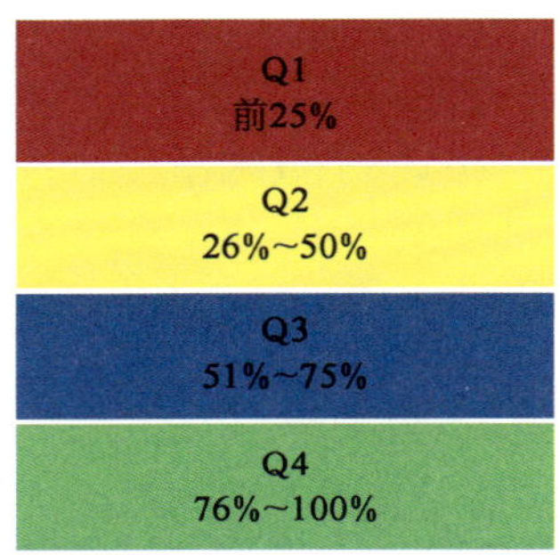

JCR 将收录期刊分为 176 个不同学科类别。每个学科类别按期刊的影响因子高低，平均分为 Q1、Q2、Q3 和 Q4 四个区：影响因子前 25％（含 25％）期刊划分为 Q1 区；影响因子前 25％～50％ 为 Q2 区；影响因子前 50％～75％ 为 Q3 区；影响因子 75％之后为 Q4 区。

图 19－4－2　JCR 分区

二、准备投稿材料、在线投稿

除了论文正文，通常还需要准备标题页（包含作者信息、通讯作者联系方式等）、摘要、关键词、声明（如利益冲突声明、伦理审批声明等）。注册期刊的投稿系统账号。按照系统提示逐步上传投稿材料，并填写相关信息，如论文题目、摘要、研究领域等。

三、跟踪投稿进度、回应审稿意见

定期登录投稿系统查看论文的处理状态。可能的状态包括：初审、外审、返修、录用、拒稿等。如果收到返修要求，要认真对待审稿人的意见和建议。逐一回复审稿人的问题，并在修改后的论文中标注出修改的部分。

四、版权和许可、校对清样

如果论文被录用，可能需要签署版权转让协议或其他相关许可文件。在论文出版前，会收到清样供作者校对，检查有无排版错误、内容遗漏等问题。

需要注意的是，投稿过程中要保持耐心和积极的态度，不断完善论文，以提高发表的成功率。论文发表后，通过学术会议、社交媒体等途径宣传自己的研究成果，提高影响力。

五、科研论文写作中的常见问题与应对策略

在科研论文写作过程中，常见的问题包括研究设计不合理、数据分析方法错误、语言表达不清晰、参考文献引用不当等。针对这些问题，应采取相应的应对策略，如加强研究设计的培训、学习统计学知识、提高语言表达能力、规范参考文献的引用等。同时，应保持严谨的科学态度和认真负责的工作作风，不断提高论文的写作水平（见表 19－4－1）。应对这些常见问题，需要作者在写作过程中保持严谨认真的态度，不断学习和提高写作能力，同时积极寻求他人的意见和建议。

表 19－4－1 科研论文写作中常见的问题及应对策略

常见问题	问 题 表 现	应 对 策 略
研究设计不合理	未能清晰阐述研究的目的、方法、样本选择、数据收集和分析过程	在写作前充分梳理研究思路，确保设计部分逻辑严密、步骤明确
数据不准确或不充分	数据存在错误、遗漏，或者样本量过小，缺乏代表性	仔细核对数据，进行充分的样本采集和数据分析，必要时补充实验或研究
结果表述混乱	未能有条理地呈现研究结果，图表与文字描述不一致	先整理结果，确定重点和逻辑顺序，再用简洁准确的语言和清晰的图表进行展示
讨论部分缺乏深度	只是简单重复结果，未与前人研究进行充分对比和讨论，对研究的局限性认识不足	广泛阅读相关文献，深入分析结果的意义和影响，客观评价研究的局限性
语言表达不规范	存在语法错误、拼写错误、术语使用不当、句子结构混乱等	仔细修改润色，可请教语言专业人士或使用语法检查工具
参考文献引用不当	引用过时或不相关的文献，引用格式错误，漏引重要文献	及时更新参考文献，遵循正确的引用格式，全面检索相关领域的重要文献
结构不合理	各部分比例失调，重点不突出，章节之间衔接生硬	遵循科研论文的一般结构，合理安排各部分内容，注意段落和章节之间的衔接
缺乏创新性	研究内容陈旧，方法无新意，结论缺乏价值	关注前沿研究动态，寻找独特的研究视角和方法

第五节 文 献 检 索

文献检索是一门重要的技能和学科领域，旨在帮助医学专业人员、研究人员以及学生有

效地获取与医学相关的文献信息。进行医学文献检索通常会利用各种数据库和检索工具，比如 PubMed、Web of Science、Embase 等。在进行文献检索时，需要根据具体需求和检索目的选择合适的工具，并掌握一定的检索技巧和方法，以提高检索效率和准确性。同时，部分数据库可能需要通过学校、医院或研究机构等的订阅才能获取全文。

一、文献检索工具

1. PubMed(美国医学文摘数据库) 这是一个免费的搜索引擎，由美国国立医学图书馆的国家生物技术信息中心开发，是提供生物医学方面的论文搜索以及摘要的数据库，其数据库来源为 MEDLINE。它涵盖了医学及相关领域，具有广泛的文献资源，是医学领域常用的检索工具之一。为了获得更好的使用体验，还可以搭配如 Scholarscope、EasyPubMed 或 EasyScholar 等插件使用。PubMed 的资讯并不包括期刊论文的全文，但可提供指向全文提供者(付费或免费)的链接。

2. Embase(医学文摘资料库) Elsevier 旗下的综合医学信息检索平台，前身为“荷兰医学文摘”。它包含源自 8 300 种期刊的 4 200 万条生物医学记录，以及大量会议信息和尚未正式出版的手稿。其特点包括比 PubMed 覆盖更多的欧洲和亚洲期刊，检索主题词库更大且更新迅速，检索界面便捷，具有更专业的循证医学类文献、PICO 分类检索等，还有更专业的医学、药学、医疗器械文献检索模块。

3. ClinicalKey(临床精钥) 由信息分析公司爱思唯尔推出的临床决策支持工具，包含经本地专家审阅编辑的基于最新证据及实践指南的临床综述，涵盖超过 25 000 种中国临床用药信息及 400 多种医学评分工具等。它的优点是提供中文界面，可用中文关键词检索，系统会自动匹配英文，从而检索到所需的英文文献。

4. Ovid 隶属于威科集团的健康出版事业集团，是全球受欢迎的医学信息平台之一，在医学信息服务领域的技术领先性、数据质量和用户检索体验等方面均排在全球前列。其 Databases@Ovid 包括 300 多种医学外文文献数据库，并可直接链接全文期刊和馆藏。

5. UpToDate(临床顾问数据库) 用于协助临床医生进行诊疗判断和决策的循证医学数据库，覆盖常见的 25 个临床专科，涵盖诊疗全流程和全生命周期的绝大多数疾病及其相关问题。目前已收录 11 000 多篇临床专题，全部专题皆由全球招募的临床医师在浏览高质量期刊、文献证据后结合个人专业经验和意见撰写而成。除核心临床专题外，还提供多平台访问、智能搜索、图表导出生成 PPT、重要更新、诊疗实践更新、患者教育、计算器和药物专论等多项功能。

6. Wiley Online Library(约翰威立在线图书馆) 全球最大、最全面的经同行评审的科学、技术、医学和学术研究的在线多学科资源平台之一，覆盖生命科学、健康科学、自然科学、社会与人文科学等全面的学科领域。

7. SinoMed(中国生物医学文献服务系统) 整合了中国生物医学文献数据库(CBM)、中国生物医学引文数据库、西文生物医学文献数据库(WBM)、北京协和医学院博硕学位论文库等多种资源，是集检索、开放获取、个性化定题服务、全文传递服务于一体的生物医学中外文整合文献服务系统。

8. 万方医学网 专业医学信息门户，拥有 220 多种中文独家医学期刊全文、1 000 多种中文医学期刊全文、4 100 多种国外医学期刊文摘，是获取中华医学会 123 种顶级医学学术期刊、中国医师协会等众多高品质期刊电子版全文的唯一途径，也是国内唯一中外文一体化文献服务网站。

9. 中国知网　全球最大的中文数据库，提供中国学术文献、外文文献、学位论文、报纸等，包含大量医学相关文献。

此外，还有一些世界医学顶尖期刊的官方网站也可用于检索相关文献，如《柳叶刀》(The Lancet)、《新英格兰医学期刊》(NEJM)、《美国医学会杂志》(JAMA)、《英国医学期刊》(BMJ)等。

二、文献检索的基本方法和技巧

1. 明确检索目的和问题　在开始检索之前，清楚地确定您想要解决的问题或获取的信息类型。

2. 选择合适的数据库　常见的医学数据库包括 PubMed、Web of Science、Scopus、Embase 等。此外，还有一些专门的中文数据库如中国知网、万方数据库等。

3. 确定关键词　从您的研究问题中提取关键概念和术语作为关键词，可以使用同义词、近义词、相关词来扩大检索范围。

4. 构建检索式　使用布尔逻辑运算符(AND、OR、NOT)来组合关键词。例如，“心脏病 AND 治疗”将检索同时包含这两个词的文献，“心脏病 OR 心血管疾病”将检索包含其中任意一个词的文献。

5. 利用字段检索　许多数据库允许您在特定字段(如标题、摘要、作者、关键词等)中进行检索，以提高检索的准确性。

6. 高级检索功能　一些数据库提供高级检索选项，如限定出版年份、研究类型(综述、临床试验等)、文献语种等。

7. 检索结果筛选和排序　根据相关性、引用次数、出版日期等对检索结果进行筛选和排序，优先查看最相关和最新的文献。

8. 追踪参考文献　在阅读相关文献时，查看其参考文献列表，可能会发现更多有价值的文献。

9. 定期更新检索　医学领域不断发展，定期重复检索以获取最新的研究成果。

10. 寻求帮助　如果在检索过程中遇到困难，可以咨询图书馆员或专业的信息检索人员，他们能够提供更专业的指导和建议。

三、总结

科研写作是医学领域中至关重要的一环，它不仅是科研成果的记录与展示，更是知识传播和学术交流的重要桥梁。在医学科学不断发展、创新成果层出不穷的今天，具备出色的科研写作能力对于医学工作者来说意义非凡。

科研写作的首要任务是清晰、准确地传达研究的核心内容。这要求作者在开篇就能够明确阐述研究的背景和目的，让读者迅速了解研究的出发点和预期目标。

总之，科研写作是一项兼具科学性和艺术性的工作。它要求作者具备扎实的医学专业知识、严谨的科学思维、良好的语言表达能力以及对学术规范的严格遵守。通过精心撰写的科研论文，我们能够将自己的研究成果与同行分享，促进医学科学的不断发展，为人类的健康事业作出更大的贡献。

（方先松　黄志勤）